运动改善
2型糖尿病
骨代谢研究

陈祥和 著

Study on
Exercise
Improving Bone Metabolism in
Type 2 Diabetes Mellitus

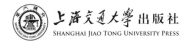
上海交通大学出版社
SHANGHAI JIAO TONG UNIVERSITY PRESS

内容简介

运动改善 2 型糖尿病(T2DM)骨代谢紊乱是体育科学领域的研究焦点,对其综合研究具有重要理论和实践意义。本书共分为三部分:首先,系统地对运动影响 T2DM 骨代谢的作用及机制进行了分析;其次,利用实验研究对其进行验证,发现了 TGF-β/BMP、GPR48/RANKL 等信号通路在运动改善 T2DM 骨形成和骨吸收代谢中的作用机制;最后,对运动改善 T2DM 骨代谢的研究发展做了展望。本书为全面了解运动改善 T2DM 骨代谢提供了较为翔实的理论依据,并为今后的研究提供了新思路。

图书在版编目(CIP)数据

运动改善 2 型糖尿病骨代谢研究/ 陈祥和著. —上海: 上海交通大学出版社,2022.11
ISBN 978-7-313-27637-7

Ⅰ. ①运⋯ Ⅱ. ①陈⋯ Ⅲ. ①糖尿病—运动疗法—研究 Ⅳ. ①R587.105

中国版本图书馆 CIP 数据核字(2022)第 185796 号

运动改善 2 型糖尿病骨代谢研究
YUNDONG GAISHAN ERXING TANGNIAOBING GU DAIXIE YANJIU

著　　者: 陈祥和
出版发行: 上海交通大学出版社
邮政编码: 200030
印　　制: 上海锦佳印刷有限公司
开　　本: 710mm×1000mm　1/16
字　　数: 276 千字
版　　次: 2022 年 11 月第 1 版
书　　号: ISBN 978-7-313-27637-7
定　　价: 78.00 元

地　　址: 上海市番禺路 951 号
电　　话: 021-64071208
经　　销: 全国新华书店
印　　张: 15.5
印　　次: 2022 年 11 月第 1 次印刷

前言
PREFACE

2021 年，全球成人糖尿病患者达 5.37 亿人，我国达 1.4 亿人，预测到 2045 年将达到 1.744 亿人，其中 90％ 为 2 型糖尿病（type 2 diabetes，T2DM）患者。有 1/2～1/3 的 T2DM 患者伴有骨量减低，其中近 1/3 确诊为骨质疏松，这已成为影响人类健康的严重公共卫生问题。针对人民的健康问题，国务院先后印发《"健康中国 2030"规划纲要》《体育强国》等国家战略。2020 年 9 月 22 日，习近平总书记在教育、文化、卫生、体育领域专家代表座谈会上提出："人民健康是社会文明进步的基础，是民族昌盛和国家富强的重要标志，也是广大人民群众的共同追求，要把人民健康放在优先发展战略地位。"

T2DM 是一种继发性代谢紊乱综合征，由能量代谢紊乱引发的脂肪异常分布及过度堆积所造成的胰岛素抵抗（insulin resistance，IR），导致胰岛素分泌相对或绝对减少，造成血糖升高。持续性的高 IR 和高血糖会显著抑制骨形成代谢，且导致骨吸收代谢异常升高，骨质大量流失，引发骨质疏松发生。其区别于老年人因激素水平下降（如雌激素、甲状腺激素等）所造成的骨质疏松。目前，T2DM 骨质疏松的对症药物主要是成骨细胞（osteoblast，OB）活性促进剂（如帕米膦酸二钠等）和骨形成促进剂（如雷尼酸锶等）。但此类药物在治病的同时，也对本已受 T2DM 所累的肝、肾功能等造成较大损害。那么，是否存在无不良反应且可有效改善 T2DM 骨质疏松的方法？近来，在运动医学领域发现，积极进行体育锻炼可有效地预防和改善 T2DM 患者骨质疏松的发生和症状。但是，目前有关运动改善 T2DM 骨代谢相关研究呈"点状分布"，存在综合分析不够全面和系统等问题。

基于以上国情、研究现状及存在问题等，本人有了撰写一部有关运动改善 T2DM 骨代谢紊乱著作的想法。相较于学术论文，专著的知识理论容载量更大,可以更为综合、全面、系统地围绕运动改善 T2DM 骨代谢这一问题来展开分析。本专著为读者了解 T2DM 骨代谢紊乱发生的原因和机制,运动改善 T2DM 骨代谢研究现状、作用以及研究发展趋势等提供较为翔实的理论和实践依据。同时,该专著也有助于提高人们的体育锻炼意识,在一定程度上减轻患者本人、家庭和社会的心理及经济负担。

为此,我们尝试以"健康中国"和"体育强国"为理念,以全面了解运动改善 T2DM 骨代谢紊乱为目标编纂本书。本书共分为三篇:第一篇为运动影响 T2DM 骨代谢的概述,详细阐述各信号通路或关键分子在调控骨代谢及运动改善 T2DM 骨代谢中的分子作用机制,为后续部分构建起坚实的理论基础。第二篇为运动改善 T2DM 骨代谢的作用机制实验研究。该部分利用实验研究验证运动在改善 T2DM 骨代谢上的作用及分子机制,是对第一篇的延伸和验证。第三篇为运动改善 T2DM 骨代谢的研究展望。该篇分析了国内外研究现状后,对未来的研究盲点、热点进行综述、展望,以期为读者在该领域的研究提供一定的新思路。本书从三个层面对同一个问题进行了论述,围绕运动改善 T2DM 骨代谢这个主题构建起较为全面、翔实的理论知识体系和框架。

我们的想法最终得以实现,要感谢扬州大学出版基金的资助,同时要感谢上海交通大学出版社的帮助,使得本研究成果最终可以面世。

拙著由笔者设计整体思路和框架,并负责全书的撰写和统稿。硕士研究生刘波、金圣杰、田志凯、李文秀、陆鹏程、仇啸、刘驰、周香香及曾炘瑜参与了部分章节内容的资料整理、校对等工作。在此,向他们的认真努力、勤奋踏实的付出表示感谢。同时,对被本书引用的文献作者表示衷心感谢,他们的真知灼见让本书内容更为扎实、丰满。

本书虽经反复修改和审阅,但依然可能存在疏漏和不足之处,诚望同仁赐教。

陈祥和

2022 年 7 月 9 日

目录
CONTENTS

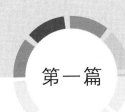

第一篇

运动影响 T2DM 骨代谢概述

第一章
调控骨代谢信号通路

　　骨代谢作为一动态过程,而骨中成骨细胞和破骨细胞分别主导骨形成代谢和骨吸收代谢,两者相互作用,调控骨代谢的动态平衡。生命科学研究领域内,研究已证实的较多信号通路在骨代谢过程中具有重要的调控作用。本章拟阐述参与调控骨形成代谢的相关信号通路:TGF-β/BMPs、Wnt、cAMP/PKA/CREB、Hedgehog、Notch 等;而调控骨吸收代谢的信号通路包括:OPG/RANKL/RANK、CN/NFAT、PI3K/AKT、NF-κB 等。同时,GPR48 作为调控骨代谢的关键膜上受体,本章节还将探究 GPR48 介导 cAMP/CREB/ATF4、TGF-β/BMPs、Wnt/β-catenin 等信号通路在调控骨形成代谢中的作用,以及 GPR48 介导 OPG/RANKL/RANK、CN/NFAT 等信号通路在调控骨吸收代谢中的作用。以上研究可为了解骨代谢的较为详细的分子调控机制奠定坚实的理论基础。

第一节　调控骨形成相关信号通路

　　骨形成代谢主要分为膜内成骨和软骨内成骨。研究证实,成骨细胞(osteoblast,OB)在膜内成骨过程中起重要的作用,而软骨细胞在软骨内成骨过程中扮演着重要的角色。目前,有关骨形成代谢的研究主要集中在膜内成骨以及成骨细胞的分化、成熟上,软骨细胞调控软骨内成骨的相关研究较少。成骨细胞由骨髓间充质干细胞(bone mesenchymal stem cell,BMSC)分化产生。Stein 等将成骨细胞分化和生长的过程主要分为增殖、细胞外基质成熟、矿化和凋亡 4 个阶段。在各个阶段中的成骨细胞均存在特异性基因的表达,而这些特异性基因的表达对于成骨细胞的分化、生长及骨形成功能的发挥均具有重要的调控作用。调控成骨细胞分化和成熟的各个阶段的特异性基因表达也受到多种信号转导途径的调控,如转录生长因子 β(transforming growth factor beta,TGF-β)/骨形态发生蛋白(bone morphogenetic protein,BMP)、Wnt/β-catenin、环磷酸腺苷（cyclic adenosine monophosphate，cAMP）/反应原件结合蛋白（cAMP response element binding protein，CREB）/转录激活因子 4（activating transcription factor 4，ATF4）、Hedgehog 信号通路（HH）及 Notch 信号通路等。这些信号通路在成骨细胞的分化、成熟及成骨过程中均起着重要的作用。

一、TGF-β/BMP 信号通路

骨组织抵抗骨折发生的能力与骨量、骨结构、骨力学特性和骨基质的组成成分等都有密切的关系。然而皮质骨厚度、松质骨量和松质骨的形态结构在骨组织形态结构中也具有重要的作用。骨组织中许多信号通路如 TGF-β/Smads 等，在调控骨量、骨组织形态结构以及骨组织疾病发生（如骨质疏松）中均具有重要的调控作用。目前，有关骨组织的力学特性是否与骨基质中由成骨细胞和骨细胞合成分泌的特殊蛋白和矿物质丰富的细胞外物质相关的研究较少，尚有很多不清楚之处尚待探究。然而，骨基质质量对于临床上的骨代谢紊乱，如成骨不全症、骨质疏松等都具有重要的意义。研究发现，激活 TGF-β/Smads 信号通路在调控骨形成代谢以及提高骨基质质量上均起着重要的作用。Kang 等研究发现，Smad3 被 TGF-β 激活后可上调其下游靶基因成骨特异性转录因子（runt-related transcription factor 2，Runx2）、骨钙素（osteocalcin，OCN）等的表达，从而促进成骨细胞的分化及骨基质形成。另有研究证实，TGF-β/Smads 信号通路还可调控骨桥蛋白（osteopontin，OPN）、骨钙蛋白、Ⅰ型胶原蛋白和基质金属蛋白酶类等的表达。这些蛋白不仅在骨基质沉积和矿化中起着重要的作用，并且 TGF-β 也可调控这些蛋白的表达进而影响骨基质的特性。

由 TGF-β 主导的自分泌和旁分泌对成骨细胞前体细胞——干细胞，或者前体细胞的保持和增殖具有重要的作用。在骨和软骨内有 TGF-β 的大量表达，并且亦存在大量的 TGF-β 靶细胞。TGF-β 可选择性地与丝裂原活化蛋白激酶（mitogen-activated protein kinase，MAPK）和 Smad2/3 信号通路，或者与甲状旁腺激素（parathyroid hormone，PTH）、Wnt、BMP 和成纤维细胞生长因子（fibroblast growth factor，FGF）信号通路相互作用促进成骨细胞前体细胞增殖、早期分化并作用于成骨细胞。TGF-β 信号通路主要分为经典和非经典两条通路。

TGF-β 亚型及其受体-Ⅰ型受体（TGF-βRI 或 ALK5）和Ⅱ型受体（TGF-βRⅡ 或 Tgfbr2）在软骨内成骨和膜内成骨过程中起着重要的作用。当敲除 TGF-β_1 后，骨生长和矿化受到显著抑制。而同时敲除 TGF-β_2 和 TGF-β_3

后的小鼠呈现肋骨远端缺失。而当对 TGF‑βR、TGFBR2 进行条件敲除后,发现胫骨、颅骨、脊椎骨及软骨等出现发育障碍。说明 TGFBR2 在膜内成骨和软骨内成骨过程中都起着重要的作用。

　　TGF‑β 是一种具有多种功能的多肽生长因子,其与组织再生、胚胎发育、成骨细胞分化和骨组织代谢等多个生物学过程密切相关。在 TGF‑β 信号通路中的 R‑Smad 主要是 Smad2 和 Smad3。TGF‑β 通过与膜上受体丝氨酸/苏氨酸激酶受体——TGF‑βR II 结合并将其激活,活化后的 TGF‑βR II 激活膜内受体 TGF‑βR I,磷酸化胞质内的细胞信号分子 Smad2 和 Smad3。Smad2/3 磷酸化后可与 Smad4 结合,形成信号转导复合体进入核内调控相关靶蛋白的表达。而激活 Smad7 是另一条调控 R‑Smad 功能的信号通路。其可以靶向地调控 TGF‑β 受体降解。Smad7 发生突变后,可抑制 Smad 泛素化调节因子 2 (Smad ubiquitination regulatory factor 2,Smurf2)与其受体的结合及其活性。Smad7 是 TGF‑β 信号通路的调节因子之一,其可与 Smad4 竞争性地与 Smad2/3 形成复合体从而在骨形成代谢、骨吸收代谢以及出生后的骨代谢平衡中发挥重要作用。研究发现,TGF‑β/Smad 信号通路的靶基因主要包括 Runx2、激活蛋白‑1(activator protein‑1,AP‑1)、碱性亮氨酸拉链(basic region/leucine zipper motif,bZIP)、叉头框(forkhead‑box,Fox)、碱性螺旋‑环‑螺旋蛋白(basic helix‑loop‑helix protein,bHLH)及 Sp1 等。其中细胞内的 Smad 蛋白家族主要分为 3 类:① 受体激活型 Smads(R‑Smads)、② 通用配体型 Smads(Co‑Smads)和③ 抑制型 Smads(I‑Smads)。近来,有研究发现,Smad2/3 还可与肿瘤坏死因子受体(tumor necrosis factor receptors 6,TRAF6)‑TGF‑β 激酶 1(TGF‑β kinase 1,TAK1)结合蛋白 1(TAK1 binding protein 1,TAB1)‑TAK1 分子复合体直接相互作用。当抑制 TGF‑β 信号通路后,未能观察到 TRAF6‑TAB1‑TAK1 分子复合体,提示 TGF‑β$_1$ 在核因子‑κb 受体活化因子配体(receptor activator of nuclear factor‑kB ligand,RANKL)诱导破骨细胞(osteoclast,OC)分化过程中是必不可少的。当 TGF‑β$_1$ 抑制成骨细胞分泌的 RANKL(促进破骨细胞分化的重要细胞因子)的活性时,其可促进骨基质形成和成骨细胞分化。因此,TGF‑β$_1$ 通过间接地抑制破骨细胞形成来影响骨量。目前研究证实,TGF‑β/Smads 信号通路在调控骨形成代谢和骨吸收代谢中具有重要的调控作用。

　　非经典的不依赖于 Smads 的 TGF‑β 信号通路在成骨细胞分化和骨形成过程中也扮演着重要的角色。在对三苯氧胺诱导的 Cre‑ER 调控的 ALK5 缺失颅骨细胞进行培养时,TGF‑β 信号通路可选择性地与 MAPKs 和 Smad2/3

信号通路作用从而促进骨前体细胞增殖、早期分化,并作用于成骨细胞。作为 MKK3 - p38 MAPK 信号通路上游的诱导因子,TAK1 和 TAB1 在 TGF - β_1 调控 I 型胶原蛋白表达过程中具有重要的作用。TAK1 在调控 MKK3 和 p38 MAPK 蛋白水平稳定性上起着非常经典的作用。最近有研究证实,在 TGF - β 诱导下,Smad 和 p38MAPK 信号通过共同作用于 Runx2,从而调控 MSCs 前体细胞的分化。另外,细胞外信号调节激酶(extracellular signal-regulated kinase, ERK)和 p38 也可分别作用于成骨细胞内的 TGF - β 和 BMP - 2 的表达及功能发挥。TGF - β_2 诱导的 ERK - MAPK 是一条重要的信号通路,可通过刺激细胞增殖来增加骨祖细胞数量,从而促进骨祖细胞分化为成骨细胞,实现颅骨快速增长。目前,有关 TGF - β/BMP 信号通路调控骨形成代谢的相关研究较少,其分子机制尚不明确。

TGF - β 信号通路与 BMPs 信号通路之间存在着密切的相互调控关系。TGF - β 可强烈地增强 BMP - 2 诱导的异位骨形成,其骨量是 BMP - 2 单独诱导的 5 倍。体外研究发现,TGF - β_1、FGF - 2 和血小板衍生生长因子 AB(platelet derived growth factor - AB, PDGF - AB)上调 BMPR - IB 后可显著增强 BMP - 2 诱导的骨形成功能。在研究 BMP - 9 诱导 C3H10T1/2 细胞向成骨细胞方向进行分化时,发现 BMPR II 和 ActR II 是 TGF - β 的 II 型功能受体。该研究表明,TGF - β_1 和 BMP 信号通路在成骨细胞分化过程中存在紧密的联系。BMPs 在骨形成过程中的生物学作用已在很多研究中证实。研究发现,BMPs 可促进小鼠骨缺失的修复。近年研究发现,在成骨细胞分化和骨形成过程中 BMP 信号通路与 Wnt、Notch、FGF 和 Hh 信号通路也存在密切的相互关系。

BMP - 2、4、5、6 和 7 在调控成骨细胞分化和骨形成过程中均具有重要的作用。另外,BMP - 2 可上调 OCN 表达,并且短期的 BMP - 2 表达上调可显著促进成骨细胞分化和骨形成 BMP - 7 可诱导成骨细胞分化标志物表达,如上调碱性磷酸酶(ALP)活性,且会加快钙离子的矿化。用 Prx1 - Cre 模型进行体内基因研究证实,BMP - 7 缺失对于出生后四肢的生长和骨量的保持作用并不是很明显,提示成年骨组织内还存在其他的 BMPs 来弥补 BMP - 7 缺失对骨造成的影响。而当敲除 BMP - 2 和 BMP - 4 后,骨形成受到显著抑制。然而,当 BMP - 4 缺失时四肢骨形成仍然正常,提示 BMP - 4 对于四肢骨的骨形成代谢和功能并不是必不可或缺的。小鼠四肢骨不能合成分泌 BMP - 2 容易导致自主性骨折,即使对骨施加其他的骨形成刺激也不能弥补 BMP - 2 缺失对骨产生的影响。在软骨发育过程中,BMP - 2(而不是 BMP - 7)在软骨细胞增殖和成熟过程中扮演着重要的角色。有研究发现,BMP - 3 缺失小鼠的松质骨骨量是野生型小鼠的 2 倍其可抑制骨组织前体细胞分化为成熟成骨细胞,并调节成年后骨量变化。

如 BMP - 2 的受体 BMPR - Ⅱ可分别调节靶基因对 BMP - 2 的作用,在 2T3 细胞内,BMPR - Ⅱ和 ActR - ⅡB 在功能上可相互补充以调节 BMP - 2 信号通路和 BMP - 2 诱导的成骨细胞分化。用 Prx1 - Cre 技术敲除小鼠 BMPR - Ⅱ后,其骨组织发育正常,提示 BMPR - Ⅱ对于四肢骨的发育不是必不可少的。另一种机制与 BMP 与其他的Ⅱ型 BMP 受体相结合从而弥补了 BMPR - Ⅱ敲除后对骨发育的影响。相反,当用 Col1 - Cre 技术将 BMPR - IA 敲除后,小鼠的骨体积变大,四肢变短,肢体远端发育不全,身体变小,不规则钙化和低骨量等。而有研究发现,松质骨骨量的增加可能与骨保护素(osteoprotegerin, OPG)/核因子- κB 受体活化因子配体(receptor activator for nuclear factor - κB ligand, RANKL)/核因子- κB 受体活化因子(receptor activator nuclear factor - κB, RANK)信号通路抑制了破骨细胞形成有关。

Neogenin 是一种膜上蛋白,在 BMP 诱导的经典信号通路即磷酸化 Smad1/5/8 过程中可通过与脂质筏相结合从而发挥其调控作用。BMP 信号通路过表达可通过 ALK2 导致 Smad1/5/8 的磷酸化异常,成骨细胞特异性敲除的小鼠呈现骨质减少和 BMP 信号通路受到部分抑制等特征。而 Smad1/5/8 不能正常结合可导致严重的软骨发育异常。当 Smad1 被修饰后,其可调节 BMP 调控的骨形成,并且 BMP 信号通路的作用强度可被 BMP 受体通过 Smad1 的 C 端磷酸化来进行调控。综上,以上研究表明 Smad1/5/8 是成骨细胞内的信号蛋白,可被 BMP 诱导,从而发挥 BMP 信号通路的生物学调控作用。

Smad4 是 TGF - β 和 BMP 信号通路唯一共有的 Smad。在小鼠体内,靶向地使 Smad4 失去功能会导致大量的发育缺陷和多种组织上的肿瘤形成。当在小鼠体内敲除 Smad4 基因时,小鼠在胚胎的 7.5～9.5 天就会死亡,并且头部结构和前期的胚胎结构都不会形成,同时还会抑制 TGF - β 诱导的相关基因表达。Smad4 不仅在调控 TGF - β 信号通路上具有重要的作用,而且在抑制肿瘤形成上也具有重要作用。成骨细胞上条件性地敲除 Smad4 导致骨密度降低,骨体积降低,骨形成率降低和成骨细胞数量减少。Smad4 是调节骨形成的一个非常重要的靶点。研究发现,一方面,FAM 和 Ectodermin/Tif1 gamma(Ecto)能特异性地调节 Smad 的去泛素化和泛素化;另一方面,Smad6 可与 R - Smad 竞争性地结合并与 Smad4 形成一个不具有生物学功能的生物复合体,而 Smad4 在骨形成代谢过程中会抑制 BMP 信号通路。Smad6 在调节 BMP 信号通路的一个负反馈调节环路中发挥着重要的作用,并且在软骨内成骨中抑制 BMP 信号通路。与 Smad6 敲除小鼠相比,Smad6/Smurf1 双敲除的小鼠表现为严重的软骨内成骨障碍。Smurf1 通过其 ww 区域与 Smad6 的 PY motif 进行特异性结合，并将 Smad6 转入细胞质中。而当 Smad6 处于未激活状态时，主要位于核内。

经典的 BMP 信号通路在骨形成代谢中的重要作用已在很多研究中被证实，然而非经典的 BMP 信号通路在骨形成代谢中也扮演着重要的角色。TAK1 可通过轻微调控 BMP 信号通路进而影响骨生长发育和骨形成。成骨细胞上特异性敲除 Tak1 后会导致锁骨发育不全，这与人体 Runx2 单倍不足呈现的锁骨和颅骨发育不全的表型相一致。其生物学机制与 TAK1 – MKK3/6 – p38 MAPK 磷酸化 Runx2，进而促进其与调控成骨细胞基因编码的共激活剂环磷腺苷效应元件结合蛋白结合（cAMP-response element binding protein，CREB）有关。研究发现，敲除 TAK1 后其不仅激活 p38 信号级联通路，而且会激活 BMP 信号通路的 Smad1/5/8。在 BMP 信号通路中，Smad 和 MAPK 信号通路可通过协同作用调控四肢骨发育。Runx2 和 TGF – β/BMPs 激活 Smads 相互之间的协调作用对于骨组织形成代谢具有重要的作用。TGF – β/BMP、MAPK 信号通路和 Runx2 三者之间的相互调控对于促进骨形成代谢具有重要的作用。

综上，当 TGF – β/BMP 信号通路被激活后可通过调控其下游的 Smad 途径，进而入核调控相关靶基因表达来影响成骨细胞分化、成熟及成骨能力，影响骨形成代谢。

二、Wnt 信号通路

Wnt 信号通路不仅在胚胎发育而且在保持干细胞分化上均具有重要的调控作用，并且在诱导 MSCs 向成骨细胞分化和骨形成代谢过程中也扮演重要角色。Wnt 信号通路主要分为经典信号通路和非经典信号通路。Wnt 信号通路的研究发现，经典 Wnt 信号通路和非经典 Wnt 信号通路在调控成骨细胞分化、成熟和骨形成代谢过程中的生物学作用存在较大的差异。

Wnt 的配体包括 19 种分泌糖蛋白。这些配体可通过与其细胞膜上的受体结合进而诱导细胞内一系列的信号级联反应，从而调控下游靶基因的表达，发挥其相应的生物学作用。Wnt 信号通路分为 β-联蛋白（β-catenin）介导的经典和 Ca^{2+}、平面细胞极性（planar cell polarity，PCP）介导的非经典信号通路。β-catenin 磷酸化可通过调控其下游的靶基因从而引起级联信号反应，而非经典的 Wnt 信号通路发挥其生物学作用是不依赖于 β – catenin 磷酸化的。经典 Wnt 信号通路的特点是以 β – catenin 在细胞质内的稳定和激活为主要特征。当 Wnt 配体不存在时，胞质内的 β – catenin 被糖原合成酶激酶（glycogen synthase kinase – 3β，GSK – 3β）、体轴抑制因子（axis inhibitor，Axin）和结肠腺瘤性息肉病（adenomatous polyposis coli，APC）构成的蛋白降解复合体所磷酸化。GSK-3β 可磷酸化 β-catenin，对泛素化和蛋白小体降解过程中的 β-catenin 进行标记。然而，当 Wnt1、Wnt3a 和 Wnt8 等经典信号通路配体存在时，这些配体可与其共结合受体 Frizzled（Fzd）结合，而低密度脂蛋白受体相关蛋白 5（low density lipoprotein receptorrelatedprotein 5，LRP5）或者 LRP6 可引起细胞内蛋白 Disheveled（Dvl）的磷酸化。在胞质内，磷酸化的 Dvl 可通过 β-catenin 磷酸化抑制 GSK-3β。β-catenin 磷酸化后移位进入核内，入核后的 β-catenin 与 T 细胞因子（T cell factor，TCF）/淋巴增强结合因子（lymphoid enhancer-binding factor 1，LEF）形成一个转录复合体来调节靶基因，如 cyclin D1、Axin2、c-myc 和过氧化物酶体增殖物激活受体（peroxisome proliferator-activated receptor，PPAR）等的表达进而发挥相关生物学作用。

非经典 Wnt 信号通路主要包括 Wnt/Ca^{2+} 通路和 Wnt/PCP 通路。依赖 Ca 离子的信号通路在胚胎发育、细胞迁移和癌症进展等生物学过程中具有重要的作用。当细胞内内质网释放钙离子引起信号级联反应以及激活的 G 蛋白促进 Wnt 配体与其 Fzd 受体结合时，释放的钙离子可激活下游的调节因子，如蛋白酶 C（protease C，PKC）、钙调磷酸酶（calcineurin，CN）和钙离子-钙调蛋白依赖性蛋白激酶 II（calcium-CaM-dependent protein kinase II，CaMK II）的表达；同时，反过来还会激活转录因子，如核因子 κB（nuclear factor-kappa B，NF-κB）、活化 T 细胞核因子（nuclear factor of activated T cell，NFAT）和 CREB 等。细胞极性信号通路是另一条非经典信号通路。其在平面细胞极性、迁移、运动性和分裂等过程中具有重要的作用。这条信号通路通过 Fzd 受体和最终下游的物质激活（如 c-jun NH2 酶等）来激活小分子质量 GTP 结合蛋白（GTPases），如 Rho、Rac 和细胞分裂周期蛋白 42（cell division cyclin 42，Cdc42）等。然而，目前有关非经典信号通路的生物学研究相对较少，很多机制不如经典信号通路清楚。基于激动位点的不同，经典 Wnt 信号通路的内源性调节因子在很大程度上可分为细胞外和细胞内拮抗剂两部分。细胞外的抑制剂包括硬骨素（sclerostin，SOST）、DKK、Wnt 抑制因子 1/2（Wif-1/2）和分泌卷曲-相关蛋白（secretion of curly-related proteins，SFRPs）。细胞外的拮抗剂如 SOST 等，主要是一些分泌因子，可与 LRP5/6 结合，从而抑制 Wnt 配体与其的作用。DKK-1 同时与 LRP6 和另一膜上蛋白—Kremen1/2（Krm1/2）可形成一个复合物。此复合物的形成导致 LRP 的内在化和降解，并且还会降低 LRP 与 Wnt 配体结合的有效性。同时，SFRP 和 Wif-1 可直接与 Wnt 配体集合来组织其余 Fzd 和 LRP5/6 的结合。然而，细胞内的拮抗剂扰乱了细胞质或者核内的 Wnt 信号通路级联反应。复合基团(由 GSK－3β、Axin 和 APC 相互结合形成)可延缓非活化情况下 β－catenin 的降解反应。当 Chibby(Cby)被激活后,其可抑制细胞核内 β－catenin 和 TCF/LEF－1 的相互作用。这些内源性的拮抗剂应受到足够的重视。因为它们在调节 Wnt 信号通路的很多关键节点上起着重要的调控作用,也有助于对 Wnt 信号通路畸变所引发疾病机制的了解。

　　Wnt 信号通路在调控 MSCs 向成骨细胞分化和骨形成代谢中均具有重要的作用。MSCs 具有多种分化潜能,仍保持着分化为多种组织类型的潜能,如骨、软骨组织、脂肪、肌腱和骨骼肌等。MSCs 在再生医学中具有重大的治疗潜能,因为 BMSCs 可从患者身体的多个部位获得,如骨髓等。当骨形成代谢紊乱时,诱导 MSCs 向成骨细胞系进行分化可能对于促进骨形成,改善骨代谢是一种有效的治疗方法。MSCs 向单一细胞系分化过程中受到多种生长因子的调控,然而目前有关此调控过程的相关研究仍然较少。尽管如此,有关 Wnt 信号通路在促进 BMSCs 向成骨细胞分化的过程中的生物学作用已被证实。研究发现,经典 Wnt 信号通路可通过上调骨形成调节因子,如 Runx2、同源异形盒基因 5(homologous special-shaped box genes 5, Dlx5)和 Osterix 等并抑制脂肪形成诱导因子,如 PPARγ 和 CCAAT/增强结合蛋白 α(CCAAT/enhancer-binding protein α, C/EBPα)等表达从而抑制 BMSCs 向脂肪细胞的分化。另外,研究证实,经典 Wnt 信号通路可通过不同的生物学机制来诱导成骨细胞分化。非经典 Wnt5a 配体通过抑制核染色质而不是通过激活 β－catenin 来抑制 PPARγ 表达的。然而,由 Wnt 配体诱导的两个独立机制之间的相互作用机制尚不清晰,而 Wnt 信号通路在调控 BMSCs 向成骨细胞分化中的生物学作用已被很多研究所证实。

三、cAMP/PKA/CREB 信号通路

　　cAMP 广泛存在于细胞内,是胞内一种重要的第二信使,其可作用于细胞膜上的特异性细胞受体,从而激活胞内的腺苷酸环化酶(adenylate cyclase, AC)。在钙离子和镁离子的作用下,使得细胞内的腺苷三磷酸(adenosine triphosphate, ATP)转变为 cAMP,再由 cAMP 激活下游的蛋白激酶以及相关的靶基因,从而引起下游信号的级联反应,发挥相应的生物学作用。研究证实,cAMP 在舒张血管、蛋白质合成、神经细胞兴奋性、糖脂代谢及骨组织新陈代谢等多种生物学过程中扮演着重要的角色。cAMP 依赖的蛋白激酶 A(protein kinase A, PKA)由 4 个亚基构成,包括 2 个调节亚基和 2 个催化亚基。在 cAMP 不存在时,PKA 以无活性的四聚体状态存在,而当 PKA 的 2 个调节亚基与 cAMP 相结合后,调节亚基的构象发生变化从而与催化亚基发生解离,产生 2

个调节亚基二聚体和 2 个催化亚基二聚体，以及具有生物学作用的 PKA。当 PKA 进入核内后，其磷酸化转录细胞因子 CREB，磷酸化后的 CREB 影响下游基因表达的功能，不仅受到本身磷酸化水平，还受到很多其他因素的影响。

PKA 识别底物蛋白酶的结构特征是 Arg‐Arg‐XSer，其中 X 表示任意的氨基酸残基。Komatsuzaki 等研究发现，PKA 磷酸化 CREB 后，可激活 CREB 的活性，并上调下游 ATF4 基因表达，从而发挥多种生物学作用。ATF4 是一种重要的转录因子，其可通过调节下游的 Runx2、Col1、骨唾液酸蛋白（bone sialoprotein，BSP）等表达从而在骨组织新陈代谢的过程中扮演着重要的角色。cAMP/PKA/ATF4 信号通路是 cAMP 调控的下游信号通路之一，其在调控骨形成代谢和骨吸收代谢中具有重要的作用。cAMP 可通过激活其下游的 PKA，而活化后的 PKA 可在 CREB 的 Ser133 位点上将其磷酸化。磷酸化的 CREB 可上调 ATF4 表达，进而调控下游 Col1、Runx2 等基因表达，调控骨形成代谢以及骨吸收代谢。综上，cAMP/PKA/CREB 信号通路是调控骨形成代谢的重要途径之一。

四、Hedgehog 信号通路

Hedgehog（简称为 HH）信号通路是在研究果蝇时发现的，而该信号通路中相关细胞因子的表达首先是在脊椎动物中被检测到。在哺乳动物体内，HH 信号通路的同源蛋白主要有 3 种亚型：Sonic hedgehog（Shh）、Indian hedgehog（Ihh）和 Desert hedgehog（Dhh）。Dhh 主要在男性生殖系统中表达，当敲除 Dhh 基因后在小鼠的其他组织中并没有呈现基因被敲除后的相关表型。相反，研究却发现 Shh 和 Ihh 对于胚胎发育是至关重要的，Shh 或者 Ihh 中任意基因的敲除，小鼠呈现多种严重的先天不足和新生儿致死率。通过基因重复突变检测发现，Ihh 与 Shh 密切相关，其在调节软骨细胞分化和刺激软骨内骨形成过程中具有重要的作用。Ihh 促进软骨细胞在生长板处的增殖和骨生长发育过程中膜内成骨的成骨细胞分化。另外，Ihh 可通过 Ihh—甲状旁腺激素相关蛋白（parathyroid hormone related protein，PTHrP）形成负反馈调节循环来调节肥大软骨细胞分化。综上，Shh 和 Ihh 在软骨细胞和成骨细胞分化以及骨形成代谢过程中均扮演着重要的角色。

在缺乏 HH 配体时，Ptc 的哺乳动物同源异构体 Ptch1 和 Ptch2 在纤毛周围非常丰富。哺乳动物体内的 Smo 与果蝇体内的 Smo 相对应，其不在纤毛周围，并且不具有活性。当 HH 配体与 Ptch1 结合后，Ptch1 从纤毛中退出，Smo 的抑制被解除，并在初级纤毛中积累。在 HH 蛋白存在时，除 Ptch1 之外，Ptch2 可通过与细胞表面的致癌基因（oncogene，CDO）、CDO（BOC）和生长抑制基因

(growth suppressor gene，GAS)形成复合体。该复合体对于 HH 信号通路转导和级联反应起着重要作用。Cos2 是哺乳动物的同源异构体,驱动蛋白家族成员蛋白 7(kinesin family member 7，KIF7)在 HH 信号通路转导过程中起着重要的作用。神经胶质瘤相关的致癌基因家族成员(Gli1/2/3)都是 Ci 的哺乳动物同系物。当缺乏 HH 蛋白时,KIF7 和 PKA 可使 Gli3 转化为 Gli2;而当基于纤毛和 HH 信号转导被阻碍时可通过蛋白质水解处理从而形成它们的抑制剂。当 HH 配体存在时,Smo 迁移到纤毛位置并被磷酸化,抑制 PKA 功能,并使 KIF7 和神经胶质瘤关联癌基因同源物(Gli1/2/3)-丝氨酸激酶抑制物(SUFU)复合体转移到顶部。在此过程中,KIF7 在促进蛋白转运以及 Gli 和 SuFu 之间解离过程中起着重要的作用,会导致 Gli2/3 被激活,并且这种活化形式被转运至核内进而激活 HH 信号通路的靶基因,如 Ptch1、Gli1 和 Hhip1。Ptch1 是 HH 信号通路的靶基因,其在 HH 信号通路中形成了一个负反馈调控系统。在某些情况下,HH 信号通路中的非经典 HH 信号通路并不是通过 Gli 转导的。

骨形成代谢主要分为软骨内成骨和膜内成骨。HH 信号通路在两大骨形成代谢过程中均扮演着重要的角色。Ihh 在毗邻增殖区域的肥大软骨细胞中表达。PTHrP 与 PTH 相类似,在软骨细胞分化过程中由关节周围细胞表达。Ihh 和 PTHrP 形成一个反馈环路来调节生长板和长骨生长发育。在关节周围软骨细胞中 Ihh 刺激 PTHrP 的表达。而当 PTHrP 下降并低于某一水平时,软骨细胞将从细胞循环中退出,并经历肥大过程。当抑制 HH 信号通路时,抑制成骨细胞分化使得软骨内细胞分化丢失。BMPs、FGFs 和机械载荷对于这个反馈环路均具有重要的作用。

HH 信号通路调控软骨内骨形成,Gli2 和 Gli3 调控骨骼发育,而 Gli1 作用不显著。而 Gli1 在骨形成中可协同的与 Gli2 和 Gli3 来发挥作用。敲除 Gli3 后可使 Ihh 敲除后的小鼠肥大软骨细胞保持应有的表型,而当不存在 Ihh 时,删除 Gli3 和激活 Gli2 会上调 Runx2 表达。HH 信号通路可通过调控下游 Wnt/β-catenin 途径、胰岛素样生长因子 2(insulin-like growth factor - 2，IGF - 2)介导的 mTORC2 - Akt 途径等来调控成骨细胞分化,并且 BMP - 2 和核心结合因子- β(core binding factor beta，Cbfβ)可通过激活 HH 信号通路来促进软骨细胞分化及软骨内骨形成。目前,有关 HH 信号通路调控软骨细胞增殖分化和成骨细胞分化的相关研究较多,提示 HH 信号通路在骨形成代谢中的软骨内骨形成过程中扮演着重要角色。

HH 信号通路不仅在软骨内成骨中起着重要的作用,而且在由成骨细胞主导的膜内成骨中也扮演着重要的角色。$Ihh^{-/-}$ 小鼠颅骨区域面积、厚度和矿化能力等均显著降低,人字缝宽度扩大。研究发现,在日益增长的颅骨边缘的 Ihh 表达上调可通过调节成骨分化而不是骨增殖促进骨形成。目前,有关 HH 信号通路介导成骨细胞增殖分化进而调控膜内成骨的相关研究较少,尚待深入研究。

五、Notch 信号通路

Notch 信号通路是在进化上十分保守的信号通路,其在发育过程中的细胞命运和形成模式上具有重要的作用。另外,在细胞分化、增殖和细胞凋亡、血管再生、骨组织新陈代谢等生物学过程中也起着重要的作用。NOTCH1‐4 受体均是单向的跨膜蛋白,其可被 δ(Delta)(DLL1/3/4)和 Jagged/Serrate(JAG1/2)配体激活。以上所有蛋白在发育过程中都呈现细胞类型和组织特异性表达等特点。这个配体-受体的相互作用导致蛋白质水解裂解,并释放 NOTCH 细胞内区域(NOTCH domain in cell,NICD),并释放进入核内,在功能重组信号序列结合蛋白(RBP‐JK)转录因子的调控下(包括大量靶基因的表达)使其与 DNA 相互作用。Notch1 是 4 个 Notch 受体中的一个受体,是一个被配体激活的膜上受体,其在很多组织中通过细胞与细胞之间的相互作用来调控细胞分化等。多毛和 split‐1 的增强剂(hairy and enhancer of split‐1,HES‐1)是 Notch1 下游的效应器,在很多研究中已被证实其在决定细胞命运中是 Notch 信号通路的主要靶基因。HES1 是 Notch1 的一个活性标志物,常被用来检测 Notch1 信号通路是否被激活。Notch 信号通路与骨组织代谢存在密切的关系,其可促进关节软骨形成、软骨骨化和生长板增加,并在成骨细胞分化等过程中也具有重要的作用。HES 高表达可加快骨形成代谢以及刺激 OPN 和 I 型胶原蛋白等骨形成标志基因的表达。近来的研究也发现,Notch 信号通路在调控 MSC 向成骨细胞分化和骨形成代谢上也具有重要的作用。目前,有关 Nocth 信号通路调控 MSCs 向成骨细胞分化的相关研究在国内外较多,但主要集中在体外研究上,而在动物体内研究中有关 Notch 信号通路调控成骨细胞分化和骨形成代谢的相关研究还鲜有报道,很多生物学机制尚不清晰,值得深入研究。

第二节　调控骨吸收相关信号通路

一、OPG/RANKL/RANK 信号通路

OPG/RANKL/RANK 是调控骨吸收代谢的重要调节轴之一,其在骨吸收

代谢中起着重要作用。RANKL 为膜上受体,是目前研究发现的调控破骨细胞分化、发育和骨吸收能力的唯一细胞因子。RANK 为膜上跨膜受体,是 RANKL 发挥其生物学作用的膜上唯一受体;OPG 是肿瘤坏死因子(tumor necrosis factor,TNF)家族的成员之一,也被称为破骨细胞抑制因子,其可与 RANKL 竞争性地与 RANK 结合,从而抑制破骨细胞分化和骨吸收功能以及促进骨形成代谢。目前研究发现,OPG/RANKL/RANK 分子轴在调控破骨细胞分化、成熟及骨吸收功能上扮演着重要的角色。即使在体外条件下,OPG/RANKL/RANK 分子轴是破骨细胞分化的潜在激活因素。破骨细胞前体细胞既需要生长因子 M-CSF 来维持其生长,同时也需要 RANKL 来诱导其进行分化,并诱导转录因子 c-fos、活化 T 细胞核因子 1(nuclear factor-activated T cell 1,NFATc1)/NFATc2 和 NF-κB 成员 p50 及 p52 的表达。RANK 也可通过激活破骨细胞前体细胞中的 c-fos 和 NFATc1/NFATc2 来促进破骨细胞分化、成熟。另外,像很多细胞因子,如白介素(Interleukin,IL)1、6、12 等被研究证实,它们可通过诱导成骨细胞表达 RANKL 作用于破骨细胞而形成。TNF-α 不仅可通过直接刺激破骨细胞前体细胞,还可通过诱导干细胞表达 RANKL 和破骨细胞前体细胞表达 RANK 来促进破骨细胞的形成。作为调控骨吸收代谢的另一个重要细胞因子——肿瘤坏死因子受体相关蛋白 6(TNF receptor associated factor 6,TRAF6)。研究发现,敲除 TRAF6 后会导致严重的骨质疏松发生,提示 TRAF6 与 OPG/RANKL/RANK 信号通路之间存在密切的相互调控关系。另一研究检测了 RANK 受体上的 TRAF6 结合位点,提示 TRAF6 可能在破骨细胞功能发挥和正常的 F-肌动蛋白(actin)指环形成上起着重要的作用,并且其他 TRAF 参与信号通路可能对于 RANK 调控破骨细胞形成起着重要的作用。然而,在一项利用 TRAF2 被敲除的破骨细胞前体细胞的研究中发现,TRAF2 对 RANK 信号通路起着很小的作用,却依赖 TNF-α 调控破骨细胞形成过程中起重要作用。研究证实,在破骨细胞中 RANK 信号通路的下游 TRAF6 可激活 Jun 激酶(Jun kinases,JNK)、Akt/蛋白激酶 B(protein kinase B,PKB)、p44/42ERK、p38MAPK 和经典 NF-κB 通路等。非受体酪氨酸激酶(c-Src)通过调控 RANK 激活,使 c-Src 参与正常的破骨细胞发育中。在一个有关破骨细胞分化的研究中,发现了一个对 RANK 信号通路的共刺激信号通路。该通路包括含有 DNAX 相关蛋白 12(DNAX activator protein 12,DAP12)和 Fc 受体 g 亚基(FcRg)的 DNAX 免疫受体酪氨酸活化基序(immunoreceptor tyrosine based activation motif,ITAM)。这个共刺激信号通路通过激活下游蛋白酶(Syk),其激活磷酸化酶 Cg(phosphorylase Cg,PLCg)、Bruton 酪氨酸激酶(Bruton's tyrosine kinase，BTK)和 Tec 激酶等参与 RANK 调控破骨细胞形成，甚至导致 NFATc1/NFATc2 的钙离子调控的相关通路激活。OPG 是 RANK 信号通路的负向调控因子，是 RANKL 的诱饵样受体。体外研究发现 OPG 能抑制破骨细胞生成，当其在小鼠体内高表达时会诱导骨质疏松的发生。综上，OPG/RANKL/RANK 分子轴可通过调控其下游的相关信号通路或靶基因的表达，经不同的途径影响破骨细胞分化、成熟以及骨吸收功能，进而影响骨吸收代谢，提示 OPG/RANKL/RANK 分子轴在骨吸收代谢中起着重要的作用。

OPG/RANKL/RANK 为一分子轴，通过调控下游的多条信号通路从而调控破骨细胞生成和骨吸收代谢，如 CN/NFATc1、PI3K/Akt、NF－κB、JNK/AP－1 等信号通路。在以下的研究中，我们将对这些信号通路进行详细的阐述。

二、CN/NFAT 信号通路

CN/NFAT 信号通路是破骨细胞中与 OPG/RANKL/RANK 分子轴密切相关的一个信号通路。NFAT 是一种钙离子调节性转录因子，CN 活化后，迅速转录进入细胞核内并与相应的靶基因结合，调控其转录进而影响破骨细胞的分化、成熟以及骨吸收功能。目前，有关 CN/NFAT 信号通路调控破骨细胞分化、成熟以及骨吸收代谢的相关研究较少。研究发现，CN/NFAT 信号通路调控破骨细胞分化、成熟以及骨吸收代谢主要有两条途径：① TRAF6 磷酸化下游的 CN，上调 PI3K 的表达，表达上调的 PI3K 激活 PKB 的表达，进而抑制 GSK－3β，抑制下游的 NFATc1 表达，磷酸化后的 NFATc1 转移入核，激活其下游相关靶基因的表达，调控破骨细胞的分化、成熟以及骨吸收功能；② TRAF6 磷酸化下游的 Src，从而激活磷脂酶 C(phospholipase C，PLC)及其下游的三磷酸肌醇(inositol triphosphate，IP3)，激活后的 IP3 可促进 Ca 离子释放，Ca 离子浓度升高使得 CN 活化，从而激活下游的 NFATc1，磷酸化后的 NFATc1 迅速转移入核，进而影响调控破骨细胞分化成熟和骨吸收功能的相关基因表达。综上，CN/NFAT 信号通路在破骨细胞分化成熟和骨吸收功能发挥中起着重要的作用。但是，目前有关 CN/NFAT 信号通路发挥作用的生物学机制研究并不是很深入，其与很多通路之间的相互作用关系尚不是很清晰，这将是以后骨生物学研究的热点，值得深入研究。该信号通路的深入研究对于了解骨质疏松的发病机制，治疗骨质疏松的药物靶点等具有重要的现实意义。

三、PI3K/Akt 信号通路

近年来研究发现，PI3K/Akt 信号通路在很多生物学过程如骨吸收代谢、细胞周期调控、细胞凋亡、血管新生、端粒酶活性和细胞侵袭性等诸多方面起着重要的作用。根据底物和同源异聚体的不同,可将 PI3K 构成的脂肪酶分为:Ⅰ～Ⅲ 3 种亚型。在这 3 种亚型中,PI3K 中的Ⅰ型与骨组织新陈代谢存在密切关系。PI3K 的Ⅰ型(异源二聚体)分别是由 1 个分化和调节亚基构成,其催化亚基包括 p110α、β、γ 和 δ,由基因 PIK3CA、PIK3CB、PIK3CG 和 PIK3CD 进行编码的,一旦被激活,PI3K 的催化亚基使 4,5 -二磷酸磷脂酰肌醇(triphosphoinositide,PIP_2)转变成 3,4,5 -三磷酸磷脂酰肌醇(PIP_3)。接着,PIP_3 招募一系列的包含 PH 结构域的信号蛋白如磷酸肌醇依赖的激酶 1(PDK1)、Akt 和 PKB 等,从而发挥其相应的生物学作用。Akt 包括三个亚型,即 Akt1、Akt2 和 Akt3,这三个亚型在氨基酸水平上均具有高度的同源性,并且当被磷酸化后均可被激活。Akt 可在激酶区域被 PDK - 1 在苏氨酸 308(Thr308)上磷酸化从而导致其部分被激活,并且随后在 Akt 的 C 端调节区域的色氨酸 473(Ser473)上被许多蛋白激酶如 PDK - 1、整合素连接激酶(integrin linked kinase, ILK)、DNA 依赖蛋白酶(DNA - dependent protein kinase, DNA - PK)、mTORC2 或者 Akt 本身所磷酸化,从而使得 Akt 完全被激活并转移到细胞膜上。此后,激活后的 Akt 从细胞膜转移到胞质和细胞核,从而磷酸化、激活或者抑制许多下游的靶基因进而调控多种细胞功能,发挥相应的生物学作用。

Akt 信号通路下游最重要的细胞因子是 mTOR,其是一个相对分子质量为 289 000 的色氨酸/苏氨酸激酶。在哺乳动物的细胞中,哺乳动物雷帕霉素(mammalian target of rapamycin,mTOR)存在两种不同的蛋白复合体,即 mTORC1 和 mTORC2。研究发现,mTORC1 的生物学作用较 mTORC2 要强大,其在骨组织新陈代谢中发挥重要的作用。然而,Akt 可被结节性硬化复合物 2(tuberous sclerosis complex - 2, TSC2)磷酸化,抑制 TSC1/TSC2 异聚体。抑制的 TSC1/TSC2 异聚体使得 GTP -结合蛋白 Rheb 仍处于激活状态,引起 mTORC1 活性的提高。激活的 mTORC1 调节核糖体蛋白 S6 激酶(S6K)和真核生物转移启动因子 4E -结合蛋白 1(4E - binding protein 1,4EBP1)的磷酸化,随后引起真核生物转移启动因子 4E(eukaryotic translation initiation factor 4E,eIF4E)的释放。以上生物学过程在蛋白转移和细胞循环过程中均起着重要的作用。另外,Akt 可磷酸化并降低色氨酸/苏氨酸激酶——GSK - 3β,从而导致其下游的细胞周期蛋白(cyclin)D1 和 Myc 表达下调。Myc 是一肿瘤蛋白,其可上调 cyclin 依赖激酶 4(CD4)的表达。叉头框转录因子 O 亚家族蛋白 1(forkhead box O1,FOXO1)调控的 Akt 抑制会刺激 CDK 抑制剂 p27 和 p21 表述下调,加速细胞的循环次数。另外,有研究也发现 Akt 激活的另一个靶基因是 NF‐κB。Akt 激活 κB(IκB)激酶(IκB kinase，IKK)抑制剂的活性，导致 IκB 磷酸化和降解以及 NF‐κB 释放。一旦 NF‐κB 释放，可迅速转移进入核内，并调控其下游靶基因的转录。

PI3K/Akt 信号通路不仅在多种生物学过程中发挥着重要作用。近来研究证实，PI3K/Akt 信号通路还在破骨细胞分化、成熟以及骨吸收代谢过程中均扮演重要的角色。多项研究也验证了以上论断，发现 PI3K/Akt 信号通路被激活后可通过抑制 Runx2、Osx 及 Coll 等表达来促进造血干细胞向破骨细胞的分化、成熟及骨吸收功能，降低骨密度。并且，BMSCs 的运动功能和旁分泌功能发挥也依赖于 PI3K/Akt 信号通路激活。综上，目前有关 PI3K/Akt 信号通路的相关研究主要集中在体外，发现激活 PI3K/Akt 信号通路后促进了破骨细胞分化，同时抑制成骨细胞分化及成骨能力。而目前有关该信号通路在体内的研究较少，其作用于破骨细胞进而影响骨吸收代谢以及成骨细胞影响骨形成代谢的相关研究尚未见报道，其具体生物学机制尚不清晰。相信这将是骨代谢研究方面的又一个方向。另外，有研究也报道，PI3K/Akt 信号通路在细胞自噬的调控上也具有重要的作用。目前，有关 PI3K/Akt 信号通路的很多生物学作用及机制尚不清晰，尚待深入研究。

四、NF‐κB 信号通路

NF‐κB 是一类转录因子家族，包含许多能穿过核膜的细胞因子。当它们穿过核膜进入核内后可与特异性的启动子结合从而启动多种细胞因子的表达，进而在多种正常细胞功能和发育过程中发挥作用。目前研究已发现的 NF‐κB 家族成员主要包括 NF‐κB1、NF‐κB2、RelA、RelB 和 c‐Rel 等。NF‐κB 的这些亚基可通过它们的 Rel N 端形成同源或异源异构体。NF‐κB 的激活因子主要有 RANKL、TNF‐α、Toll 样受体配体(TLR)、CD40L 及 IL‐1 等。刺激这些细胞因子的表达变化可诱导配体/受体特异性远端蛋白的组合，如特异性的适应蛋白 TNF 受体-结合因子(TNF receptor-combination of factor，TRAF)。下游的蛋白如 TAK1、NIK、IKK1、IKK2 和 IKKγ/NEMO 促进稳定的 Map 酶和 NF‐κB 复合体的形成。激活的酶复合体可磷酸化 NF‐κB 抑制蛋白——IκBα，然后经过蛋白逐级降解从而向核内转移，并激活不同的 NF‐κB 二聚体。研究证实，NF‐κB 信号通路在关节炎发病、细胞凋亡、癌症发生、细胞自噬及骨组织新陈代谢等多个生物学过程中均具有重要的调控作用。

目前，NF‐κB 信号通路在骨组织新陈代谢过程中扮演着重要的角色，尤其是在破骨细胞分化、成熟以及骨吸收代谢过程中。由于破骨细胞功能的完全缺失而导致小鼠的骨硬化病。NF－κB 在骨组织代谢中的作用是在将 NF－κB1/p50 和 NF－κB1/p52 两个亚基同时敲除后发现的。进一步研究发现,NF－κB1/p50 和 NF－κB1/p52 两个亚基的敲除是因为阻碍了破骨细胞的分化而不是通过作用于骨吸收功能从而导致相关疾病的发生。研究证实,破骨细胞分泌的细胞因子如 RANKL 可诱导敲除 NF－κB 的前体细胞分化为破骨细胞。随着对 RANKL/RANK 信号通路的发现和对其生物学功能研究的逐渐深入,发现 RANKL 与其同源受体 RANK 的结合会激发 NF－κB 各亚单位在细胞中发挥作用,从而形成 IKK 复合物。而各种细胞因子如 TAK1、TRAF6 和 IKKγ/NEMO 所包含的复合物可导致 IKK2 的磷酸化和随后的激活。激活的 IKK2 可磷酸化抑制蛋白 IκB,而其被 26S 蛋白酶体迅速降解从而导致 p65/RelA 和 p50 的迅速释放和积累。这些 NF－κB 亚基形成二聚体并转移入核,从而激活其下游靶基因的表达。这种快速反应在受到刺激后的几天后仍会存在,并会使 NF－κB 的亚结构 RelB 和 p52 呈现缓慢和较为长久的生物学作用。研究证实,RANKL、RANK 以及 RANKL/RANK 信号系统与 NF－κB 之间存在着密切的关系,抑制 RANKL、RANK 或者 RANKL/RANK 信号系统均会抑制破骨细胞分化,导致骨吸收功能和骨组织新陈代谢的紊乱。目前相关研究较多,均证实了 NF－κB 是调控破骨细胞分化成熟以及骨吸收功能的重要途径。综上,NF－κB 信号通路通过调控其下游靶基因 NFATc1、c－fos 等表达,进而影响破骨细胞分化产生和骨吸收代谢。

随着有关破骨细胞分化产生、成熟以及骨吸收代谢的相关研究逐渐深入,很多以前不了解的生物学作用及机制逐渐被发现,但仍存在较多的未知,期待广大科研工作者后续的研究。

第三节　GPR48 对骨形成代谢作用的影响

作为 G 蛋白偶联受体之一的 G 蛋白偶联受体 48（G protein coupled receptor 48，GPR48）,与其他糖蛋白激素受体如卵泡刺激素受体、甲状腺刺激素及黄体生成素受体等具有同源结构。GPR48 可通过偶联 G 蛋白介导细胞内信号转导通路从而发挥其生物学作用的多样性。研究发现,GPR48 不仅在阿尔茨海默病、高血压、心血管疾病及帕金森综合征等众多疾病发生具有重要的作用,其在骨形成代谢中也扮演着重要的角色。Luo 等在研究 GPR48 全身基因敲除小鼠骨生长发育时发现,GPR48 基因缺失可通过 cAMP/PKA/ATF4 信号通

路下调其靶基因 ATF4 表达,从而使得 OCN、Ⅰ型胶原蛋白和骨涎蛋白等表达
下调,降低骨形成代谢。而 LGR4(即 GPR48)富含亮氨酸重复序列上的一种罕
见无义突变与人类骨密度降低、骨质疏松引起的骨折等存在密切关系。表明
GPR48 在调控骨组织代谢上具有重要作用,当其基因缺失或被抑制时,骨形成
代谢显著降低。而目前有关 GPR48 调控骨形成代谢的研究较少,其具体分子生
物学机制尚不清晰。但作为调控骨组织代谢的重要信号通路——cAMP/
CREB/ATF4、TGF - β/BMP 和 Wnt/β - catenin,其在骨形成代谢中的作用已被
很多研究证实。而 GPR48 为膜上受体之一,很多研究已证实其可通过调控以上
3 个信号通路进而发挥其生物学作用。那么,GPR48 能否通过调控 cAMP/
CREB/ATF4、TGF - β/BMPs 和 Wnt/β - catenin 3 个信号通路进而影响骨组织
形成代谢呢?

一、GPR48 通过 cAMP/CREB/ATF4 对骨形成代谢作用的影响

cAMP/CREB/ATF4 为调控骨形成代谢和骨生长发育重要的信号通路之
一,其生物学作用已在很多研究中证实。Kode 等研究发现,FOXO1 为重要的
转录因子,可通过影响 cAMP 及其下游的磷酸化环腺苷酸应答元件反应蛋白 1
(camp-response element binding protein 1, CREB1)和激活转录因子 4
(recombinant activating transcription factor 4,ATF4)进而影响 5 -羟色胺分
泌,进而调控骨组织形成代谢。Wang 等在利用 ATF4 -/-小鼠研究骨形成代谢
时发现,ATF4 作为 cAMP/CREB/ATF4 信号通路的重要转录因子之一,其缺
失显著抑制 Ihh 表达,使得生长板软骨细胞增殖、分化能力下降,抑制纵向骨组
织形成代谢。Chandhoke 等研究也发现,激活 cAMP/CREB/ATF4 信号通路中
cAMP、ATF4 等相关细胞因子可显著促进小鼠骨组织中成骨细胞分化及其发
挥成骨能力,使得成骨细胞合成的 Ⅰ型胶原蛋白、骨钙蛋白等显著增加,小鼠股
骨的密度显著升高,促进骨形成。综上,cAMP/CREB/ATF4 信号通路在调控
成骨细胞或软骨细胞增殖、分化及促进骨形成代谢上扮演着重要角色。而
GPR48 可通过影响 cAMP/CREB/ATF4 信号通路中相关细胞因子表达从而调
控骨形成代谢。Luo 等在研究 GPR48 全身基因敲除小鼠的骨生长发育时,发现
GPR48 基因缺失可通过 cAMP/PKA/ATF4 信号通路下调其靶基因 ATF4 表
达,从而下调 OCN、Ⅰ型胶原蛋白和骨涎蛋白等表达,降低骨形成代谢。而目前
有关 GPR48 通过 cAMP/CREB/ATF4 信号通路调控骨形成代谢的研究较少,
机制尚不明确。

二、GPR48 通过 TGF-β/BMP 对骨形成代谢作用的影响

TGF-β/BMP 为调控骨代谢的重要信号通路之一,在 BMSCs 向成骨细胞分化和骨基质形成过程中均起着重要的调节作用。TGF-β/BMP 信号通路可显著提高成骨细胞的骨基质蛋白(如Ⅰ型胶原蛋白、骨钙蛋白、OPN 及骨涎蛋白等)的形成能力。以上基质蛋白在骨中沉积后可为无机矿物质(钙、磷等)在骨中沉积提供有利的条件,并且这些基质蛋白还在骨组织矿化和骨基质成熟过程中具有重要的作用。TGF-β 信号通路可通过磷酸化其下游的 Co-Smads(即 Smad2/3,这两个 Smad 结构相似,具有高度同源性),进而转移入核调控其下游靶基因表达,影响成骨细胞的分化产生及骨形成能力。虽然 Smad2 和 Smad3 具有高度的同源性,但是 Smad2 和 Smad3 在 TGF-β 信号通路中所起的调节作用上存在较大的差异。研究发现 Smad3 可与 DNA 直接结合调节胚胎发育,而 Smad2 对基因的调控作用却是间接的,进而调节出生后个体的骨生长发育。Smad2 和 Smad3 这种功能上的差异可能与这两个 Smad 可通过非依赖性通路来介导 TGF-β 的不同生物学作用有关;活化的细胞中 Smad3 被激活,且在静息细胞中 Smad2 发生核转位。这种细胞活化和静息状态的交替导致信号通路的转换,也形成了对 TGF-β 信号通路的选择性;Smad2 和 Smad3 可能通过不同的 Smads 信号复合物的形成来选择性调节 TGF-β 依赖的特异基因表达。当 TGF-β 被激活后,可通过 Smad2/3/4 形成一个复合体并转移入核,直接与 Jun-b/c/d 蛋白的表达产物 AP-1 结合,使 ALP、Col1 及 Runx2 等调控成骨细胞分化和成骨能力靶基因表达,促进骨形成代谢。

BMPs 是一类多功能的细胞生长因子,具有广泛而多样的生物学效应。在 BMPs 介导的信号通路中,Smads 可将胞外的信号转导进入核内。在细胞核内,各种 Smads 结合蛋白通过不同的机制与 Smads 转录复合物相互作用,促进或抑制 BMPs 相关基因的转录。Runx2(亦称为 Cbfa1),能特异地识别并结合成骨细胞特异性顺式作用元件 2(OSE2),调节靶基因的表达。BMPs 可通过磷酸化 Smad1/5/8 并使形成一个磷酸基团,激活下游靶基因 OCN、Ⅰ型胶原蛋白、BSP 和 OPN 等蛋白表达,共同调节骨的形成。

目前,有关 GPR48 通过 TGF-β/BMP 信号通路调控骨组织形成代谢的研究还鲜有报道。但在生物学研究中发现,GPR48 可通过 TGF-β/BMP 信号通路调控很多生物学过程(如多囊性肾病等)并发挥着重要作用。Ikeda 等在研究雌激素在铁代谢中的作用时发现,雌激素通过 GPR48 调控 TGF-β/BMP6 信号通路从而上调铁调素表达,使得血清中铁调素含量增加,促进肝脏中铁代谢。

Deng 等研究发现,norri 为重要的受体复合物之一,可通过与 LGR4(即 GPR48)相互作用激活 BMP/Smad 信号通路,发挥其生物学调控作用。Wang 等研究发现,激活 TGF‑β/Smad 信号通路可提高成骨细胞分化及矿化能力,促进骨形成代谢。另外,激活 BMP/TGF‑β 信号通路可显著提高 ALP 活性,并促进骨形成代谢。综上发现,GPR48 通过调控 BMP/TGF‑β 信号通路中相关细胞因子表达进而发挥其生物学调控作用,并且 BMP/TGF‑β 信号通路中相关细胞因子表达可显著促进成骨细胞分化和骨形成代谢。作者据此推测,GPR48 可通过激活 TGF‑β/BMPs 信号通路上调相关细胞因子表达,促进成骨细胞分化和骨形成代谢。

三、GPR48 通过 Wnt/β‑catenin 信号通路对骨形成代谢作用的影响

Wnt/β‑catenin 为调控骨代谢的另一重要信号通路,在成骨细胞分化以及骨形成代谢中均起着重要的作用。这在 Mitsui 等的研究中证实,β‑catenin、TCF/LEF、c‑myc 等 Wnt/β‑catenin 信号通路中的重要细胞调控因子表达上调可显著促进成骨细胞分化及骨形成。Wnt/β‑catenin 信号通路是通过磷酸化 β‑catenin 后转移入核的,从而激活核内基因转录以发挥对成骨细胞的调控影响。目前,这些都是近几年骨生物学研究的热点和焦点。Wnt/β‑catenin 信号通路调控成骨细胞分化及其功能的生物学机制主要是:Wnt 因子(如 Wnt3a 等)与成骨细胞膜上卷曲蛋白受体(Frizzled,Fz)结合并与其形成二聚体,促进 β‑catenin 磷酸化并在胞质内累积,转移入核后与 TCF/LEF 结合形成复合体,激活下游靶基因(如 AP‑1、Runx2 等)表达,促进成骨细胞分化产生及骨形成代谢。Wnt/β‑catenin 信号通路主要包括 Wnt 蛋白、Fz、LRP5/6、Dsh、β‑catenin、GSK‑3β、Axin、APC、TCF/LEF、cylinD1、C‑myc、Runx2、Osx 及 DKK 等。该信号通路的激活对成骨细胞分化产生、增殖和成骨能力具有重要作用。

GPR48 为调控多种生物学过程的重要膜上受体,可通过激活 Wnt/β‑catenin 信号通路中相关细胞因子表达发挥其生物学调控作用。研究发现,LGR4(即 GPR48)可通过激活 Wnt/β‑catenin 信号通路中的 β‑catenin 表达,从而调控其靶蛋白滤泡稳定蛋白(Fst)表达影响成肌分化、肾纤维化、眼球发育等。Zhu 等在研究癌细胞分化时也发现,GPR48 可通过 Wnt/β‑catenin 信号通路对多种癌细胞分化进行调控。然而有关 GPR48 激活 Wnt/β‑catenin 信号通路进而调控成骨细胞分化和骨形成代谢的研究还鲜有报道。但 GPR48 和 Wnt/β‑catenin 信号通路在成骨细胞分化和骨形成代谢中具有积极的促进作用,这

在很多研究中已被证实。鉴于以上研究,作者推测 GPR48 调控骨形成代谢的生物学机制可能与激活 Wnt/β - catenin 信号通路中相关细胞因子表达存在密切的关系。

综上,GPR48 可能会通过 cAMP/CREB/ATF4、TGF - β/BMP、Wnt/β - catenin 3 条信号通路进而调控骨形成代谢。但是调控骨形成代谢的信号通路还有很多,GPR48 在骨形成代谢中的重要调控是不是通过其他信号通路或细胞因子进行调控呢? 目前,国内外相关研究还未见报道,还存在很多的未知,需要后续的深入研究。

第四节　GPR48 对骨吸收代谢作用的影响

破骨细胞是由造血干细胞分化产生的一种骨细胞,在骨组织中主要行使骨吸收功能。然而,骨组织中分化产生的破骨细胞数量以及功能与骨吸收代谢存在着密切的关系。研究发现,影响骨吸收代谢的因素很多,包括各种信号通路、细胞因子及激素水平等。正如在骨形成代谢中起着重要调控作用的 GPR48,而在 Luo 等的研究中,敲除 GPR48 后的小鼠出现骨量下降、骨密度降低的表型,说明 GPR48 在小鼠骨吸收代谢中起着重要的调控作用。但在其研究中并没有对 GPR48 调控骨吸收代谢的相关生物学机制进行探讨。目前,在 GPR48 调控骨吸收代谢方面的相关研究还尚未见报道。而 OPG/RANKL/RANK 系统在骨吸收代谢中的生物学作用已在国内的很多研究中被证实,在华东师范大学生命科学学院的前期研究中发现,GPR48 与 RANKL 竞争性地与 RANK 结合,从而发挥其在骨吸收中的重要生物学作用。目前,国内外有关 GPR48 通过其他信号通路调控骨吸收代谢的相关研究尚未见报道,至今仍是一个研究的空白区,有很多生物学机制尚待研究,或许这也是生物学以后的研究热点之一。

一、GPR48 通过 OPG/RANKL/RANK 分子轴对骨吸收代谢作用的影响

研究发现,RANKL 是调控破骨细胞分化、发育和骨吸收能力的唯一细胞因子。破骨细胞前体细胞不仅需要生长因子 M - CSF 来维持其生长,同时也需要 RANKL 来诱导其分化及转录因子 c - fos、NFATc1/NFATc2 和 NF - κB 成员 p50 及 p52 的表达,RANK 也可通过激活破骨细胞前体细胞中的 c - fos 和 NFATc1/NFATc2 来促进破骨细胞发育。国内外相关研究均已证实,OPG/

RANKL/RANK 分子轴在骨吸收代谢中具有重要的调控作用。研究发现，OPG/RANKL/RANK 分子轴在破骨细胞分化、成熟以及骨吸收功能的正常发挥中均具有重要的调控作用。相关研究证实，敲除 GPR48 后的小鼠骨吸收功能显著增强，推测可能是通过 OPG/RANKL/RANK 分子轴进而影响破骨细胞分化及其功能。

二、GPR48 通过 CN/NFAT 信号通路对骨吸收代谢作用的影响

CN/NFAT 信号通路是 OPG/RANKL/RANK 分子轴下游的重要信号通路之一，在调控破骨细胞分化、成熟以及骨吸收代谢中均扮演着重要的角色。目前，虽然国内外有关 CN/NFAT 信号通路调控破骨细胞分化、成熟以及骨吸收代谢生物学机制的相关研究较少，很多生物学机制尚不明确，但是该信号通路在破骨细胞分化、成熟以及骨吸收中的作用已被证实。之前有研究发现，当敲除 GPR48 后骨吸收代谢显著增强。那么，GPR48 敲除后增强骨吸收代谢的生物学机制是什么呢？根据以上叙述，GPR48 生物学作用的发挥可能与 OPG/RANKL/RANK 分子轴存在密切的关系，并且 CN/NFAT 信号通路为 OPG/RANKL/RANK 分子轴的下游信号通路之一，可接受来自 OPG/RANKL/RANK 分子轴的信号刺激从而调控破骨细胞分化、成熟以及骨吸收代谢。根据以上的叙述可推测如下，GPR48 在破骨细胞分化、成熟以及骨吸收代谢中的重要生物学作用可能是通过 OPG/RANKL/RANK 分子轴激活其下游的 CN/NFAT 信号通路，影响该通路中某些重要细胞因子的表达（如 NFATc1、NFATc2 等）来实现的。本研究对 GPR48 是否是通过 CN/NFAT 信号通路进而调控破骨细胞分化、成熟以及骨吸收功能进行研究，希望能为揭示 GPR48 生物学功能和骨吸收代谢的生物学机制提供一些理论基础。

三、GPR48 通过其他信号通路对骨吸收代谢作用的影响

除 OPG/RANKL/RANK 分子轴和 CN/NFAT 信号通路外，作为 OPG/RANKL/RANK 分子轴下游的 PI3K/Akt、NF-κB 和 MAPK 信号通路等在骨吸收代谢的调控过程中亦扮演着重要的角色。在本综述的前部分已提到 GPR48 同 RANKL 竞争性地与 RANK 结合影响其下游的相关信号通路，进而调控骨吸收代谢。既然 GPR48 与 OPG/RANKL/RANK 分子轴之间存在密切的影响关系，并且 OPG/RANKL/RANK 分子轴下游的 PI3K/Akt、NF-κB 和 MAPK 3 条信号通路在骨吸收代谢中也已被很多研究证实。因此，这 3 条信号通路在骨吸收代谢中的重要生物学作用可能与 GPR48 存在密切的调控作用。

有研究已证实,当敲除小鼠 GPR48 后,骨吸收代谢明显增强,骨量和骨密度显著下降,而上述 3 条信号通路中相关细胞因子表达变化,在骨吸收代谢起着重要的调控作用。那么敲除 GPR48 后骨量和骨密度下降,可能是通过 PI3K/Akt、NF－κB 或者 MAPK 信号通路进而影响相关细胞因子表达,从而影响破骨细胞分化的产生;在功能发挥上,使得骨吸收代谢超过骨形成代谢,从而导致骨量和骨密度下降。目前,国内外有关 GPR48 通过以上 3 条信号通路进而调控骨吸收代谢的相关研究尚未见报道,生物学机制尚不明确,这将是以后 GPR48 和骨吸收代谢的研究方向之一。

参考文献

［1］汤郁. SLE 患者骨髓 MSC 成骨分化机制研究［D］. 南京:南京中医药大学,2011.

［2］余瑞元,王燕峰,徐长法. CREB 研究进展［J］. 中国生物工程杂志,2003(01):39－42.

［3］ABU-AMER Y. NF-kappaB signaling and bone resorption［J］. Osteoporos Int,2013, 24(9):2377－2386.

［4］ALLARD L, DEMONCHEAUX N, MACHUCA-GAYET I, et al. Biphasic Effects of Vitamin D and FGF23 on Human Osteoclast Biology［J］. Calcif Tissue Int,2015, 97(1):69－79.

［5］BANDYOPADHYAY A, TSUJI K, COX K, et al. Genetic analysis of the roles of BMP2, BMP4, and BMP7 in limb patterning and skeletogenesis［J］. PLoS Genet, 2006, 2(12):e216.

［6］BENDINELLI P, MARONI P, MATTEUCCI E, et al. HGF and TGFbeta1 differently influenced Wwox regulatory function on Twist program for mesenchymal-epithelial transition in bone metastatic versus parental breast carcinoma cells［J］. Mol Cancer, 2015, 14:112.

［7］BOREDDY S R, PRAMANIK K C, SRIVASTAVA S K. Pancreatic tumor suppression by benzyl isothiocyanate is associated with inhibition of PI3K/AKT/FOXO pathway［J］. Clin Cancer Res, 2011, 17(7):1784－1795.

［8］BOYCE B F, XING L, FRANZOSO G, et al. Required and nonessential functions of nuclear factor-kappa B in bone cells［J］. Bone, 1999, 25(1):137－139.

［9］BRISCOE J, THEROND P P. The mechanisms of Hedgehog signalling and its roles in development and disease［J］. Nat Rev Mol Cell Biol, 2013, 14(7):416－429.

［10］CHANDHOKE T K, HUANG Y F, LIU F, et al. Osteopenia in transgenic mice with osteoblast-targeted expression of the inducible cAMP early repressor［J］. Bone, 2008, 43(1):101－109.

［11］CROFT W, HILL C, MCCANN E, et al. A physiologically required G protein-coupled receptor (GPCR)-regulator of G protein signaling (RGS) interaction that compartmentalizes RGS activity［J］. J Biol Chem, 2013, 288(38):27327－27342.

［12］DANG Y, LIU B, XU P, et al. Gpr48 deficiency induces polycystic kidney lesions and renal fibrosis in mice by activating Wnt signal pathway[J]. PLoS One，2014，9 (3)：e89835.

[13] DAVID J P，SABAPATHY K，HOFFMANN O，et al. JNK1 modulates osteoclastogenesis through both c-Jun phosphorylation-dependent and — independent mechanisms[J]. J Cell Sci，2002，115(Pt22)：4317 – 4325.

[14] DE G. Upconversion luminescence properties of YF3：Yb3＋，Er3＋ nanoclusters[J]. J Nanosci Nanotechnol，2011，11(11)：9980 – 9983.

[15] DENG C，REDDY P，CHENG Y，et al. Multi-functional norrin is a ligand for the LGR4 receptor[J]. J Cell Sci，2013，126(Pt9)：2060 – 2068.

[16] DERYNCK R，AKHURST R J. Differentiation plasticity regulated by TGF-beta family proteins in development and disease[J]. Nat Cell Biol，2007，9(9)：1000 – 1004.

[17] DUNKER N，KRIEGLSTEIN K. Tgfbeta2$^{-/-}$ Tgfbeta3$^{-/-}$ double knockout mice display severe midline fusion defects and early embryonic lethality[J]. Anat Embryol (Berl)，2002，206(1 – 2)：73 – 83.

[18] FUENTEALBA L C，EIVERS E，IKEDA A，et al. Integrating patterning signals：Wnt/GSK3 regulates the duration of the BMP/Smad1 signal[J]. Cell，2007，131(5)：980 – 993.

[19] GAMER L W，TSUJI K，COX K，et al. BMPR-Ⅱ is dispensable for formation of the limb skeleton[J]. Genesis，2011，49(9)：719 – 724.

[20] GREENBLATT M B，SHIM J H，GLIMCHER L H. TAK1 mediates BMP signaling in cartilage[J]. Ann N Y Acad Sci，2010，1192：385 – 390.

[21] GREENBLATT M B，SHIM J H，ZOU W，et al. The p38 MAPK pathway is essential for skeletogenesis and bone homeostasis in mice[J]. J Clin Invest，2010，120 (7)：2457 – 2473.

[22] HAN X H，JIN Y R，TAN L，et al. Regulation of the follistatin gene by RSPO-LGR4 signaling via activation of the WNT/beta-catenin pathway in skeletal myogenesis[J]. Mol Cell Biol，2014，34(4)：752 – 764.

[23] HIRAMATSU K，IWAI T，YOSHIKAWA H，et al. Expression of dominant negative TGF-beta receptors inhibits cartilage formation in conditional transgenic mice [J]. J Bone Miner Metab，2011，29(4)：493 – 500.

[24] HORIKI M，IMAMURA T，OKAMOTO M，et al. Smad6/Smurf1 overexpression in cartilage delays chondrocyte hypertrophy and causes dwarfism with osteopenia[J]. J Cell Biol，2004，165(3)：433 – 445.

[25] HUMKE E W，DORN K V，MILENKOVIC L，et al. The output of Hedgehog signaling is controlled by the dynamic association between Suppressor of Fused and the Gli proteins[J]. Genes Dev，2010，24(7)：670 – 682.

[26] IWATA J，HOSOKAWA R，SANCHEZ-LARA P A，et al. Transforming growth factor-beta regulates basal transcriptional regulatory machinery to control cell proliferation and differentiation in cranial neural crest-derived osteoprogenitor cells[J].

J Biol Chem，2010，285(7)：4975 - 4982.

[27] KAMIYA N, YE L, KOBAYASHI T, et al. Disruption of BMP signaling in osteoblasts through type IA receptor (BMPRIA) increases bone mass[J]. J Bone Miner Res, 2008, 23(12)：2007 - 2017.

[28] KANAZAWA K, KUDO A. TRAF2 is essential for TNF-alpha-induced osteoclastogenesis[J]. J Bone Miner Res, 2005, 20(5)：840 - 847.

[29] KANG J, MARTINS A M. WITHDRAWN：Comment on "The strong correlation between alkalaine phosphatase activity and Q1 cell viability"[J]. Cell Biol Int, 2007, doi 10.

[30] KANG J S, ALLISTON T, DELSTON R, et al. Repression of Runx2 function by TGF-beta through recruitment of class Ⅱ histone deacetylases by Smad3[J]. EMBO J, 2005, 24(14)：2543 - 2555.

[31] KAVSAK P, RASMUSSEN R K, CAUSING C G, et al. Smad7 binds to Smurf2 to form an E3 ubiquitin ligase that targets the TGF beta receptor for degradation[J]. Mol Cell, 2000, 6(6)：1365 - 1375.

[32] KAWANO Y, KYPTA R. Secreted antagonists of the Wnt signalling pathway[J]. J Cell Sci, 2003, 116(Pt13)：2627 - 2634.

[33] KIM S I, KWAK J H, ZACHARIAH M, et al. TGF-beta-activated kinase 1 and TAK1-binding protein 1 cooperate to mediate TGF-beta1-induced MKK3-p38 MAPK activation and stimulation of type I collagen[J]. Am J Physiol Renal Physiol, 2007, 292(5)：F1471 - F1478.

[34] KODE A, MOSIALOU I, SILVA B C, et al. FOXO1 orchestrates the bone-suppressing function of gut-derived serotonin[J]. J Clin Invest, 2012, 122(10)：3490 - 3503.

[35] KOKABU S, GAMER L, COX K, et al. BMP3 suppresses osteoblast differentiation of bone marrow stromal cells via interaction with Acvr2b[J]. Mol Endocrinol, 2012, 26(1)：87 - 94.

[36] KOMATSUZAKI E, KITAMURA T, MURAYAMA I, et al. Characterization of an activating transcription factor 4 gene containing a consensus phosphorylation site for PKA in the gonads of Xenopus embryos[J]. Zoolog Sci, 2010, 27(1)：19 - 23.

[37] LAI C F, CHENG S L. Signal transductions induced by bone morphogenetic protein - 2 and transforming growth factor-beta in normal human osteoblastic cells[J]. J Biol Chem, 2002, 277(18)：15514 - 15522.

[38] LA SALA G, MARAZZITI D, DI PIETRO C, et al. Modulation of Dhh signaling and altered Sertoli cell function in mice lacking the GPR37-prosaposin receptor[J]. FASEB J, 2015, 29(5)：2059 - 2069.

[39] LEE K S, HONG S H, BAE S C. Both the Smad and p38 MAPK pathways play a crucial role in Runx2 expression following induction by transforming growth factor-beta and bone morphogenetic protein[J]. Oncogene, 2002, 21(47)：7156 - 7163.

[40] LI C, LI Y P, FU X Y, et al. Anterior visceral endoderm SMAD4 signaling specifies

anterior embryonic patterning and head induction in mice[J]. Int J Biol Sci, 2010, 6 (6): 569 - 583.

[41] LIEM K J, HE M, OCBINA P J, et al. Mouse Kif7/Costal2 is a cilia-associated protein that regulates Sonic hedgehog signaling[J]. Proc Natl Acad Sci U S A, 2009, 106(32): 13377 - 13382.

[42] LIU H, ZHANG R, CHEN D, et al. Functional redundancy of type II BMP receptor and type IIB activin receptor in BMP2-induced osteoblast differentiation[J]. J Cell Physiol, 2012, 227(3): 952 - 963.

[43] LI W, ZHU S, HU J. Bone regeneration is promoted by orally administered bovine lactoferrin in a rabbit tibial distraction osteogenesis model[J]. Clin Orthop Relat Res, 2015, 473(7): 2383 - 2393.

[44] LI Z J, NIEUWENHUIS E, NIEN W, et al. Kif7 regulates Gli2 through Sufu-dependent and — independent functions during skin development and tumorigenesis [J]. Development, 2012, 139(22): 4152 - 4161.

[45] LOMAGA M A, YEH W C, SAROSI I, et al. TRAF6 deficiency results in osteopetrosis and defective interleukin - 1, CD40, and LPS signaling[J]. Genes Dev, 1999, 13(8): 1015 - 1024.

[46] LONG F, ORNITZ D M. Development of the endochondral skeleton[J]. Cold Spring Harb Perspect Biol, 2013, 5(1): a8334.

[47] LUO J, ZHOU W, ZHOU X, et al. Regulation of bone formation and remodeling by G-protein-coupled receptor 48[J]. Development, 2009, 136(16): 2747 - 2756.

[48] MAJCHRZAK A, WITKOWSKA M, SMOLEWSKI P. Inhibition of the PI3K/Akt/mTOR signaling pathway in diffuse large B-cell lymphoma: current knowledge and clinical significance[J]. Molecules, 2014, 19(9): 14304 - 14315.

[49] MAO B, WU W, DAVIDSON G, et al. Kremen proteins are Dickkopf receptors that regulate Wnt/beta-catenin signalling[J]. Nature, 2002, 417(6889): 664 - 667.

[50] MATSUBARA T, TANAKA N, SATO M, et al. TGF-beta-Smad3 signaling mediates hepatic bile acid and phospholipid metabolism following lithocholic acid-induced liver injury[J]. J Lipid Res, 2012, 53(12): 2698 - 2707.

[51] MATSUNOBU T, TORIGOE K, ISHIKAWA M, et al. Critical roles of the TGF-beta type I receptor ALK5 in perichondrial formation and function, cartilage integrity, and osteoblast differentiation during growth plate development[J]. Dev Biol, 2009, 332(2): 325 - 338.

[52] MITSUI Y, YASUMOTO H, NAGAMI T, et al. Extracellular activation of Wnt signaling through epigenetic dysregulation of Wnt inhibitory factor - 1 (Wif - 1) is associated with pathogenesis of adrenocortical tumor[J]. Oncotarget, 2014, 5(8): 2198 - 2207.

[53] MONROE D G, MCGEE-LAWRENCE M E, OURSLER M J, et al. Update on Wnt signaling in bone cell biology and bone disease[J]. Gene, 2012, 492(1): 1 - 18.

[54] OKAMOTO M, MURAI J, IMAI Y, et al. Conditional deletion of Bmpr1a in

differentiated osteoclasts increases osteoblastic bone formation, increasing volume of remodeling bone in mice[J]. J Bone Miner Res, 2011, 26(10): 2511 - 2522.

[55] PEREIRA J, JOHNSON W E, O'BRIEN S J, et al. Evolutionary genomics and adaptive evolution of the Hedgehog gene family (Shh, Ihh and Dhh) in vertebrates[J]. PLoS One, 2014, 9(12): e74132.

[56] PUPO M, PISANO A, ABONANTE S, et al. GPER activates Notch signaling in breast cancer cells and cancer-associated fibroblasts (CAFs)[J]. Int J Biochem Cell Biol, 2014, 46: 56 - 67.

[57] RAMASAMY S K, KUSUMBE A P, WANG L, et al. Endothelial Notch activity promotes angiogenesis and osteogenesis in bone[J]. Nature, 2014, 507(7492): 376 - 380.

[58] RAO T P, KUHL M. An updated overview on Wnt signaling pathways: a prelude for more[J]. Circ Res, 2010, 106(12): 1798 - 1806.

[59] ROODMAN G D. Cell biology of the osteoclast[J]. Exp Hematol, 1999, 27(8): 1229 - 1241.

[60] RUBASHKIN M G, CASSEREAU L, BAINER R, et al. Force engages vinculin and promotes tumor progression by enhancing PI3K activation of phosphatidylinositol (3, 4, 5)-triphosphate[J]. Cancer Res, 2014, 74(17): 4597 - 4611.

[61] SELVARAJ V, NEPAL N, ROGERS S, et al. Inhibition of MAP kinase/NF-kB mediated signaling and attenuation of lipopolysaccharide induced severe sepsis by cerium oxide nanoparticles[J]. Biomaterials, 2015, 59: 160 - 171.

[62] SEMENOV M, TAMAI K, HE X. SOST is a ligand for LRP5/LRP6 and a Wnt signaling inhibitor[J]. J Biol Chem, 2005, 280(29): 26770 - 26775.

[63] SEO H S, SERRA R. Tgfbr2 is required for development of the skull vault[J]. Dev Biol, 2009, 334(2): 481 - 490.

[64] SHAO Z, ZHANG X, PI Y, et al. Polycaprolactone electrospun mesh conjugated with an MSC affinity peptide for MSC homing in vivo[J]. Biomaterials, 2012, 33(12): 3375 - 3387.

[65] SHU B, ZHANG M, XIE R, et al. BMP2, but not BMP4, is crucial for chondrocyte proliferation and maturation during endochondral bone development[J]. J Cell Sci, 2011, 124(Pt20): 3428 - 3440.

[66] SINGHATANADGIT W, SALIH V, OLSEN I. Up-regulation of bone morphogenetic protein receptor IB by growth factors enhances BMP-2-induced human bone cell functions[J]. J Cell Physiol, 2006, 209(3): 912 - 922.

[67] SIWKO S, LAI L, WENG J, et al. Lgr4 in ocular development and glaucoma[J]. J Ophthalmol, 2013, 2013: 987494.

[68] STEIN G S, LIAN J B, VAN WIJNEN A J, et al. Runx2 control of organization, assembly and activity of the regulatory machinery for skeletal gene expression[J]. Oncogene, 2004, 23(24): 4315 - 4329.

[69] TAKAYANAGI H. Mechanistic insight into osteoclast differentiation in

osteoimmunology[J]. J Mol Med (Berl), 2005, 83(3): 170-179.

[70] TAKEMARU K, YAMAGUCHI S, LEE Y S, et al. Chibby, a nuclear beta-catenin-associated antagonist of the Wnt/Wingless pathway[J]. Nature, 2003, 422(6934): 905-909.

[71] TAN X, WENG T, ZHANG J, et al. Smad4 is required for maintaining normal murine postnatal bone homeostasis[J]. J Cell Sci, 2007, 120(Pt13): 2162-2170.

[72] TSUJI K, BANDYOPADHYAY A, HARFE B D, et al. BMP2 activity, although dispensable for bone formation, is required for the initiation of fracture healing[J]. Nat Genet, 2006, 38(12): 1424-1429.

[73] TSUJI K, COX K, GAMER L, et al. Conditional deletion of BMP7 from the limb skeleton does not affect bone formation or fracture repair[J]. J Orthop Res, 2010, 28 (3): 384-389.

[74] TU X, JOENG K S, NAKAYAMA K I, et al. Noncanonical Wnt signaling through G protein-linked PKCdelta activation promotes bone formation[J]. Dev Cell, 2007, 12 (1): 113-127.

[75] WANG M, JIN H, TANG D, et al. Smad1 plays an essential role in bone development and postnatal bone formation[J]. Osteoarthritis Cartilage, 2011, 19(6): 751-762.

[76] WANG W, LIAN N, LI L, et al. Atf4 regulates chondrocyte proliferation and differentiation during endochondral ossification by activating Ihh transcription[J]. Development, 2009, 136(24): 4143-4153.

[77] WANG W, OLSON D, LIANG G, et al. Collagen XXIV (Col24alpha1) promotes osteoblastic differentiation and mineralization through TGF-beta/Smads signaling pathway[J]. Int J Biol Sci, 2012, 8(10): 1310-1322.

[78] WRANA J L. The secret life of Smad4[J]. Cell, 2009, 136(1): 13-14.

[79] WU G Y, DEISSEROTH K, TSIEN R W. Activity-dependent CREB phosphorylation: convergence of a fast, sensitive calmodulin kinase pathway and a slow, less sensitive mitogen-activated protein kinase pathway[J]. Proc Natl Acad Sci U S A, 2001, 98(5): 2808-2813.

[80] WU N, ZHAO Y, YIN Y, et al. Identification and analysis of type II TGF-beta receptors in BMP-9-induced osteogenic differentiation of C3H10T1/2 mesenchymal stem cells[J]. Acta Biochim Biophys Sin (Shanghai), 2010, 42(10): 699-708.

[81] YANG G, YANG X. Smad4-mediated TGF-beta signaling in tumorigenesis[J]. Int J Biol Sci, 2010, 6(1): 1-8.

[82] YASUI T, KADONO Y, NAKAMURA M, et al. Regulation of RANKL-induced osteoclastogenesis by TGF-beta through molecular interaction between Smad3 and Traf6[J]. J Bone Miner Res, 2011, 26(7): 1447-1456.

[83] ZHAO Q, BRAUER P R, XIAO L, et al. Expression of parathyroid hormone-related peptide (PthrP) and its receptor (PTH1R) during the histogenesis of cartilage and bone in the chicken mandibular process[J]. J Anat, 2002, 201(2): 137-151.

[84] ZHU Q, YANG J, HAN S, et al. Suppression of glycogen synthase kinase 3 activity reduces tumor growth of prostate cancer in vivo[J]. Prostate, 2011, 71(8): 835 - 845.

[85] ZHU Y B, XU L, CHEN M, et al. GPR48 promotes multiple cancer cell proliferation via activation of Wnt signaling[J]. Asian Pac J Cancer Prev, 2013, 14(8): 4775 - 4778.

[86] ZUNICH S M, DOUGLAS T, VALDOVINOS M, et al. Paracrine sonic hedgehog signalling by prostate cancer cells induces osteoblast differentiation[J]. Mol Cancer, 2009, 8: 12.

[87] ZUZARTE-LUIS V, MONTERO J A, RODRIGUEZ-LEON J, et al. A new role for BMP5 during limb development acting through the synergic activation of Smad and MAPK pathways[J]. Dev Biol, 2004, 272(1): 39 - 52.

第二章
运动对 T2DM 骨代谢作用的影响

　　随着物质生活的改善,糖尿病尤其是 2 型糖尿病(type 2 diabetes mellitus, T2DM)已成为全世界最为普遍的代谢性疾病之一。T2DM 主要以高血糖和胰岛素分泌减少为主要特征。随着机体一直处于高血糖和低胰岛素环境,机体内多种器官系统将受到不同程度的影响,如骨组织。由 T2DM 引起的典型骨代谢疾病包括骨质疏松、糖尿病足及关节病变等。T2DM 对骨组织新陈代谢的影响在很多研究中已被证实,在本研究的以下部分将对 T2DM 在骨形成代谢和骨吸收代谢中的作用和影响进行较为详细的阐述。

第一节　T2DM 对骨形成代谢作用的影响

　　T2DM 造成的骨质疏松或骨折与骨形成速率较低存在着密切关系,而骨形成代谢主要包括软骨内成骨和膜内成骨两个重要部分,其中以膜内成骨在骨形成代谢中占主要地位。通常认为,成骨细胞由 BMSCs 分化产生,其并不能穿过上皮或者固定相。然而,目前研究发现,液相状态的 COP 细胞可通过血管接近骨形成位点。这些细胞形成的成骨样细胞可表达骨相关蛋白并沉积矿化基质。这些骨细胞还具有多种生物学功能,如参与长骨生长发育过程等,从而使得处于青春期男子的骨形成速率明显高于成年男子。有研究还发现,处于青春期的男子骨折率明显低于成年男子,骨组织损伤后的修复明显更强。然而患 T2DM 后,随着机体内血糖浓度升高和胰岛素浓度降低,对 MSCs 向成骨细胞分化产生了较大的抑制作用,从而使得骨形成速率显著下降,造成骨量下降,甚至导致骨质疏松、骨折等骨疾病发生。

　　骨钙骨白(OCN)和 Wnt 信号通路在骨形成代谢中的生物学作用已在很多的研究中被证实。有研究发现,OCN 和 Wnt 信号通路在调控 T2DM 的骨形成代谢过程中也扮演着重要角色。OCN 是由成骨细胞分泌产生的具有多种激素样特点的蛋白。近来的动物研究发现,OCN 在骨代谢、糖代谢以及机体内脂肪含量变化中均具有重要的作用。Lee 等在研究骨钙素基因敲除小鼠时发现，OCN 有类似激素的功能，可改善糖代谢并降低脂肪含量。重组 OCN 后的野生型小鼠饲以高脂饮食后，可调控胰腺 β 细胞和脂肪细胞中相关基因的表达，从而抑制相关疾病的发展，如肥胖和高血糖症。近来的两项研究表明，在依赖 OCN 激活胰岛素受体的骨吸收代谢过程中存在着骨—胰腺内分泌循环。在 Forkhead box O1 依赖的条件下，成骨细胞中的胰岛素信号通路可降低骨保护素的分泌产生。它可促进骨吸收和细胞外骨基质的酸化，进而促进 β 细胞的增殖、胰岛素的分泌和敏感性度。临床研究已证实人体内 OCN、糖代谢和脂肪代谢之间的相互关系。在对 T2DM 患者的研究中发现，OCN 血清浓度与血浆葡萄糖以及动脉粥样硬化等疾病存在密切的负相关。有研究也发现，在有关糖尿病和骨质疏松的患者机体内，羧化的 OCN 血清浓度与血浆葡萄糖浓度和脂肪量呈负相关，而与血清脂联素浓度呈正相关。以上研究均证实，骨代谢过程中可通过激活 OCN 从而使其与糖代谢或者脂肪代谢联系在一起。然而，高浓度的血糖浓度会抑制成骨细胞中骨钙素的表达和分泌，在对 T2DM 患者高血糖的治疗过程中发现其会促进血清骨钙素浓度的升高。在与人体相关的研究中却发现，血清 OCN 浓度与血浆葡萄糖之间呈负性相关。这可能是导致高血糖的主要原因，而与抑制胰岛素分泌和敏感度无关。

　　Wnt 信号通路是一条经典的骨形成代谢信号通路，其在骨质疏松和糖尿病的发生和发展过程中起着重要的作用。研究发现，Wnt 蛋白的联合受体与骨质疏松、糖尿病、高血糖症和动脉系统疾病等生物学过程密切相关。另外，TGF - β 与经典 Wnt 信号通路中的 β - catenin 同源，其是调控 T2DM 骨形成代谢的重要基因。很多学者研究发现，拮抗由氧化应激导致的 Wnt 信号通路将改变 T 细胞转录因子(TGF)对 *Forkhead box O1* 的基因表达，从而引起骨质疏松、胰岛素抵抗和高脂血症等的发生和发展。在成骨细胞和它的前体细胞中，通过胰岛素信号通路激活 *Forkhead box O1* 将会增加氧化应激片数量和氧化应激从而抑制成骨细胞形成。这是糖尿病骨质疏松甚至骨折发生的重要发生机制之一。

　　TGF - β/BMP 信号通路在骨形成代谢中的生物学作用已被很多研究证实，而在 T2DM 骨形成代谢过程中，目前有关 TGF - β/BMP 信号通路的相关研究鲜有报道。吴海清在他的研究中发现，T2DM 大鼠的骨组织中 BMP - 2 表达下调，这可能与 T2DM 大鼠骨密度和骨量减少存在密切的关系。Ghiraldini 等在研究 T2DM 患者移植后骨组织标志基因表达时发现，TGF - β 基因表达显著下调。Ehnert 等研究发现，TGF - β 抑制成骨细胞成熟可能与 T2DM 患者骨折和骨折后修复延迟密切相关。目前，有关 TGF - β 信号通路调控 T2DM 骨形成代谢的相关研究主要集中在人体的研究中,而动物体内的相关研究鲜有报道,关于其具体生物学机制尚不清晰。目前,有关 BMPs 信号通路调控 T2DM 骨形成代谢的研究也较少,Ishida 在其研究中证实,BMP-2/Smad 信号通路表达上调,促进 C2C12 向成骨细胞分化及提高骨形成能力。综上,TGF-β/BMP 信号通路在 T2DM 小鼠骨代谢中扮演着重要的角色。但是,目前有关该信号通路在 T2DM 骨形成代谢中的相关研究较少,其生物学机制尚有不清晰之处,尚待后续的深入研究。

T2DM 骨代谢与脂肪代谢、糖代谢之间存在一定的相互作用,但是有关这方面的相关研究尚少,这将是骨代谢研究的重点和方向之一。

第二节　T2DM 对骨吸收代谢作用的影响

T2DM 患者出现骨密度和骨量显著下降,这不仅与骨形成代谢受到抑制有关,而且与骨吸收代谢增强也存在密切的关系。在骨吸收代谢过程中起主要作用的细胞是破骨细胞。骨组织中破骨细胞数量增多是导致骨吸收功能增强的主要原因。研究发现,许多信号通路或者细胞因子在调控 T2DM 骨吸收代谢过程中起着重要的作用。例如,OPG/RANKL/RANK 分子轴以及其下游的 CN/NFAT 信号通路在骨吸收代谢中均扮演着重要角色。然而,目前有关这两条信号通路在 T2DM 中的研究虽已有报道,但并不多见。在以下的综述将对调控 T2DM 骨吸收代谢的相关信号通路或细胞因子进行较为详细的阐述。

OPG/RANKL/RANK 为骨吸收代谢中的重要分子轴之一,其在骨吸收中的重要生物学作用已在很多的生物学研究中被证实,但有关该分子轴调控 T2DM 骨吸收代谢的相关研究较少。张丽萍等研究证实,OPG/RANKL/RANK 分子轴在 T2DM 大鼠骨组织中 RAGE 表达增加上具有重要的作用,使得破骨细胞分化、成熟及骨吸收功能增强,但成骨细胞骨形成能力受到抑制,造成骨量丢失。在人体研究中,曾晓燕研究发现,与正常人相比,糖尿病患者的血浆中 RANKL 表达显著上调,而 OPG/RANKL 比值降低,可能与 T2DM 患者骨密度(BMD)下降以及骨质疏松发生存在密切的关系。Wang 等在研究肿瘤骨转移时也发现,OPG/RANKL/RANK 分子轴在 T2DM 小鼠骨吸收代谢的过程中起着重要的调控作用。Nybo 等研究也发现,OPG/RANKL/RANK 分子轴在 T2DM 患者血浆中变化显著,可能是 T2DM 患者骨质疏松发生的生物学机制之一。综上,OPG/RANKL/RANK 分子轴在调控 T2DM 骨组织新陈代谢过程中扮演着重要的角色。该分子轴的激活与骨量减少以及骨质疏松发生密切相关。当 OPG/RANKL/RANK 分子轴中的相关细胞因子表达出现显著变化时，将会直接通过其下游 CN/NFAT 信号通路影响破骨细胞的分化、成熟以及骨吸收功能发挥，进而影响骨吸收代谢。

　　CN/NFAT 信号通路是破骨细胞中与 OPG/RANKL/RANK 分子轴密切相关的信号通路之一，在骨吸收代谢中起着重要的作用。NFATc1 为该信号通路中的重要调节因子。目前研究发现其在很多的生物学过程中均扮演着重要的角色，尤其是在 T2DM 破骨细胞分化及功能表达和骨吸收代谢中起重要作用。研究证实，NFATc1 在 T2DM 大鼠骨组织中表达上调可能是 T2DM 大鼠骨量下降和骨质疏松发生的重要的生物学机制之一。许娟在其博士学位论文中表述，NFATc1 基因表达下调可能是高血糖抑制破骨细胞分化、成熟以及多核化进而抑制骨吸收功能的重要调控因子和生物学机制之一。目前，在国内有关 NFATc1 调控 T2DM 机体骨吸收代谢的研究有几篇文献，但是在国外的研究中尚未见报道。然而国内外的相关研究只是研究了 CN/NFAT 信号通路中的几个重要细胞因子。有关该信号调控 T2DM 骨吸收代谢的相关研究尚未见报道，其生物学机制尚不清晰。

　　目前，相关研究还发现胰岛素样生长因子 1（insulin growth factor，IGF-1）、IRS-1/2、PPARγ 等细胞因子的表达变化，在 T2DM 机体骨吸收代谢的调控过程中起重要作用。国内外有关 T2DM 与骨吸收代谢的相关研究还较少，仍然存在较多的未解的生物学机制，这也许是以后该领域的研究方向之一。

第三节　运动对 T2DM 骨代谢作用的影响

　　运动训练作为一种特殊的干预方式，对机体代谢、防治疾病发生等具有重要的促进作用。随着研究的逐渐深入，运动训练在促进骨生长发育、预防和治疗骨质疏松等过程中的生物学作用已在很多的人体和动物研究中被证实。在人体研究中，Kemmler 等研究发现，16 年的长期运动可显著改善绝经后女性的骨密度。Hinton 等在其研究中发现，当对低骨密度男性进行 12 个月的抗阻训练和跳跃训练后，全身的骨密度显著升高，并且抗阻训练可显著提高髋骨的骨密度。有关运动促进骨生长发育和改善骨质疏松的相关研究较多，在此不再赘述。在动物研究中，Thongchote 等在利用杂合子 β-珠蛋白基因敲除（BKO）小鼠研究耐力运动能否改善其 BMD 时，发现每天 60 min、每周 5 天、共 12 周的自主跑轮运动可显著增强 BKO 小鼠的骨密度。Frajacomo 等研究也发现,与游泳组相比,抗阻训练可显著提高雄性 BALB/c 小鼠皮质骨的生物力学特性。Isaksson 等在研究中也证实,运动训练可改善成熟小鼠骨组织中的胶原蛋白网络特性,为骨组织中矿物质沉积提供良好的条件,并促进骨量增加和改善骨组织生物力学特性。目前,国内外有关运动训练促进人和动物骨生长发育或者改善老年人骨质状况的较多,相关研究显示,运动训练可显著促进骨形成和改善骨质状况。

而随着人们生活水平的提高,T2DM 的发病率呈逐年上升趋势。T2DM 是一种代谢性疾病,随着机体内血糖浓度升高和胰岛素浓度降低,机体的新陈代谢出现紊乱,出现很多的并发症,如糖尿病肾病、眼部疾病、心血管疾病及骨质疏松等。尤其 T2DM 导致骨量减少以及骨质疏松造成骨折等,对患者造成很大的压力。运动训练对于改善骨质疏松的作用在很多研究中已被证实。那么,运动训练能否改善 T2DM 造成的骨质疏松呢? 目前,国内相关研究较多。赵剑在其硕士学位论文中研究发现,8 周跑台训练可显著改善 T2DM 大鼠股骨的骨密度和骨生物力学特性。研究发现,在糖尿病发病的整个阶段进行游泳运动干预可显著促进 T2DM 大鼠的骨形成代谢;交替进行多种运动(健步走、抗阻运动和水上运动)可显著改善糖尿病前期和患有 T2DM 且绝经后妇女的骨质疏松状况。目前,国外研究中有关运动训练影响 T2DM 动物(大/小鼠)骨代谢的研究尚未见报道。综上,目前国内有关运动训练影响 T2DM 骨代谢的相关研究并不多,主要集中在骨表型和骨代谢相关的一些生化标志物上,对于运动训练影响 T2DM 骨代谢的相关生物学机制的研究甚少。鉴于 TGF - β/BMP 信号通路、OPG/RANKL/RANK 分子轴以及 CN/NFAT 信号通路在骨形成和骨吸收代谢中的重要调控作用,以及 T2DM 对骨组织新陈代谢产生的重要影响。据此,笔者推测运动训练可以通过以上信号通路调控 T2DM 患者的骨代谢。以上研究发现,抗阻类或者强度较大的运动方式对于促进骨形成和改善骨质减少等的作用效果要优于其他的运动方式。在本课题组的前期研究中发现,下坡跑作为一种特殊的运动方式,在运动过程中对骨组织产生的力学刺激包括肌肉收缩对骨组织产生的间接作用力,也包括在跑动过程中地面对骨组织产生的地面反作用力。并且研究也证实,下坡跑运动对促进生长期小鼠骨生长发育、改善去卵巢后小鼠骨质疏松状况等均具有重要的作用。而有关游泳运动影响 T2DM 机体骨代谢的研究尚存在争议,有研究发现,游泳运动可显著改善 T2DM 机体骨量;而有的研究却发现游泳运动对 T2DM 机体骨量的影响不显著。由此,本研究的运动模型也利用下坡跑以及游泳对小鼠进行运动训练,研究不同方式运动对 T2DM 小鼠骨组织新陈代谢的影响。

一、运动通过 GPR48 及其他信号通路对骨代谢的调控作用

由成骨细胞主导的骨形成代谢与破骨细胞主导的骨吸收代谢之间的平衡关系对骨量和骨密度的多少起着重要的作用。当骨形成代谢超过骨吸收代谢时骨量增加；反之骨量出现减少。影响骨组织新陈代谢的因素很多，如遗传、营养及激素等。在影响骨形成代谢的众多因素中，运动训练扮演着重要的角色。很多研究证实适宜的运动训练可通过促进骨形成代谢，并抑制骨吸收代谢从而改善骨健康状况。Wallace 等研究发现，运动训练作为一种积极的方法可显著促进生长期小鼠的骨组织生长发育，使骨量增加。Pichler 等研究发现，震动训练和跑台训练均可显著上调大鼠股骨中 OPG 表达从而有效地抑制骨吸收代谢。在预防骨质疏松发生的运动训练中，以震动训练效果较好。

在本课题组的前期研究中，李世昌等研究发现，与游泳训练相比，跳跃训练对生长期大鼠腰椎、股骨和胫骨发育的效果更好。陈祥和等研究发现，生长期下坡跑对小鼠骨中 BMP - 2，Smad1/5 和 Runx2 的 mRNA 表达产生的影响在去卵巢后依然存在。综上，恰当的合适的运动训练可通过调控相关信号通路或者细胞因子促进骨形成代谢，并抑制骨吸收代谢，改善骨健康状况。而 G 蛋白偶联受体 48（GPR48）在骨组织代谢的中的作用已在相关研究中被证实。当该基因缺失时骨量和骨密度出现显著下降。那么，运动训练调控骨组织新陈代谢是否通过 GPR48 进而影响其下游相关信号通路进行的？目前，在体育科学或运动医学领域，有关运动训练通过 GPR48 调控骨细胞分化和功能发挥以及骨代谢的研究尚未见报道，GPR48 在运动训练调控成骨细胞分化和骨形成代谢、破骨细胞分化和骨吸收代谢的生物学机制尚不清晰。

运动干预可显著促进生长期小鼠的骨生长发育，而 GPR48 为调控骨代谢的重要跨膜受体在运动调控骨形成代谢中的分子生物学机制尚不清楚。研究发现，GPR48 与 cAMP/CREB/ATF4、TGF - β/BMP 和 Wnt/β - catenin 3 个信号通路存在密切的调控关系而以上 3 个信号通路在调控成骨细胞分化、成骨能力及骨形成代谢中均扮演着重要的角色（见图 2 - 1）。Kajimura 等研究发现，当 cAMP/CREB/ATF4 信号通路被激活后，ATF4 发生磷酸化进而核内调控相关细胞因子表达，使得成骨细胞分化和骨形成代谢显著提高。Abdelmagid 等在研究中发现，上调 TGF - β 表达和 Smad2/3 的磷酸化水平可显著促进碱性磷酸酶（alkaline phosphatase，ALP）表达，说明激活 TGF - β/Smads 信号通路可显著促进成骨细胞分化和骨形成。Sangadala 等研究发现，激活 TGF - β/BMP 信号通路中的 BMP - 2、Smad1/5/7 等细胞因子表达可显著促进基质骨矿化，促进骨

形成。非经典的 Wnt5a 可通过激活 Wnt/β-catenin 信号通路中的 LRP5/6 和
β-catenin 磷酸化从而调控骨形成代谢。运动训练作为一种调控骨代谢的重要
手段,适宜的运动训练可显著促进骨形成代谢。综上,膜上受体 GPR48 与 Wnt/
β-catenin 信号通路存在密切的调控关系,而 Wnt/β-catenin 信号通路又在骨
形成代谢中扮演着重要的角色。由此推测,运动训练促进骨形成代谢的生物学
机制,以及运动训练激活膜上受体 GPR48 上调 Wnt/β-catenin 信号通路中相
关细胞因子的表达,促进了成骨细胞分化和骨形成代谢。

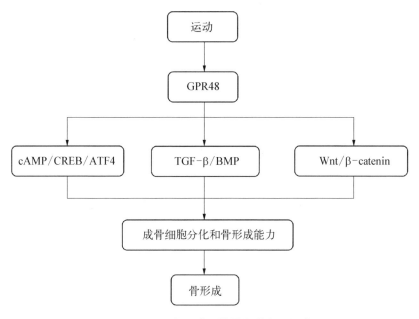

图 2 - 1　GPR48 在运动调控骨代谢中生物学机制

图中 cAMP/CREB/ATF4 为环磷酸腺苷/环磷腺苷效应元件结合蛋白/转录激活因子 4;
TGF-β/BMP 为转化生长因子-β/骨成形蛋白;Wnt/β-catenin 为细胞外因子/β-联蛋白。

目前,有关 GPR48 在运动调控骨组织新陈代谢的相关研究虽然仍未见报
道,但是根据已有的研究发现,GPR48 在运动训练调控骨形成代谢过程中起着
重要的生物学作用。根据以往研究,骨组织代谢主要分为骨形成和骨吸收两部
分,并且在骨形成代谢与骨吸收代谢之间存在密切的相互作用。从以上的陈述
中可以发现,在运动训练过程中 GPR48 可通过 cAMP/CREB/ATF4、TGF-β/
BMP 或者 Wnt/β-catenin 等 3 个信号通路来调控成骨细胞分化、成熟以及骨形
成代谢,进而使得骨量增加。既然骨形成代谢与骨吸收代谢之间存在着密切的
相互调控作用,运动训练过程中 GPR48 也可能通过某些信号通路调控破骨细胞

分化、成熟以及骨吸收功能,进而影响骨量。目前,国内外的体育科学或运动医学研究中有关 GPR48 调控骨代谢的相关研究尚未见报道,这将是运动人体科学领域的研究重点之一。

综上,GPR48 的基因缺失可显著抑制骨形成代谢,促进骨吸收代谢。GPR48 与 cAMP/CREB/ATF4、TGF-β/BMP 和 Wnt/β-catenin 3 个信号通路存在密切的生物学调控联系,并且 cAMP/CREB/ATF4、TGF-β/BMPs 和 Wnt/β-catenin 3 个信号通路在促进骨形成代谢上具有重要的生物学作用。在运动训练过程中,GPR48 可通过 OPG/RANKL/RANK 分子轴作用于下游 CN/NFAT、PI3K/Akt、NF-κB 和 MAPK 等信号通路进而调控破骨细胞分化、成熟以及骨吸收功能,进而影响骨吸收代谢。适宜的运动训练促进骨量增加。其生物学机制可能与运动训练激活膜上受体 GPR48 从而上调其下游信号通路 cAMP/CREB/ATF4、TGF-β/BMP 和 Wnt/β-catenin 中相关细胞因子表达促进成骨细胞分化及功能发挥,提高骨形成代谢速率密切相关(见图 2-1)。

二、运动通过 GPR48 及其他信号通路对 T2DM 骨代谢的调控作用

T2DM 患者由于机体内高血糖和胰岛素分泌减少,从而导致骨代谢紊乱(骨形成代谢降低,骨吸收代谢作用增强),使得骨量减少和骨密度降低,导致骨质疏松。在影响 T2DM 骨代谢的众多因素中包括信号通路、细胞因子及激素(胰岛素、生长激素等)等。而 G 蛋白偶联受体是一类与 G 蛋白结合的 7 次跨膜的受体,能识别和传递细胞外的各种信号刺激,调节机体内细胞对激素的应激和神经递质的传递。G 蛋白偶联受体在很多的生物学过程如细胞内外的信号转导、人体视觉器官发育等中起着重要的调控作用。而 GPR48 为 G 蛋白偶联受体家族重要成员之一,其在精子形成、阿尔茨海默病及骨组织代谢等生理学过程中均扮演着重要的角色。那么,T2DM 患者的骨量减少和骨密度降低是否与 GPR48 表达下调存在着密切的关系呢?目前,国内外还未见相关报道。既往研究发现,当敲除小鼠 GPR48 后,其骨形成代谢显著下降,患 T2DM 后骨形成代谢也会受到显著抑制而骨吸收代谢出现显著上调,骨量和骨密度出现显著下降。由此推测,GPR48 在 T2DM 影响骨组织代谢中可能存在着重要的调控作用。当患 T2DM 后随着机体内血糖浓度的升高和胰岛素浓度的降低,膜上受体 GPR48 作用于骨形成或骨吸收代谢的相关信号通路,影响成骨细胞和破骨细胞分化及功能,进而影响骨量和骨密度。运动训练作为一种重要的干预手段,在调控 T2DM 骨代谢中的生物学作用已被证实,适量的运动训练可显著抑制 T2DM 对骨组织新陈代谢造成的影响,使得骨量和骨密度增殖,降低 T2DM 患者相关骨

疾病的发生。目前,虽然有关运动调控 T2DM 骨代谢的相关研究已有报道,但相关研究仍较少,运动调控 T2DM 骨代谢的分子生物学机制还不深入,尚有很多的不清楚地方值得我们去探索。据推测,GPR48 可能在 T2DM 的骨组织代谢中也起着重要的作用,由此可见 GPR48 可能在运动调控 T2DM 骨代谢的过程中起重要的生物学作用。本研究在对 T2DM 小鼠进行运动干预后,利用相关实验技术对骨组织中 GPR48 的表达进行检测,还对 GPR48 下游的相关信号通路或者细胞因子进行检测,以探讨 GPR48 在运动调控 T2DM 骨形成和骨吸收代谢中的作用及分子生物学机制,为运动预防和治疗 T2DM 骨组织疾病的发生提供一定的理论基础和最佳运动方式。

综上,患 T2DM 后由于高血糖和胰岛素浓度降低导致机体内骨形成代谢下降而骨吸收代谢显著升高,导致骨量和骨密度显著降低。然而 GPR48 为近几年研究发现的一个调控骨组织代谢的重要膜上 7 次跨膜蛋白,GPR48 基因在骨组织新陈代谢过程中扮演着重要角色。外部刺激通过 GPR48 可直接或间接地与某些信号通路(如 TGF - β/BMP 和 OPG/RANKL/RANK 分子轴及下游 CN/NFAT 信号通路等)或相关细胞因子相互作用,从而发挥其调控成骨细胞/破骨细胞分化和功能并改善 T2DM 骨组织代谢的重要作用。运动训练作为一种经济有效的防治 T2DM 发生和发展的重要手段,研究发现其在防治 T2DM 骨量和骨密度减少及骨质疏松上也扮演着重要的角色。下坡跑是一种离心运动方式,在运动过程中骨组织不仅受到较大的肌肉牵拉力,并且还受到较大的地面反作用力,较大的力学刺激使得骨形成代谢大于骨吸收代谢,导致骨量和骨密度显著升高。游泳运动是一种典型的有氧运动,有关游泳运动能否促进骨量增加尚存在争议。有的研究发现游泳运动可促进骨量增加,而有的研究却发现其不能促进骨量增加。虽然目前在国内外体育领域内,研究运动训练作用于 T2DM 患者体或动物骨代谢的相关研究已有报道,但是研究运动训练影响 T2DM 骨代谢的分子生物学机制相关研究尚未见报道。有关 GPR48、TGF - β/BMP 信号通路、OPG/RANKL/RANK 分子轴和 CN/NFAT 信号通路调控骨代谢的相关研究均已证实了它们在骨代谢中的重要调控作用,而有关它们之间相互作用进而调控 T2DM 骨代谢的相关研究尚鲜有报道。在国内外的体育领域内,有关运动训练通过 GPR48 进而影响 TGF - β/BMPs 信号通路和 OPG/RANKL/RANK 分子轴及其下游 CN/NFAT 信号通路来调控 T2DM 骨形成代谢和骨吸收代谢的相关研究尚未见报道。目前,体育领域内尚有较多问题需要解决,如 GPR48 是否通过影响哪些信号通路或细胞因子进而调控 T2DM 骨组织代谢的? 不同方式运动对 T2DM 骨具有什么样的影响? 除已知的 TGF - β/BMPs 和 OPG/

RANKL/RANK 分子轴及其下游 CN/NFAT 信号通路与 GPR48 结合调控骨代谢外,运动训练还可通过哪些细胞转录因子或信号通路与 GPR48 相互作用来调控 T2DM 骨代谢? 如果以上这些问题在以后的研究中能被解决,那么,将对了解运动训练调控 T2DM 骨代谢的分子生物学作用机制,以及运动训练如何防治 T2DM 骨质疏松甚至骨折的发生具有重要的意义。本研究利用不同方式的运动对 T2DM 小鼠进行干预,利用实时聚合酶链反应(RT - PCR)、蛋白质印迹法(Western blotting)、酶联免疫吸附测定(ELISA)、细胞原代培养等多种检测方法对 T2DM 对小鼠骨代谢的影响和分子机制、以及不同运动方法对 T2DM 小鼠骨代谢的影响及其相关生物学机制进行深入探讨,希望能为运动调控 T2DM 骨代谢提供新的理论基础,并为以后 T2DM 治疗提供新的药物治疗靶点。

参考文献

［1］ 陈祥和,李世昌,孙朋,等.下坡跑对生长期去卵巢小鼠骨 BMP - 2、Smad1/5 和 Runx2 表达的影响[J].中国运动医学杂志,2013(07):609 - 614.

［2］ 王燕.2 型糖尿病骨质疏松症的基础与临床研究[D].石家庄:河北医科大学,2011.

［3］ 吴海清,梁玉,王世忠,等.罗格列酮对 OLETF 鼠股骨病理变化及 OBBcl - xL 表达的影响[J].天津医科大学学报,2011(01):17 - 20.

［4］ 许娟.高糖对 RANKL 诱导的破骨细胞分化及 ATP6vOd2、DC - STAMP 表达水平的影响[D].济南:山东大学,2014.

［5］ 张丽萍.糖尿病大鼠肾脏 RAGE 的表达及其与足细胞损伤的相关的研究[D].济南:山东大学,2005.

［6］ 赵剑.有氧运动对 2 型糖尿病大鼠骨密度和骨生物力学指标的影响[D].上海:上海体育学院,2010.

［7］ ABDELMAGID S M, BELCHER J Y, MOUSSA F M, et al. Mutation in osteoactivin decreases bone formation in vivo and osteoblast differentiation in vitro[J]. Am J Pathol, 2014, 184(3): 697 - 713.

［8］ BELLO M, SOUSA M C, NETO G, et al. The effect of a long-term, community-based exercise program on bone mineral density in postmenopausal women with pre-diabetes and type 2 diabetes[J]. J Hum Kinet, 2014, 43: 43 - 48.

［9］ EHNERT S, FREUDE T, IHLE C, et al. Factors circulating in the blood of type 2 diabetes mellitus patients affect osteoblast maturation-description of a novel in vitro model[J]. Exp Cell Res, 2015, 332(2): 247 - 258.

［10］ FERRON M, HINOI E, KARSENTY G, et al. Osteocalcin differentially regulates beta cell and adipocyte gene expression and affects the development of metabolic diseases in wild-type mice[J]. Proc Natl Acad Sci U S A, 2008, 105(13): 5266 - 5270.

［11］ FERRON M, HINOI E, KARSENTY G, et al. Osteocalcin differentially regulates beta cell and adipocyte gene expression and affects the development of metabolic diseases in wild-type mice[J]. Proc Natl Acad Sci U S A, 2008, 105(13): 5266 - 5270.

[12] FERRON M, WEI J, YOSHIZAWA T, et al. Insulin signaling in osteoblasts integrates bone remodeling and energy metabolism[J]. Cell, 2010, 142(2): 296 - 308.

[13] FRAJACOMO F T, FALCAI M J, FERNANDES C R, et al. Biomechanical adaptations of mice cortical bone submitted to three different exercise modalities[J]. Acta Ortop Bras, 2013, 21(6): 328 - 332.

[14] GHIRALDINI B, CONTE A, CASARIN R C, et al. Influence of glycemic control on peri-implant bone healing: 12-month outcomes of local release of bone-related factors and implant stabilization in type 2 diabetics[J]. Clin Implant Dent Relat Res, 2015.

[15] HINTON P S, NIGH P, THYFAULT J. Effectiveness of resistance training or jumping-exercise to increase bone mineral density in men with low bone mass: A 12-month randomized, clinical trial[J]. Bone, 2015, 79: 203 - 212.

[16] ISAKSSON H, TOLVANEN V, FINNILA M A, et al. Physical exercise improves properties of bone and its collagen network in growing and maturing mice[J]. Calcif Tissue Int, 2009, 85(3): 247 - 256.

[17] ISHIDA K, HAUDENSCHILD D R. Interactions between FGF21 and BMP-2 in osteogenesis[J]. Biochem Biophys Res Commun, 2013, 432(4): 677 - 682.

[18] KAJIMURA D, HINOI E, FERRON M, et al. Genetic determination of the cellular basis of the sympathetic regulation of bone mass accrual[J]. J Exp Med, 2011, 208(4): 841 - 851.

[19] KANAZAWA I, YAMAGUCHI T, YAMAUCHI M, et al. Serum undercarboxylated osteocalcin was inversely associated with plasma glucose level and fat mass in type 2 diabetes mellitus[J]. Osteoporos Int, 2011, 22(1): 187 - 194.

[20] KEMMLER W, ENGELKE K, VON STENGEL S. Long-Term exercise and bone mineral density changes in postmenopausal women-Are there periods of reduced effectiveness? [J]. J Bone Miner Res, 2016, 31(1): 215 - 222.

[21] LEE N K, SOWA H, HINOI E, et al. Endocrine regulation of energy metabolism by the skeleton[J]. Cell, 2007, 130(3): 456 - 469.

[22] MANI A, RADHAKRISHNAN J, WANG H, et al. LRP6 mutation in a family with early coronary disease and metabolic risk factors[J]. Science, 2007, 315(5816): 1278 - 1282.

[23] NG M C. Genetics of type 2 diabetes in African Americans[J]. Curr Diab Rep, 2015, 15(10): 651.

[24] NYBO M, PREIL S R, JUHL H F, et al. Rosiglitazone decreases plasma levels of osteoprotegerin in a randomized clinical trial with type 2 diabetes patients[J]. Basic Clin Pharmacol Toxicol, 2011, 109(6): 481 - 485.

[25] OKAMOTO M, UDAGAWA N, UEHARA S, et al. Noncanonical Wnt5a enhances Wnt/beta-catenin signaling during osteoblastogenesis[J]. Sci Rep, 2014, 4: 4493.

[26] SANGADALA S, YOSHIOKA K, ENYO Y, et al. Characterization of a unique motif in LIM mineralization protein-1 that interacts with jun activation-domain-binding protein 1[J]. Mol Cell Biochem, 2014, 385(1 - 2): 145 - 157.

[27] THONGCHOTE K, SVASTI S, TEERAPORNPUNTAKIT J, et al. Running exercise alleviates trabecular bone loss and osteopenia in hemizygous beta-globin knockout thalassemic mice[J]. Am J Physiol Endocrinol Metab, 2014, 306(12): E1406 - E1417.

[28] WANG J, CHEN T Y, QIN S, et al. Inhibitory effect of metformin on bone metastasis of cancer via OPG/RANKL/RANK system[J]. Med Hypotheses, 2013, 81 (5): 805 - 806.

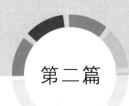

第二篇

运动改善 T2DM 骨代谢的
作用机制研究

第三章
T2DM 对骨代谢的作用

诸多研究证实,患 2 型糖尿病(T2DM)后对机体的骨组织新陈代谢产生了重要的影响,即抑制骨形成并促进骨吸收,导致骨量和骨密度下降,骨质疏松发生。这在本书第一篇中已进行了较为详细的阐述,但是目前有关患 T2DM 后骨量变化的相关研究尚存在一些争议点,即患 T2DM 后是否可显著降低机体的骨密度或骨量。本章在之前理论的基础上,试图探究 T2DM 对小鼠骨组织新陈代谢的影响以及 T2DM 影响骨组织新陈代谢的分子生物学作用机制。本章提出的研究假设:T2DM 造模成功后使得小鼠骨代谢紊乱,导致骨量下降;GPR48、TGF - β/BMP 信号通路和 OPG/RANKL/RANK 分子轴及其下游 CN/NFAT 信号通路在骨形成和骨吸收代谢中起着重要的作用,探究以上细胞因子和信号通路在患 T2DM 后影响骨代谢过程中所起的生物学调控作用。基于此研究假设,本章将通过三个实验来进行验证。

第一节　T2DM 对小鼠骨组织表型
作用的影响

国内外相关研究发现,T2DM 使得骨小梁形态结构和数量以及骨量显著下降,导致骨质疏松发生。但有人研究却发现,患 T2DM 后机体的骨量非但没有下降,反而显著上升。动物研究也发现,T2DM 造模成功后骨量虽下降但差异无统计学意义。提示 T2DM 对机体骨代谢造成的影响(尤其是骨量这方面)尚存在一定的异议,这可能与患 T2DM 前期胰岛素代偿性分泌增多有关;而动物研究中存在的异议可能与动物患 T2DM 的时间较短,T2DM 对骨组织形态结构和骨量造成的影响而未达到统计学差异有关。针对 T2DM 对骨量影响造成的异议及原因分析,本研究利用高脂膳食和注射链脲佐菌素(Streptozocin,STZ)的方法进行 T2DM 小鼠造模。造模成功后小鼠静养 8 周,利用游标卡尺、micro-CT、Van Gieson 和 HE 等工具或染色方法对骨形态、骨组织形态计量学相关指标等进行检测,揭示 T2DM 对小鼠骨表型的影响,并对以上异议进行验证。

一、材料与方法

1. 实验动物

40 只 4 周龄 C57BL/6 雄性小鼠[购自上海西普尔—必凯公司[生产许可证号:SYXX(沪)2015-0011],初始体重 19 g,适应性饲养 1 周后,随机分为正常对照组和 T2DM 组各 20 只,T2DM 组小鼠要先进行 T2DM 造模,然后再随机分组。用标准饲料和高脂饲料(购自斯莱克公司)喂养小鼠,自由饮水,昼夜比为 1∶1 (24 h/d)。小鼠在华东师范大学体育与健康学院清洁级动物房进行饲养。以上实验均通过华东师范大学动物实验伦理委员会批准(伦理编号:M20150311)。

2. 实验动物造模

T2DM 组小鼠先进行 6 周高脂膳食(购自上海斯莱克公司,配方见表 3-1)饲养,高脂膳食饲养结束后注射链脲佐菌素(STZ)(用量标准为 80 mg/kg,注射用的 STZ 要避光配制,配置好后要在 0.5 h 内注射完。),注射结束 2 周后利用血糖仪检测小鼠(空腹 12 h 后)血糖浓度,凡是>8 mmol/L 的为造模成功小鼠(即 T2DM 小鼠),T2DM 小鼠血糖浓度为(11.288 8±2.522 5)mmol/L 共 54 只(在高脂膳食饲养过程中死亡 2 只小鼠),造模成功率为 93.1%。正常对照组小鼠喂以普通小鼠饲料。造模成功后,T2DM 对照组(TC 组,16 只)小鼠继续给予高脂膳食以维持胰岛素抵抗,两组小鼠均自由饮水。

表 3-1　高脂膳食饲料配方

原 料 名 称	配比(g/100 g)
繁殖鼠料	54.6
猪　油	16.9
蔗　糖	14.0
酪蛋白	10.2
预混料	2.1
麦芽糊精	2.2
合　计	100

3. 实验动物干预

正常对照组(ZC 组)和 T2DM(TC 组)小鼠造模检测成功后,在正常情况下于鼠笼中饲养 8 周,不进行运动干预。8 周后,摘除眼球取血后断颈椎处死小鼠,对相关组织进行取材并检测相关指标。

4. 实验动物取材

小鼠摘除眼球,用 1.5 mL 离心管收集小鼠全血,置于温度为 4 ℃ 环境中过夜后按照 1 000 次/min×10 min 进行离心,取上层血清并将其保存于 −80 ℃ 冰箱中已备 ELISA 检测相关指标;用剪刀将小鼠头取下,去除附着在颅骨上的皮毛和肌肉等软组织,将颅骨内外的骨膜去除干净,以备颅骨茜素红、ALP 和 TRAP 染色;取小鼠双后肢并将附着的肌肉等软组织去除干净,以备 micro - CT 检测骨组织形态计量学指标和石蜡切片后的 Van Gieson 和 HE 染色;取小鼠前肢骨(部分保留软组织)备用。

5. 主要试剂和仪器

表 3 - 1 和表 3 - 2 所示为实验用的主要试剂和仪器。

表 3-2　实验用的主要试剂

试　剂	公　司
无水乙醇	上海凌峰化学试剂有限公司
异丙醇	上海润捷化学试剂有限公司
15 mL 离心管	BIOFEL
50 mL 离心管	BIOFEL
二甲苯	GENERAL - REAGENT
NaCl	Sigma
乙二胺四乙酸(EDTA)	上海生工
$Na_2HPO_4 \cdot 12H_2O$	上海生工
KH_2PO_4	上海生工
KCl	上海生工
中性树胶	国药集团化学试剂有限公司

表中: NaCl 为氯化钠;$Na_2HPO_4 \cdot 12H_2O$ 为十二水磷酸氢二钠;KH_2PO_4 为磷酸二氢钾;KCl 为氯化钾。

表 3-3　实验用的主要仪器

仪　器　名　称	生　产　厂　家
移液枪	Eppendorf
石蜡切片机	Leica

续　表

仪 器 名 称	生 产 厂 家
组织包埋机	Leica
电子天平	上海精宏科学仪器有限公司
4 ℃冰箱	海尔公司
通风橱	上海中科
micro - CT 系统(微计算机断层扫描技术, 型号：1076)	Skyscan
免疫组化用防脱载玻片	MICROSCOPE
盖玻片(24 mm×50 mm)	MICROSCOPE
倒置荧光显微成像系统	Olympus
pH 计(PB - 10)	Sartorius

表中：Skyscan Micro - CT 为显微 CT 技术；pH 为氢离子浓度。

6. 主要试剂的配制

1) 4%PFA

在 1 000 mL 磷酸盐缓冲液(PBS 溶液)中加入 40 g 多聚甲醛(PFA)，密封混匀，置于 37 ℃水浴锅中过夜(常温不易溶解)，待完全融化后置于 4 ℃冰箱中保存。

2) 0.5 mol EDTA

在 1 000 mL 双蒸水(ddH_2O)放入 146.1 g 乙二胺四乙酸(EDTA，相对分子质量 292.2)，并将容器置于 pH 计上，需加入 NaOH(前期可以直接加固体 NaOH，后期微调时用液体 NaOH)将溶液 pH 值保持在 8.0 以上(因为 EDTA 在 pH 值＞8.0 时才能溶解，低于该值时不溶解)，待 EDTA 充分溶解后将 pH 值调至 8.0 保存使用。

3) 10×PBS 溶液

利用电子秤称取 20.84 g $Na_2HPO_4 \cdot 12H_2O$、80 g NaCl、2 g KH_2PO_4 和 2 g KCl，将上述粉末加入 ddH_2O 中并定容至 1 L，用 pH 计调整 pH 值至 7.4，常温保存备用。

4) 0.1% Triton - X100 溶液配制

1 000 mL 1 X PBS 溶液中加入 1 mL 的 Triton - X100，用手摇晃使其溶解(注：因为 Triton - X100 黏稠，利用移液枪吸取时要将枪头前方剪去一部分，枪头直接打到溶液中,让 Triton - X100 充分溶解),常温保存备用。

5) PBST 溶液配制

1 000 mL 1×PBS 溶液中加入 1 mL 吐温(Tween),摇匀使其完全溶解,常温保存备用。

7. 实验动物取材及相关指标检测

1) 小鼠体重

于第 8 周结束,用电子秤测量 ZC 组和 TC 组小鼠的体重,记录相关数据。

2) 小鼠股骨和胫骨骨重和骨形态指标检测

小鼠断颈椎处死后,取右侧后肢骨,去除软组织并将股骨和胫骨分开(操作要慢,以防股骨和胫骨断裂)。用电子秤对股骨和胫骨进行称量,并利用游标卡尺测量股骨和胫骨的长度,以及远端矢状轴、远端冠状轴、中间矢状轴、中间冠状轴、近端矢状轴及近端冠状轴,测量结束后对相关数据进行统计学分析。

3) 小鼠骨组织形态计量学检测

小鼠断颈椎处死后,取右侧后肢骨,剔除肌肉等软组织,用 4% PFA 固定 24 h 后置于 75%酒精中保存,以备用检测骨组织形态计量学等相关指标。利用 Skyscan micro - CT 系统(型号:1076)按照每帧 18 μm 的规格对小鼠股骨进行扫描,扫描结束后用 micro - CT 软件对松质骨和皮质骨的骨组织形态计量学相关指标进行分析,获得松质骨和皮质骨的三维结构图和骨组织形态计量学指标的相关数据。

4) 小鼠股骨 Van Gieson 染色

小鼠断颈椎处死后,取左侧后肢骨,剔除肌肉等软组织,PBS 清洗后用 4% PFA 固定 24~36 h,再用 PBS 清洗,用 1% EDTA 对骨组织进行脱钙处理,一般为 14 天,中间换液一次(直至骨组织变软为止)。脱钙结束后,用 ddH$_2$O 对骨组织进行清洗(每次 2 min,清洗 10 次;如果 EDTA 脱钙不充分会影响后面的染色)。清洗结束后在 PBS 中浸泡 2~3 h,然后按照 50%(2 h)、75%(2 h)、85%(2 h)、95%(2 h)、95%(4 ℃环境中过夜)、100%(2 h)、100%(2 h)顺序进行酒精梯度脱水,脱水结束后酒精与二甲苯按照 1:1 配制(2 h)、二甲苯Ⅰ(2 h)和二甲苯Ⅱ(2 h)进行透化(因骨组织较为致密,延长透化时间利于进蜡),透化结束后按照 1 号蜡 5 h、2 号蜡过夜、3 号蜡 5 h(3 号蜡的浸蜡时间可适当延长)进行骨组织浸蜡。浸蜡结束后,对骨组织石蜡包埋后进行修片,然后用切片机按照 6 μm 切片,温度 62 ℃烤片 2 h,然后在 37 ℃条件下过夜(防止脱片,此步骤最为重要）。切片于 62 ℃烤片 0.5 h 后,按照二甲苯Ⅰ、Ⅱ以及 100％、95％、85％、75％、50％酒精进行脱蜡和水化后,用 0.1％的 Triton-X100(15 min)和 PBST(10 min)处理,然后按照 Van Gieson 染色步骤(只是利用 Van Gieson 染液对小鼠骨组织进行染色)对骨组织进行染色,染色结束后按照 75％、85％、95％、100％酒精以及二甲苯Ⅰ、Ⅱ步骤进行脱水,置换并利用中性树脂对切片封面。封片结束后,用显微镜拍照。

5) 小鼠股骨 HE 染色

小鼠骨组织取材、股骨脱钙、脱水、浸蜡、包埋及切片等步骤同小鼠股骨 Van Gieson 染色,按照 HE 染色标准步骤对股骨进行染色,染色结束后封片并用显微镜对切片拍照。HE 染色步骤如下:

(1) 将石蜡切片置于烤片机上,于 50 ℃下将切片烤干(一般约 30 min 即可)。

(2) 将石蜡切片置于装有二甲苯的玻璃缸中进行脱蜡,5 min/次×1 次。注意:在将切片放入酒精前要将切片上的二甲苯吸干。

(3) 进行石蜡切片复水:100％酒精 3 min/次×2 次;95％酒精 3 min/次×1 次;85％酒精 3 min/次×1 次;75％酒精 3 min/次×1 次;50％酒精 3 min/次×1 次;ddH$_2$O 3 min/次×1 次。

(4) 苏木精染色,5 min。

(5) 将切片置于玻璃缸中,并放于自来水下清洗 5 min(时间可适当延长)。

(6) 清洗结束后,将切片置于酸醇液中(1％盐酸溶解于 70％酒精中),直至切片变为粉红色。

(7) 将切片置于玻璃缸中,水龙头下清洗 1 min,重复 1 次。

(8) ddH$_2$O 清洗 2 min。

(9) 将切片慢慢地放入 0.1％ 氨水溶液中,5～6 次,直至切片颜色变暗。

(10) 将切片放入伊红染液中染色 30 s～1 min。

(11) 流水下清洗 5 min。

(12) 然后用酒精进行梯度脱水:85％酒精 2 min;95％酒精 2 min/次×2 次;100％酒精 2 min/次×2 次。

(13) 二甲苯Ⅰ 5 min,二甲苯Ⅱ 5 min。

(14) 用中性树胶和盖玻片封片。

(15) 显微镜拍照。

8. 实验数据处理

采用 Excel、GraphPad Prism 5 和 SPSS18.0 对实验检测的数据进行统计学

分析,并对相关实验数据进行单因素方差分析。$P<0.05$ 和 $P<0.01$ 分别表示差异具有统计学显著性和差异具有非常显著性。

二、实验结果

1. T2DM 对小鼠体重的影响

由图 3-1 和表 3-4 所示可知,T2DM 小鼠造模成功后进行 8 周静养,与正常小鼠(ZC)组相比,T2DM(TC)组小鼠体重显著增加($P<0.01$),且差异具有统计学意义。说明 T2DM 造模成功,8 周后 T2DM 小鼠体重显著增加。

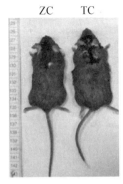

图 3-1 ZC 组与 TC 组小鼠体重比较

表 3-4 ZC 组与 TC 组小鼠体重比较($\bar{x}\pm s$)

指标	ZC 组	TC 组
体重(g)	26.07±2.95	31.29±1.65**

注:与 ZC 组比较,* $P<0.01$。

2. T2DM 对小鼠股骨和胫骨骨重和骨形态指标的影响

图 3-2 和表 3-5 所示为小鼠 T2DM 造模成功 8 周后,与 ZC 组小鼠相比,TC 组小鼠的胫骨长度、胫骨远端矢状面宽度、胫骨中间冠状面宽度、胫骨中间矢状面宽度和胫骨近端矢状面宽度均呈现下降趋势,但差异不具有统计学意义($P>0.05$),而胫骨湿重、胫骨远端冠状面宽度和胫骨近端冠状面宽度的差异统计学意义($P<0.05$ 或 $P<0.01$)。

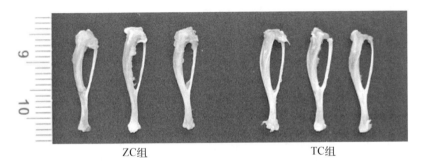

图 3-2 ZC 组与 TC 组小鼠的胫骨比较

由图 3-3 所示和表 3-5、表 3-6 可知,小鼠 T2DM 造模成功 8 周后,与 ZC 组小鼠相比,TC 组小鼠的股骨湿重、股骨长度、股骨远端矢状面宽度和股骨远端冠状面宽度均下降,且差异具有统计学意义($P<0.05$ 或 $P<0.01$)。股骨中间冠状面宽度、股骨中间矢状面宽度、股骨近端矢状面宽度和股骨近端冠状面宽度虽出现变化趋势,但差异不具有统计学意义($P>0.05$)。

表 3-5　ZC 组与 TC 组小鼠胫骨骨重和骨形态指标比较($\bar{x}\pm s$)

指　　标	ZC 组	TC 组
胫骨湿重(mg)	79.83±3.19	62.67±6.31**
胫骨长度(mm)	18.70±0.72	17.14±2.42
远端矢状面宽度(mm)	1.29±0.31	1.23±0.08
远端冠状面宽度(mm)	2.01±0.32	1.42±0.21*
中间矢状面宽度(mm)	1.55±0.16	1.48±0.34
中间冠状面宽度(mm)	1.49±0.30	1.39±0.21
近端矢状面宽度(mm)	2.39±0.19	2.59±0.23
近端冠状面宽度(mm)	2.16±0.27	1.83±0.28*

注:与 ZC 组比较,* $P<0.05$;** $P<0.01$。

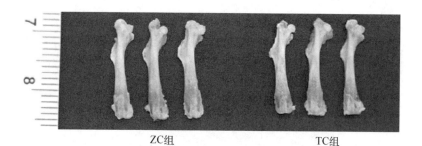

ZC组　　　　　　　　　TC组

图 3-3　ZC 组小鼠与 TC 组小鼠股骨比较

表 3-6　ZC 组与 TC 组小鼠股骨湿重和骨形态指标的比较($\bar{x}\pm s$)

指　　标	ZC 组	TC 组
股骨湿重(mg)	81.67±8.19	70.67±3.78*
股骨长度(mm)	16.89±0.51	16.22±0.25*
远端矢状面宽度(mm)	1.85±0.17	1.62±0.12*

续　表

指　标	ZC 组	TC 组
远端冠状面宽度(mm)	2.82±0.13	2.52±0.14 **
中间矢状面宽度(mm)	1.52±0.14	1.46±0.08
中间冠状面宽度(mm)	2.35±0.31	2.21±0.38
近端矢状面宽度(mm)	1.81±0.09	1.71±0.19
近端冠状面宽度(mm)	2.32±0.12	2.26±0.11

注：与 ZC 组比较，* $P<0.05$，** $P<0.01$。

3. T2DM 对小鼠骨组织形态计量学相关指标的影响

由图 3-4、图 3-5 和表 3-7 可知，T2DM 患病 8 周后，与 ZC 组相比，TC 组小鼠松质骨骨密度(BMD)、骨体积(BV)、骨体积分数(BV/TV)、骨表面积(BS)、横断面积(IS)、骨表面积/组织体积(BS/TV)、骨小梁厚度(Tb. Th)和骨小梁数量(Tb. N)均出现显著性下降，而骨表面积/骨体积(BS/BV)和骨小梁分离度(Tb. Sp)均出现显著性升高，差异具有统计学意义($P<0.05$ 或 $P<0.01$)。

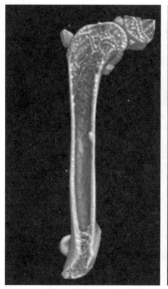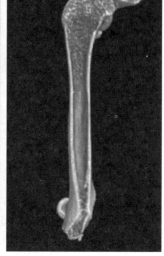

ZC组　　　　　　　　　　TC组

图 3-4　ZC 组和 TC 组小鼠股骨远端 micro-CT
整体扫描结果

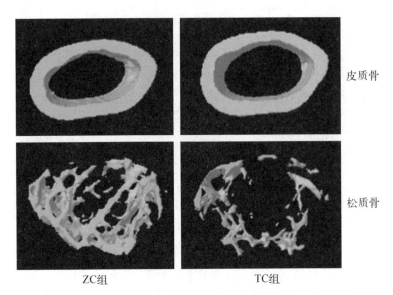

皮质骨

松质骨

ZC组　　　　　　　TC组

图 3 - 5　ZC 组和 TC 组小鼠股骨远端皮质骨和松质骨 micro - CT 扫描结果

表 3 - 7　ZC 组与 TC 组小鼠松质骨骨组织形态计量学指标的比较($\bar{x} \pm s$)

检测指标	ZC 组	TC 组
BMD[(g/cc)]	0.37±0.01	0.22±0.02 **
BV(mm³)	0.58±0.03	0.28±0.04 **
TV(mm³)	1.81±0.08	1.96±0.09
BV/TV(%)	32.23±1.46	14.35±2.21 **
BS(mm²)	18.54±0.67	12.79±2.06 *
TS(mm²)	9.68±0.35	10.44±0.61
IS(mm²)	3.29±0.55	1.81±0.20 *
BS/BV(1/mm)	31.90±0.82	45.60±1.47 **
BS/TV(1/mm)	10.28±0.55	6.55±1.09 **
Tb. Th(mm)	0.12±0.00	0.10±0.00 **
Tb. N(mm)	2.60±0.13	1.50±0.31 **
Tb. Sp(mm)	0.23±0.02	0.33±0.06 *

注：与 ZC 组比较，* $P<0.05$，** $P<0.01$。BMD 为骨密度；BV 为骨体积；TV 为选择感兴趣区域体积；BV/TV 为骨体积分数；BS 为骨表面积；TS 为总的 ROI 面积；IS 为横断面积；BS/BV 为骨表面积/骨体积；BS/TV 为骨表面积/组织体积；Tb. Th 为骨小梁厚度；Tb. N 为骨小梁数量；Tb. Sp 为骨小梁分离度。

由图 3-5 所示和表 3-8 可知,T2DM 患病 8 周后,与 ZC 组相比,TC 组小鼠皮质骨骨密度(BMD)、横断面积(IS)和骨小梁厚度(Tb. Th)均出现显著性下降($P<0.05$ 或 $P<0.01$);而骨体积(BV)、骨体积分数(BV/TV)、骨表面积(BS)、骨表面积/组织体积(BS/TV)、骨小梁数量(Tb. N)、骨表面积/骨体积(BS/BV)和骨小梁分离度(Tb. Sp)虽出现变化趋势,但差异均不具有统计学意义($P>0.05$)。

表 3-8　ZC 组与 TC 组小鼠皮质骨骨组织形态计量学指标的比较($\bar{x}\pm s$)

指　　标	ZC 组	TC 组
BMD[(g/cc)]	1.77 ± 0.01	$1.72\pm0.01^{**}$
BV(mm³)	0.87 ± 0.04	0.79 ± 0.05
TV(mm³)	1.66 ± 0.11	1.67 ± 0.04
BV/TV(%)	52.82 ± 4.66	47.37 ± 2.02
BS(mm²)	10.64 ± 0.22	10.84 ± 0.49
TS(mm²)	12.43 ± 0.40	12.72 ± 0.51
IS(mm²)	1.70 ± 0.07	$1.51\pm0.09^{*}$
BS/BV(1/mm)	12.18 ± 0.56	$13.69\pm0.35^{*}$
BS/TV(1/mm)	6.42 ± 0.29	6.48 ± 0.13
Tb. Th(mm)	0.23 ± 0.01	$0.20\pm0.00^{*}$
Tb. N(mm)	2.27 ± 0.07	2.33 ± 0.05
Tb. Sp(mm)	0.13 ± 0.01	0.13 ± 0.01

注:与 ZC 组比较,$^{*}P<0.05$,$^{**}P<0.01$。BMD 为骨密度;BV 为骨体积;TV 为选择感兴趣区域体积;BV/TV 为骨体积分数;BS 为骨表面积;TS 为总的 ROI 面积;IS 为横断面积;BS/BV 为骨表面积/骨体积;BS/TV 为骨表面积/组织体积;Tb. Th 为骨小梁厚度;Tb. N 为骨小梁数量;Tb. Sp 为骨小梁分离度。

4. T2DM 对小鼠股骨 Van Gieson 染色结果的影响

图 3-6 所示为患 T2DM 8 周后,小鼠股骨石蜡包埋切片后进行 Van Gieson 染色。与 ZC 组相比,TC 组小鼠松质骨中骨小梁数量出现显著下降。

5. T2DM 对小鼠股骨 HE 染色结果的影响

图 3-7 所示为患 T2DM 8 周后,小鼠股骨石蜡包埋切片后进行 HE 染色。与 ZC 组相比,TC 组小鼠松质骨骨小梁数量出现显著下降。

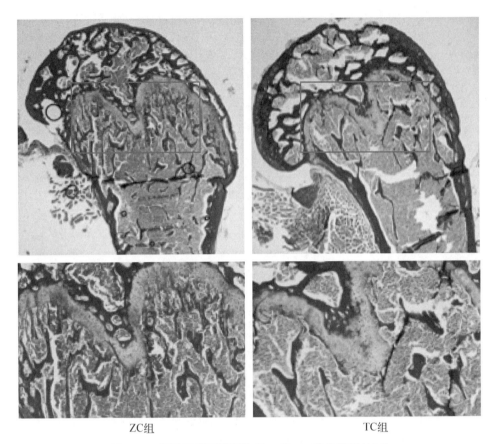

ZC组   TC组

图 3-6 股骨远端石蜡切片 Van Gieson 染色结果(×4)

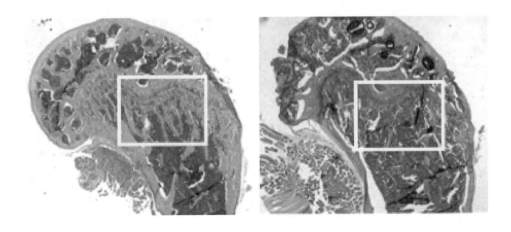

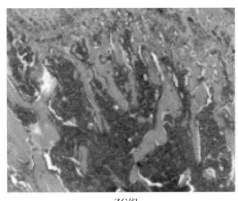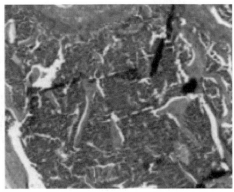

ZC组　　　　　　　　　　　　　　　　TC组

图 3-7　股骨远端石蜡切片 HE 染色结果(×2.5)

三、讨论分析

1. T2DM 对小鼠体重的影响

T2DM 是一种常见的内分泌紊乱疾病,主要由胰岛素抵抗和胰岛素绝对或相对分泌减少造成。在患 T2DM 过程中,患者的食欲或食量正常,甚至稍有增加,但体重却普遍下降。这主要与胰岛素分泌减少以及机体不能正常摄取葡萄糖供能,进而大量分解机体内的脂肪和蛋白质,使得体重下降。在动物研究中,为了维持 T2DM 小鼠的胰岛素抵抗,要一直予以高脂饲料饲养,故而小鼠体重持续增加。本研究中,T2DM 小鼠的体重显著高于正常组小鼠,这与前人的研究结果相一致。说明 T2DM 小鼠患病后容易导致体重显著增加,这与人体的研究结果并不一致。其原因与一直给予小鼠高脂膳食,从而维持胰岛素抵抗存在密切的关系。长时间的高脂膳食使得小鼠的脂肪含量显著增加。而人患 T2DM后会有意识地限制进食,且机体蛋白质等分解加快,使得体重下降。

2. T2DM 对小鼠骨重和骨形态大小的影响

骨重和骨形态大小包括近端、中间和远端的矢状面和冠状面宽度等,骨重和骨形态结构与骨组织代谢之间存在密切的关系。当骨代谢受到显著抑制时,骨重和骨形态会显著下降。目前,有关小鼠骨重和骨形态的研究较多,有的研究还探讨了骨干重、骨灰重等的变化,然而有关 T2DM 小鼠骨重和骨形态变化的相关研究还较少。Camerino 等研究发现,T2DM 使得小鼠的骨重、骨长度和骨形态宽度均显著降低。Burkemper 等在研究糖尿病和肥胖对 C57BL/6 小鼠腰椎骨的影响时发现,第 1 至第 5 腰椎的长度显著降低。本研究中,T2DM 造模成功8 周后,与 ZC 组小鼠相比,TC 组小鼠胫骨重量(湿重)、远端冠状面宽度和近端冠状面宽度均显著降低,而其他指标虽出现变化,但差异不具有统计学意义,说明 T2DM 患病后使得骨重和骨形态都发生较为显著的变化,这可能与胫骨是机体的主要承重骨有关。然而与 ZC 组小鼠相比,TC 组小鼠的股骨长度和重量均出现显著下降,而股骨近端、中间和远端的冠状面和矢状面虽出现一定的变化,但差异不具有统计学意义。说明患 T2DM 后由于机体内高血糖和胰岛素分泌减少等原因,使得骨形成代谢受到抑制而骨吸收代谢增强,造成骨量和骨密度减少,从而导致骨重降低。股骨的长度降低,其生物学机制可能与患 T2DM 后软骨内成骨受到显著抑制有关。由于目前相关研究较少,其具体生物学机制尚不是很清晰。

3. T2DM 对小鼠骨组织形态计量学指标的影响

患 T2DM 后,由于骨代谢紊乱,容易造成骨质疏松性甚至骨折的发生,给糖尿病患者在生活和经济上造成很大的压力。骨组织形态计量学是一种不破坏骨组织完整结构的情况下,定性和定量地对骨密度、骨形态结构和骨代谢状况进行较系统的评价,骨组织形态计量学是目前骨研究中最经典的评价指标。骨组织在受到外来刺激的情况下,松质骨和皮质骨的骨密度、骨体积分数、骨小梁数量、骨小梁厚度及骨小梁分离度等指标都会出现显著变化。研究证实,患 T2DM 后,会造成骨组织形态计量学指标(骨体积、骨小梁数目、骨小梁厚度和骨密度)出现显著下降,松质骨的骨形成速率降低,骨小梁结构和生物力学性能显著下降。刘亚平在其硕士学位论文中表示,糖尿病大鼠骨组织形态计量学指标中反映骨吸收的相关参数指标升高,而骨形成相关参数指标下降,表明 T2DM 大鼠出现了骨质疏松症状。本研究发现,与 ZC 组小鼠相比,TC 组小鼠松质骨骨组织形态计量学相关指标:骨密度(BMD)、骨体积(BV)、骨体积分数(BV/TV)、骨表面积(BS)、横断面积(IS)、骨表面积/组织体积(BS/TV)、骨小梁厚度(Tb. Th)和骨小梁数量(Tb. N)、骨表面积/骨体积(BS/BV)和骨小梁分离度(Tb. Sp)等均出现显著变化,而皮质骨相关参数指标中骨密度(BMD)、横断面积(IS)和骨小梁厚度(Tb. Th)也出现显著变化。石蜡切片 Van Gieson 染色和 HE 染色结果显示,T2DM 小鼠股骨的松质骨显著减少,Van Gieson 和 HE 染色结果从骨组织形态结构上对 micro CT 结果进行了验证。这与前人研究相一致,说明 T2DM 小鼠骨吸收代谢显著增强而骨形成代谢受到显著抑制,该模型小鼠存在显著的骨质疏松症状。分析其原因,这可能与 T2DM 小鼠胰岛素分泌减少,胰岛素作用途径中的 IGF - 1、胰岛素受体底物-1(IRS - 1)和 IRS - 2 表达显著下调使得骨吸收大于骨形成有关。Qian 等研究发现,T2DM 下调了骨组织中 Wnt 信号通路相关细胞因子表达,抑制骨形成代谢,并促进骨吸收代谢,使得小鼠股骨 BMD、BV/TV、BS/TV、Tb. Th、Tb. N 和 Tb. Sp 等显著下降。这也可能与 T2DM 小鼠骨组织中 miR-27b，PPARγ 等细胞因子的表达变化存在密切关系，在 Wang 和 Kawai 等的研究中证实，T2DM 小鼠由于骨组织中这两个细胞因子的表达变化，使得小鼠股骨远端的骨密度显著下降。由于目前有关 T2DM 对骨影响的研究主要集中在人体研究上，而动物研究相对较少，故其生物学机制尚不明确，有待以后深入研究。

四、结论

（1）T2DM 造模成功 8 周后，小鼠的体重显著增加。

（2）小鼠 T2DM 造模成功后，由于骨组织形态结构和骨量出现显著下降，导致骨质疏松发生。

第二节　T2DM 对小鼠骨形成代谢的影响及分子机制研究

T2DM 造模成功后，小鼠机体内血糖浓度显著升高，而胰岛素浓度却显著下降，这对骨代谢产生了重要的负向调控作用（抑制骨形成代谢，并增强骨吸收代谢），使得骨组织形态结构和骨量下降，导致骨质疏松甚至骨折的发生。那么调控该过程的生物学机制又是什么呢？GPR48 为 7 次跨膜的膜上蛋白，转导由其受体接收的信号，再以 G 蛋白解离亚基为传导物，活化相应酶和离子通道，产生重要的第二信使从而引起胞内相应的生物学反应。而与 GPR48 存在密切调控作用的重要信号通路——TGF-β/BMP，其 BMSCs 向成骨细胞分化和骨基质形成过程中均起着重要的调节作用。TGF-β/BMP 可促进已被募集的成骨细胞合成骨基质的能力，还可以促进基质蛋白（如 I 型胶原蛋白、骨钙蛋白及骨涎蛋白等）在骨中沉积，为无机质沉积提供有利的条件。这些基质蛋白在调控骨的矿化以及调节矿质成熟中均起到十分重要的生物学作用。研究证实，GPR48 基因缺失后，骨组织代谢出现紊乱，骨量和骨密度降低，而患 T2DM 后也会导致骨质疏松或骨折的发生，并且 TGF-β/BMP 信号通路在调控骨代谢中起着重要的作用。据此推测，GPR48 可能通过抑制 TGF-β/BMP 信号通路，在 T2DM 患者的骨代谢紊乱、骨质疏松和骨折等的发生中起着重要调控作用。但是，目前相关研究尚未见报道，缺少相应的理论依据。基于以上，本节研究利用高脂膳食加注射链脲佐菌素（STZ）的方法进行 T2DM 小鼠造模，用石蜡切片、ALP 染色、RT-PCR、Western blotting、成骨细胞原代培养等方法，对 GPR48 和 TGF-β/

BMP 信号通路在 T2DM 小鼠骨形成代谢中的生物学作用进行探究,以揭示 T2DM 影响小鼠骨形成代谢的分子生物学机制。

一、材料与方法

1. 实验动物
同本章第一节所述的实验动物。
2. 实验动物造模
用本章第一节所述的实验动物造模。
3. 实验动物干预
用本章第一节所述的实验动物进行干预。
4. 实验用的主要试剂和仪器
表 3-9 和表 3-10 所示为实验用的主要试剂和仪器。

表 3-9 实验用的主要试剂

试　　剂	生 产 公 司
无水乙醇	上海凌峰化学试剂有限公司
异丙醇	上海润捷化学试剂有限公司
15 mL 离心管	BIOFEL
50 mL 离心管	BIOFEL
二甲苯	GENERAL - REAGENT
NaCl	SIGMA
乙二胺四乙酸(EDTA)	上海生工
$Na_2HPO_4 \cdot 12H_2O$	上海生工
KH_2PO_4	上海生工
KOH	上海生工
Alizarin Red	SIGMA
Alpha Medium	GIBCO
苏木精	SIGMA
Triton X - 100	上海生工
Tween - 20	上海生工
NaoH	LIFE SCIENCE
Na_2CO_3	上海生工
多聚甲醛	国药集团化学试剂有限公司

续　表

试　　剂	生　产　公　司
磷酸二氢钠	上海化学试剂有限公司
氢氧化钾	AMRESCO
磷酸氢二钾	BIO BASIC INC
盐酸	江苏强盛功能化学股份有限公司
硝酸银	上海化学试剂有限公司
Glycine	LIFE SCIENCE
Tris	AMRESCO
NaHCO$_3$	SIGMA
磷酸氢二钠	SIGMA
Alpha Meddium	GIBCO
小牛血清	BIOWEST
维生素 C	SIGMA
β-磷酸甘油	SIGMA
Fuchsin S	SIGMA
PVDF 膜	BIO－RAD
ECL 化学发光试剂盒	BIO－RAD
RIPA 裂解液	THERMO
BCA 试剂盒	BEYOTIME
脱脂奶粉	BIO－RAD
蛋白 Marker	BIO－RAD
中性树胶	国药集团化学试剂有限公司

注：NaCl 为氯化钠；Na$_2$HPO$_4$·12H$_2$O 为十二水磷酸氢二钠；KH$_2$PO$_4$ 为磷酸二氢钾；KOH 为氢氧化钾；Alizarin Red 为茜草素红；Alpha Medium 为 Alpha 介质；Triton X－100 为聚乙二醇辛基苯基醚；Tween－20 为聚山梨醇酯－20；NaoH 为氢氧化钠；Na$_2$CO$_3$ 为碳酸钠；Glycine 为甘氨酸；Tris 为三羟甲基氨基甲烷；NaHCO$_3$ 为碳酸氢钠；Fuchsin S 为品红；PVDF 为聚偏二氟乙烯；ECL 为发射极耦合逻辑电路；RIPA 为可溶性蛋白；BCA 为钠盐；Marker 为分子量标准。

表 3－10　实验用的主要仪器

仪 器 名 称	生　产　厂　家
移液枪	EPPENDORF
一次性手套	艾斯琳(上海玖梧实业有限公司)

续 表

仪 器 名 称	生 产 厂 家
1 mL 注射器	KDL
10 mL 注射器	KDL
20 mL 注射器	KDL
PCR Tubes(PC0208 - B - N)	GEB
1.5 mL 离心管(RNAase&DNAase Free)	QSP
0.5～10 μL 枪头	AXYGEN
8 联管	GCS
8 联管盖子	GCS
100～1 250 μL 枪头	QSP
1～200 μL 枪头	AXYGEN
12 孔板(货号 3513)	COSTAR(USA)
6 孔板(货号 3516)	COSTAR(USA)
电子天平	上海精宏科学仪器有限公司
4 ℃冰箱	海尔公司
－20 ℃冰箱	海尔公司
－80 ℃冰箱	THERMO
水浴锅	上海精宏
CO_2 恒温培养箱	THERMO
循环水式多用真空泵	郑州科工贸有限公司
CANON 照相机(EOS700D)	日本
电子显微镜(CKX41)	OLYMPUS
低速离心机(5702)	EPPENDORF
低温离心机(FRESCO21)	THERMO
常温离心机(Pico21)	THERMO
电泳仪	BIO RAD
90 - 3 型双向定向恒温磁力搅拌器	上海沪西分析仪器厂有限公司
摇床	QILINBEIER
电泳槽	Sub - Cell GT
转膜槽	BIO - RAD
振荡器	KANGHE
电子秤	METTLER TOLEDO

续　表

仪 器 名 称	生 产 厂 家
制冰机	SNOWSMAN
超纯水制备机	密理博（MILLIPORE）（USA）
组织匀浆机	OMNI BEAD RUPTOR
α 凝胶成像系统	ALPHA INNOTECH
多功能酶标仪	TECAN INFINITE F200/M200
ABI Veriti96 孔梯度 PCR 仪	THERMO
定量 PCR 仪 Stratagene	Mx3005p（USA）
血细胞计数板	上海市求精生化试剂仪器公司
通风橱	上海中科
倒置荧光显微成像系统	OLYMPUS
pH 计（PB - 10）	SARTORIUS

注：PCR Tubes 为薄壁导热离心管；CO_2 为二氧化碳；ABI Veriti96 孔梯度 PCR 仪为基因扩增仪；PCR 为聚合酶链式反应；pH 为氢离子浓度。

5. 实验用的主要试剂配制

1）Western - blotting 测试用相关试剂

（1）10×TG 缓冲液：用电子秤称取 144.4 g Glycerine（甘氨酸）和 30.3 g Tris（三羟甲基氨基甲烷），先溶解于少量的 ddH_2O 中，然后定容至 1 L，在室温环境下保存备用。

（2）电泳液：100 mL 10×TG 缓冲液中加入 10 mL 10％ SDS，用 ddH_2O 定容至 1 L。

（3）10×TBS：称取 80 g NaCl 和 24.4 g Tris，利用 900 mL ddH_2O 进行溶解，并调节 pH 值为 7.6，然后定容至 1 L。

（4）转膜缓冲液：① 100 mL 10×TG 缓冲液中加入 200 mL 甲醇，定容至 1 L（注：配制的这种转膜液适用于相对分子质量为 150 000 以下的蛋白）；② 电子秤称取 5.8 g Tris、0.037 g SDS 和 2.9 g 甘氨酸，利用少量 ddH_2O 进行溶解，并加入 200 mL 甲醇，ddH_2O 定容至 1 L（注：该转膜液适用于相对分子质量为 150 000 以上的蛋白）。

（5）蛋白封闭液：用量筒量取 100 mL TBST 加入 5 g 脱脂奶粉，混匀后在 4 ℃环境中保存备用。

2）IBMx 母液配制

利用电子秤称取 0.011 5 g IBMX（0.5×10^{-4} mol），利用移液枪量取

940 μL 的 ddH$_2$O 和 60 μL 1 mol/L 的 KOH，将以上三者混匀溶解，得到 50 mmol/L 的 IBMX 母液（注：IBMX 的母液要现用现配，不可提前配制）。

3）脂肪细胞诱导分化液配制

诱导液Ⅰ：按照 59 mL DMEM(10％ FBS)、600 μL IBMX 母液、60 μL 地塞米松(1 mmol/L，即 0.39 g 地塞米松溶于 1 L 无水乙醇中)和 140 μL DMEM 的比例配制 60 mL 体系的脂肪细胞分化诱导液Ⅰ。

诱导液Ⅱ：按照 59 mL DMEM(10％ FBS)、200 μL 胰岛素(将胰岛素粉末溶解至稀盐酸溶液中，在溶解过程中要先将胰岛素制备成悬浊液，然后一点一点地加入稀盐酸，最后进行定容)和 800 μL DMEM 的比例制备成 60 mL 的脂肪细胞分化诱导液Ⅱ。

4）油红 O 染液的配制

染色液的配制：利用电子秤称取 0.5 g 油红 O 粉末，溶于少量的异丙醇中，然后加入异丙醇定容至 100 ml，置于 60 ℃水浴锅中使其溶剂，待油红 O 粉末完全溶解后置于 4 ℃冰箱中保存(注：油红 O 的储备液要避光保存)。油红 O 工作液的配制：取 6 mL 已配制好的油红 O 储备液和 4 mL ddH$_2$O(按照体积比 3：2 的比例进行配制)，混匀，并用定性滤纸过滤，过滤好的油红 O 染液要在 2 h 内用完，否则染色效果会下降。

5）AgNO$_3$ 染液配制

称取 0.4 g AgNO$_3$ 并将其放入 10 ml ddH$_2$O 中使其溶解(注：AgNO$_3$ 染液在配制过程中要注意避光，防止 AgNO$_3$ 被氧化；AgNO$_3$ 染液浓度在 3％～5％均可，浓度要求不是很严格)。

6）茜素红染液

利用电子秤称取 10 mg Alizarin Red 和 4 g KOH 放入 200 μL ddH$_2$O 中溶解混匀，从而制备 50 mg/L 的茜素红染液体系(当需要的染液体积较大时可按照上述体系进行等比例扩大)。

7）ALP 染液

利用电子秤称取 0.002 g AS－MAX 和 0.006 g Fast Red Violet LB Salt，将以上两种药品溶解至 5 mL 的 pH 值为 8.3 的 Tris－Hcl 和 5 mL ddH$_2$O 的 10 mL 溶液中，配好后要尽快使用，不宜拖延时间太长(注：由于利用电子秤称取的两种药品的量比较少，有时也可利用枪头在试剂瓶中沾一点即可)。

8）Van Gieson 染液配制

利用电子秤称取 2.5 g Fuchsin S 并用移液枪吸取 5 mL Niuie Aeio70 和

10 mL Glycerine,将以上试剂混合置于 900 mL Picric Acid satured solution,待其混匀溶解后放于 4 ℃冰箱中保存备用。

6. 实验指标检测

1) 小鼠骨组织中相关细胞因子的 mRNA 表达检测

(1) 胫骨和股骨中 RNA 提取:研磨用的钢珠事先利用 DEPC 水进行浸泡处理,将其置于研磨管中并用 PBS 对左侧股骨和胫骨进行清洗,然后剪碎后放入研磨管中并加入 1 mL 的 Trizol,将研磨管置于 Omini 磁珠匀浆机上进行组织研磨。研磨结束后按照如下步骤提取股骨和胫骨组织中的 RNA:① 将装有组织和 Trizol 的研磨管置于离心机中进行离心($12\,000\times g$,4 ℃,5 min),取上清并置于新的 1.5 mL 的 EP 管(无 RNA 酶)中。② 加入 200 μL 三氯甲烷(氯仿,按照 1 mL Trizol 的标准),上下颠倒,静置 5 min 后于离心机中进行离心($12\,000\times g$,4 ℃,15 min)。③ 取上清(不能吸到下层的白色液相层)置于新的 1.5 mL EP 管(无 RNA 酶)中,加入 500 μL 异丙醇(按照 1 mL Trizol 标准),上下颠倒混匀,静置 3~5 min 后离心($12\,000\times g$,4 ℃,10 min)。④ 去除上清(尽量吸干净),加入 75%酒精(利用 DEPC 水进行配制),上下颠倒几次,静置 3~5 min 后进行离心($12\,000\times g$,4 ℃,5 min)。⑤ 洗掉 75%酒精后,放置 3~5 min,待酒精蒸发完(待 EP 管底部侧壁上的白色固体消失,亦可用鼻子闻,到没有酒精味为止),加 20 μL DEPC 水。⑥ 测试 RNA 浓度。

(2) RNA 反转为 cDNA:利用反转试剂盒,按照上面的步骤将提取出的 RNA 反转为 cDNA。如果要过几天使用,可将 cDNA 保存于温度为-20 ℃或者-80 ℃冰箱中。

(3) 骨中相关细胞因子 mRNA 表达的定量检测:将 cDNA 稀释 5 倍,按照定量试剂盒上的步骤对靶基因进行定量检测。按照 25 μL 标准配制反应体系(见表 3 - 11),置于 Stratagene Mx3005P 荧光定量 PCR 仪中分别按照 94 ℃×4 min、94 ℃×10 min、55 ℃×30 s、72 ℃×30 s、94 ℃×30 s、55 ℃×30 s、94 ℃×30 s,共 45 个循环,对目的基因进行检测。检测结束后对数据进行统计学分析。

(4) 引物设计及序列:用 Primer premer 软件设计本研究中需要用到的相关细胞因子引物序列,由上海生工生物工程有限公司进行引物合成,然后鉴定引物的特异性,如果特异性不高需要重新设计。引物序列如表 3 - 12 所示。

表 3 - 11　RT - PCR 反应体系

名　称	体积(μL)
SYBR ®Green Real time PCR Master Mix	12.5
模板 DNA	5
引　物	1
灭菌 ddH$_2$O	6.5
共　计	25

注：SYBR 为荧光定量检测试剂盒；DNA 为脱氧核糖核酸。

表 3 - 12　引物序列一览表

引物名称		序列($5'{\rightarrow}3'$)	碱基数
Smad1	正向	$5'$ - ATGGACACGAACATGACGAA - $3'$	26
	反向	$5'$ - GCACCAGTGTTTTGGTTCCT - $3'$	26
Smad2	正向	$5'$ - CTGTGACGCATGGAAGGTCT - $3'$	27
	反向	$5'$ - CCACGTAGTAGACGATGGGC - $3'$	26
Smad3	正向	$5'$ - CAGCGAGTTGGGGAGACATT - $3'$	27
	反向	$5'$ - TGTAAGTTCCACGGCTGCAT - $3'$	26
Smad4	正向	$5'$ - CGATGGAATTTTACATACG - $3'$	24
	反向	$5'$ - CGCCTAAGTTGCTAGGTGG - $3'$	24
Smad5	正向	$5'$ - CTTGGATGGACGTCTGCAAG - $3'$	26
	反向	$5'$ - CATGGTGAAAGTrGCAGTTC - $3'$	26
Smad8	正向	$5'$ - CCTATCAACACTCAGACTTCCG - $3'$	29
	反向	$5'$ - GTGAAGCCGTCTATGAGCAC - $3'$	28
BMP - 2	正向	$5'$ - TGTGAGGATTAGCAGGTCTT - $3'$	20
	反向	$5'$ - GTTAGTGGAGTTCAGGTGGT - $3'$	20
BMP - 4	正向	$5'$ - TTCCTGGTAACCGAATGCT - $3'$	25
	反向	$5'$ - GGGGCTTCATAACCTCATAA - $3'$	26
BMP - 9	正向	$5'$ - TTCAGGATGAGGGCTGGGAG - $3'$	26
	反向	$5'$ - GGATGTCTTCACAAGCACGGTC - $3'$	28
β - actin	正向	$5'$ - ACCCAGAAGACTGTGGATGG - $3'$	26
	反向	$5'$ - TTCAGCTCAGGGATGACCTT - $3'$	26

续　表

引物名称		序列(5′→3′)	碱基数
COL1	正向	5′- GCGAGTGCTGTGCTTTCTG - 3′	19
	反向	5′- GGACATCTGGGAAGCAAAGT - 3′	20
Osx	正向	5′- GTTCACCTGTCTGCTCTGCTC - 3′	20
	反向	5′- AGCTCCTTAGGGCCACTTGG - 3′	20
Runx2	正向	5′- GTCCTATGACCAGTCTTACC - 3′	20
	反向	5′- GATGAAATGCCTGGGAACTG - 3′	20
Osteocalcin	正向	5′- TGAACAGACTCCGGCGCTAC - 3′	26
	反向	5′- AGGGCAGCACAGGTCCTAA - 3′	25
OCN	正向	5′- CTGGCGAGCAGGAGTATCAC - 3′	25
	反向	5′- TCAGAGTCCTCCCAGGTCAA - 3′	25
BSP	正向	5′- CTCTAAAGTAGGCAGACCCACG - 3′	26
	反向	5′- GACTCTCTCTTGTTCCCCTTAA - 3′	26
ALP	正向	5′- CTCAACACCAATGTAGCCAAGAATG - 3′	29
	反向	5′- GGCAGCGGTTACTGTGGAGA - 3′	20
OPN	正向	5′- GGCCGAGGTGATAGTGTGGTT - 3′	22
	反向	5′- AGCATCAGGGTACTGGATGTCA - 3′	25
TGF - β₁	正向	5′- AGGGCTACCATGCCAACTTC - 3′	26
	反向	5′- CCACGTAGTAGACGATGGGC - 3′	26

注：Smad 为 Smad 蛋白；BMP 为骨成形蛋白；β- actin 为 β-肌动蛋白；COL1 为 I 型胶原蛋白；Osx 为成骨细胞特异性转录因子；Runx2 为 Runt 相关转录因子 2；Osteocalcin 为骨钙素；OCN 为骨钙素；BSP 为骨涎蛋白；ALP 为碱性磷酸酶；OPN 为骨桥蛋白；TGF - β₁ 为转化生长因子- β₁。

2）小鼠骨组织中相关细胞因子蛋白表达检测

（1）总蛋白的提取：取小鼠右侧股骨和胫骨（剔除骨上软组织），称取 80 g 并剪碎置于研磨管（已加入研磨用钢珠）中，加入蛋白提取液（蛋白酶和 RIAP 裂解液比例为 1：7），利用 Omini 组织匀浆机对骨组织进行研磨，重复 3 次。结束后置于冰上 30 min，按 $14\,000 \times g \times 20$ min 置于 4 ℃离心机中离心，结束后取上清，用 BCA 法测定蛋白含量。取 200 μL 上清裂解液并用 PBS 将蛋白浓度调整到同一浓度，加入等量的 Loading 缓冲液，95 ℃变性 5 min，置于 -80 ℃环境下保存备用。

（2）电泳：提前准备好电泳用胶（分离胶和浓缩胶）。将保存于 -80 ℃冰箱中的样品取出,95 ℃隔水加热变性 5 min,按 12 000×g×2 min 离心,混匀,然后再离心。靠近外侧的胶孔中加入蛋白标志物,然后按照一定的顺序每个孔中加入 10 μL 的蛋白样,加完后盖好盖子并连接电源,先按 80 V 再按 120 V 进行电泳。

(3) 转膜:电泳结束后,将胶取出,并将浓缩胶切除掉并处理干净。将 PVDF 膜置于甲醇中浸泡,待其湿润后并对其剪角标记,然后将 PVDF 膜和胶放在一起置于转膜液中 10 min。海绵垫置于下面,铺上滤纸(一定要将气泡驱除尽),将胶和膜放上,上面再铺上滤纸和海绵垫(驱除气泡),夹板夹好,将胶一侧贴近负极放入转膜槽内,于 100 V 电压下转膜 90 min。

(4) 丽春红染色:转膜结束后用镊子将膜取出,放于 0.2% 丽春红染液中染色 50 s 左右,然后将膜放于双蒸水中清洗,观察转膜是否成功(如果没有气泡且见白色条带即为转膜成功)。然后按照标志物条带和目的蛋白分子量大小,将 PVDF 膜修剪成大小适宜的条带,利用 TBST 缓冲液将剪好条带上的丽春红清洗干净。

(5) 条带封闭、Ⅰ和Ⅱ抗孵育:将条带置于已配制好的 5% 脱脂奶粉中 1～2 h。结束后,利用已稀释好的Ⅰ抗(利用封闭液进行稀释,见表 3 - 13),在 4 ℃环境孵育过夜。收集抗体稀释液后,利用 TBST 洗膜,每次 10 min,共 4 次。然后利用已配制好的Ⅱ抗室温孵育 2 h。结束后再利用 TBST 洗膜,每次 10 min,共 4 次。

表 3 - 13　Ⅰ抗稀释比例及生产厂家

抗 体 名 称	稀 释 比 例	生 产 厂 家
GPR48	1∶1 000	CST
Smad1	1∶1 000	CST
p - Smad1	1∶1 000	CST
Smad5	1∶1 000	CST
p - Smad8	1∶1 000	CST
p - Smad2	1∶1 000	CST
p - Smad3	1∶1 000	CST
Smad4	1∶1 000	CST
Col1	1∶500	万类生物
OPN	1∶500	Santa Cruz

注: GPR48 为 G 蛋白偶联受体 48;Smad 为 Smad 蛋白;p - Smad 为磷酸化 Smad 蛋白;Col1 为Ⅰ型胶原蛋白;OPN 为骨桥蛋白。

（6）扫膜显影：取等体积 A 和 B 配制显影液，将显影液放于 PVDF 膜上并静置一会儿，吸去显影液，然后利用 α 凝胶成像系统进行显影拍照，并用自带软件进行分析。

3）小鼠 BMSCs 向成骨细胞分化及成骨能力检测

实验前准备：无菌操作台中需要准备移液管、10 mL 注射器、1 mL 注射器、15 mL 离心管、35 mm 培养皿、α‐MEM、小牛血清（0 号）、双抗、完全培养基及灭菌手术器械等。无菌操作台外需要准备 75％酒精、手术器械及纱布等。

实验步骤：小鼠断颈椎处死后置于 75％酒精中灭菌，用剪刀、镊子和纱布将小鼠后肢骨上的软组织去除干净。把小鼠后肢骨转移至无菌操作台中。小鼠后肢骨先在 75％酒精中浸泡 2～3 min 后，每组分别装于不同的培养皿中（皿中装有已灭菌的 PBS），分别清洗 2 遍。用已灭菌的剪刀剪除股骨和胫骨的两端，暴露骨髓腔，用 10 mL 注射器吸 10 mL 完全培养基（不加血清）并配 1 mL 针头，将股骨和胫骨骨髓腔中的骨髓冲到的 50 mL 的离心管中。2 组小鼠的骨髓分别冲洗完毕后，摇动离心管欲将细胞冲打成单细胞悬液。取 2 个 1.5 mL EP 管，每个管中加入 900 μL 红细胞裂解液，每组摇匀后吸取 100 μL 单细胞悬液，加入 EP 管中混匀后，静止 5 min 后用血细胞计数板进行计数。计数结束后，按照 50 万/孔接于 3 个 24 孔板中，按 120 万/孔接于 1 个 12 孔板中。置于培养箱中进行培养，2～3 天换一次液（视细胞的生长状况而定），6 天后培养基中加入维生素 C（×1 000）和 β‐甘油磷酸（×100）诱导 BMSC 向成骨细胞分化，2～3 天换一次液。分化的第 7 天，取一个 24 孔板吸除培养基后，用 4％ PFA 进行固定，再用 ALP 染液对成骨细胞进行染色；吸除 12 孔板中培养基后，每孔加入 500 μL Trizol，按照标准步骤提取 RNA，并将其反转为 cDNA，用 RT‐PCR 技术检测成骨细胞中相关基因的 mRNA 表达；剩余的 2 个 24 孔板继续进行诱导分化，到第 14 天结束。用茜素红和 Von Kossa 染色剂分别对成骨细胞进行染色，对成骨细胞的成骨能力进行检测，染色结束后利用数码相机进行拍照。

4）小鼠 BMSCs 向脂肪细胞分化检测

实验前准备：无菌操作台中需要准备移液管、10 mL 注射器、1 mL 注射器、15 mL 离心管、35 mm 培养皿、α‐MEM、小牛血清、双抗、完全培养基、灭菌手术器械等。无菌操作台外需要准备 75％酒精、手术器械及纱布等。

实验步骤：小鼠断颈椎处死后置于 75％酒精中灭菌，用剪刀、镊子和纱布将小鼠后肢骨上的软组织去除干净。把小鼠后肢骨取好后转移到无菌操作台中。小鼠后肢骨先在 75％酒精中浸泡 2～3 min 后，每组分别装于不同的培养皿中

（皿中装有已灭菌的 PBS），分别清洗 2 遍。用已灭菌的剪刀剪除股骨和胫骨的两端，暴露骨髓腔。用 10 mL 注射器吸 10 mL 完全培养基并配 1 mL 针头，将股骨和胫骨骨髓腔中的骨髓冲到 50 mL 的离心管中。两组小鼠冲洗完毕后，摇动离心管欲将细胞冲打成单细胞悬液。取 2 个 1.5 mL EP 管，每个管中加入 900 μL 红细胞裂解液，每组吸取 100 μL 单细胞悬液，加入 EP 管中混匀，静止 5 min 后用血细胞计数板进行计数。计数结束后，按照 50 万/孔接于 3 个 24 孔板中，按 120 万/孔接于 1 个 12 孔板中。前两天利用脂肪细胞分化诱导液Ⅰ诱导 BMSC 分化，2 天后进行换液，并用诱导液Ⅱ（不再用诱导液Ⅰ）进行诱导分化，2 天后再用不含有诱导液的完全培养基进行培养。2～3 天换液一次（视细胞生长状况而定），再培养 8 天。8 天后弃培养基，并用 4% PFA 固定（15 min），固定结束后用 PBS 进行清洗，在室温条件下再用已配制好的油红 O 染液对脂肪细胞染色 30 min，染色结束后吸除染液并用 PBS 清洗，结束后每孔再加入等体积的异丙醇来保持脂肪细胞湿润。用倒置显微镜拍照。

5）小鼠颅骨茜素红和 ALP 活性检测

小鼠断颈椎处死，取颅骨（剥除颅骨上肌肉等软组织，尤其是要将颅骨外表面和内表面上的骨膜剔干净），PBS 清洗后置于 4% 多聚甲醛中，于 4 ℃冰箱中固定 24 h。固定结束后用 0.1% Triton - X100 于 4 ℃冰箱中透化 24 h，透化结束后用 PBST 于 4 ℃环境中处理 24 h，然后用已配制好的 Alizarin Red 和 ALP 染液对小鼠进行染色，一般 0.5 小时即可（有时由于染液与颅骨的反应不是很快，在此种情况下可适当延长染色的时间，但染色时间一定不能太长，这样会缩小不同组别之间的差异）。染色结束后，用数码相机对小鼠颅骨进行拍照。

7. 数据统计

采用 Excel、GraphPad Prism 5 和 SPSS18.0 对实验数据进行统计学分析，并进行单因素方差分析。$P < 0.05$ 和 $P < 0.01$ 分别表示统计学差异具有显著性和非常显著性。

二、实验结果

1. T2DM 对小鼠骨组织中 GPR48 表达的影响

由表 3 - 14 和图 3 - 8 可知，T2DM 小鼠造模成功 8 周后，与 ZC 组相比，TC 组小鼠骨中 GPR48 mRNA 和蛋白表达均出现显著下调，说明 T2DM 对骨中 GPR48 的表达具有显著影响。

表 3 - 14　ZC 组与 TC 组小鼠骨中 GPR48
mRNA 表达的比较($\bar{x} \pm s$)

检测指标	ZC 组	TC 组
GPR48 mRNA	3.49±0.49	1.04±0.17**
GPR48 蛋白	1.59±0.14	0.70±0.22*

注：与 ZC 组比较，* $P<0.05$，** $P<0.01$。

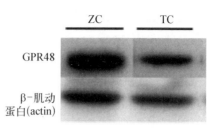

图 3 - 8　ZC 组与 TC 组小鼠骨中
GPR48 蛋白的表达

2. T2DM 对小鼠骨中 TGF - β/BMP 信号通路中相关细胞因子表达的影响

从表 3 - 15 可知，T2DM 小鼠造模成功 8 周后，用 RT - PCR 技术检测相关细胞因子在小鼠骨组织中的 mRNA 表达。结果发现，与 ZC 组相比，TC 组小鼠骨中 TGF - β₁、Smad1/2/3/4/5、BMP - 2/9、OCN、Osx、Runx2、BSP、ALP、Col1 和 OPN 的 mRNA 表达均出现显著下降（$P<0.05$ 或 $P<0.01$），而 BMP-4 和 Smad8 的 mRNA 表达虽下调，但差异不具有统计学意义（$P>0.05$）。说明 T2DM 可下调 TGF - β/BMP 信号通路和下游相关细胞因子的 mRNA 表达。

表 3 - 15　ZC 组与 TC 组小鼠骨中 TGF - β/BMP 信号通路
相关因子 mRNA 表达的比较($\bar{x} \pm s$)

基　因　名　称	ZC 组	TC 组
TGF - β₁	0.46±0.26	0.11±0.02**
Smad2	3.57±1.84	1.77±0.23*
Smad3	12.99±3.07	8.21±2.16*
Smad4	4.78±0.66	1.92±0.97**
BMP - 2	5.23±0.97	2.45±0.55**
BMP - 4	2.31±0.68	1.58±0.63
BMP - 9	5.71±0.86	3.25±0.38**
Smad1	1.53±0.34	0.99±0.48*
Smad5	1.46±0.48	0.74±0.14**
Smad8	1.11±0.25	0.78±0.51
OC	0.36±0.14	0.15±0.08*
Osx	10.69±1.95	5.69±1.07**

续　表

基因名称	ZC 组	TC 组
Runx2	2.73 ± 1.12	$1.25\pm0.12^{*}$
OCN	1.68 ± 0.78	$0.80\pm0.18^{*}$
BSP	3.69 ± 0.96	$2.42\pm0.81^{*}$
ALP	12.52 ± 1.57	$6.43\pm0.95^{**}$
Col1	2.23 ± 0.74	$1.41\pm0.24^{*}$
OPN	2.26 ± 0.51	$1.68\pm0.38^{*}$

注：与 ZC 组比较，$^{*}P<0.05$，$^{**}P<0.01$。T2DM 为 2 型糖尿病；TGF-β_1 为转化生长因子-β；Smad 为 Smad 蛋白；BMP 为骨形成蛋白；OC 为破骨细胞；Osx 为成骨细胞特异性转录因子；Runx2 为 Runt 相关转录因子 2；OCN 为骨钙素；BSP 为骨涎蛋白；ALP 为碱性磷酸酶；Col1 为 I 型胶原蛋白；OPN 为骨桥蛋白。

3. T2DM 对小鼠骨中相关细胞因子蛋白表达的影响

从图 3-9 和表 3-16 可知，与 ZC 组相比，TC 组 Smad4/5、p-Smad1/2/3/

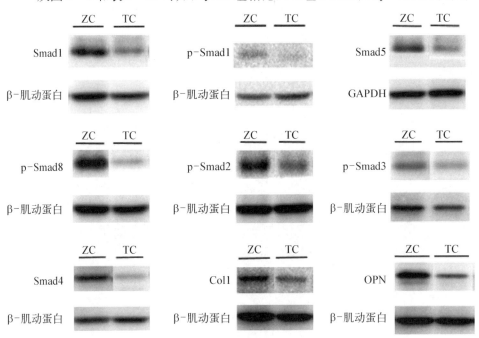

图 3-9　ZC 组与 TC 组小鼠骨中骨形成相关因子蛋白的表达

图中：Smad 为 Smad 蛋白；p-Smad 为磷酸化 Smad 蛋白；GAPDH 为磷酸甘油醛脱氢酶；Col1 为 I 型胶原蛋白；OPN 为骨桥蛋白。

4/8、Col1($P<0.01$)和 OPN 的蛋白表达均出现显著变化($P<0.05$ 或 $P<0.01$),而 Smad1 的蛋白表达却未出现显著性变化($P>0.05$)。

表 3-16　ZC 组与 TC 组小鼠骨中骨形成相关细胞因子蛋白表达的比较($\bar{x}\pm s$)

蛋　　白	ZC 组	TC 组
Smad1	1.48±0.35	1.00±0.16
p-Smad1	1.65±0.29	0.87±0.17**
Smad5	2.00±0.07	1.10±0.37*
p-Smad8	1.36±0.35	0.72±0.23*
p-Smad2	1.25±0.28	0.70±0.15**
p-Smad3	0.95±0.21	0.50±0.12*
Smad4	1.46±0.47	0.83±0.31*
Col1	1.90±0.60	0.46±0.12**
OPN	1.0±0.28	0.66±0.16*

注:与 ZC 组相比,* $P<0.05$,** $P<0.01$。
Smad 为 Smad 蛋白;p-Smad 为磷酸化 Smad 蛋白;Col1 为 I 型胶原蛋白;OPN 为骨桥蛋白。

4. T2DM 对诱导分化产生的成骨细胞中相关细胞因子 mRNA 表达的影响

由表 3-17 可知,诱导 BMSCs 分为成骨细胞后,用 Trizol 收集成骨细胞,然后用 RT-PCR 技术检测成骨细胞中相关基因的 mRNA 表达,发现与 ZC 组相比,TC 组成骨细胞中 GPR48、ALP、Runx2、Osx、DMP1 和 SOST 的 mRNA 表达均呈现显著性下调($P<0.05$ 或 $P<0.01$),PHEX($P>0.05$)的 mRNA 表达呈下调趋势,但差异不具有统计学意义($P>0.05$)。提示 T2DM 可影响诱导分化产生的成骨细胞中相关细胞因子的表达。

表 3-17　ZC 组与 TC 组小鼠成骨细胞中细胞因子 mRNA 表达的比较($\bar{x}\pm s$)

基 因 名 称	ZC 组	TC 组
GPR48	2.35±0.47	1.23±0.28*
ALP	2.28±0.49	0.90±0.28*
Runx2	6.33±1.85	2.90±0.28*
Osx	6.07±0.38	2.20±0.42**
DMP1	2.41±0.58	1.04±0.15*

续　表

基 因 名 称	ZC组	TC组
PHEX	1.33±0.50	0.71±0.10
SOST	2.71±0.93	1.12±0.25*

注：与 ZC 组相比，* $P<0.05$，** $P<0.01$。GPR48 为 G 蛋白偶联受体 48；ALP 为碱性磷酸酶；Runx2 为 Runt 相关转录因子 2；Osx 为成骨细胞特异性转录因子；DMP1 为骨基质酸性蛋白；PHEX 为磷酸调控内肽酶同源物；SOST 为骨硬化蛋白。

5. T2DM 对小鼠成骨细胞分化及成骨能力的影响

T2DM 小鼠造模成功 8 周后，利用细胞原代培养并诱导 BMSCs 向成骨细胞分化，然后用 ALP、茜素红和 Von Kossa 3 种染色方法对成骨细胞进行染色（见图 3‑10，彩图见附录）。结果显示，与 ZC 组相比，TC 组的碱性磷酸酶

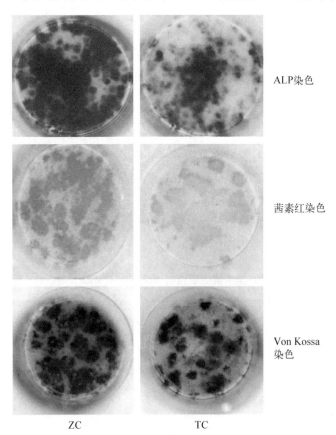

ALP染色

茜素红染色

Von Kossa
染色

ZC　　　　　　　TC

图 3‑10　ZC 组与 TC 组小鼠成骨细胞分化及成骨能力的比较

（ALP）染色结果、茜素红染色结果和 Von Kossa 染色结果均出现显著下降，说明分化产生的成骨细胞活性和骨形成能力出现显著下降。

6. T2DM 对小鼠 BMSC 向脂肪细胞分化的影响

由图 3-11（彩图见附录）所示可知，患 T2DM 小鼠造模成功 8 周后，与 ZC 组相比，TC 组小鼠 BMSCs 分化产生的脂肪细胞显著增多，说明 T2DM 促进小鼠 BMSCs 向脂肪细胞分化。

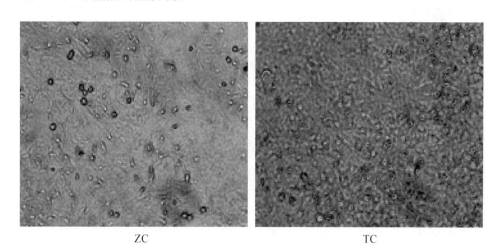

ZC   TC

图 3-11　ZC 组与 TC 组小鼠脂肪细胞分化的比较（×10）

7. T2DM 对小鼠骨形成能力的影响

T2DM 小鼠造模成功 8 周后，取处理好的小鼠颅骨分别进行茜素红和 ALP 染色（颜色越深表示骨形成能力越强）。由图 3-12（彩图见附录）所示得知，ZC 组小鼠颅骨的骨形成能力显著高于 TC 组小鼠，说明 TC 组小鼠的骨形成能力出现显著下降。

三、讨论分析

当胰岛 β 细胞功能受到损伤且出现胰岛素抵抗时，容易导致机体出现 T2DM。患病后机体内的低胰岛素和高血糖内环境使得机体的新陈代谢出现紊乱，对机体的肾脏、眼睛及骨代谢等均造成严重的影响。尤其是对骨代谢，长时间患 T2DM 后会导致骨质疏松，甚至发生骨折。TGF-β/BMP 信号通路为调控骨形成代谢的重要信号通路之一。研究发现，T2DM 通过抑制该信号通路从而抑制成骨细胞分化和骨形成能力。

TGF-β 是一种具有多功能的细胞因子，其在组织再生、胚胎发育及骨组织

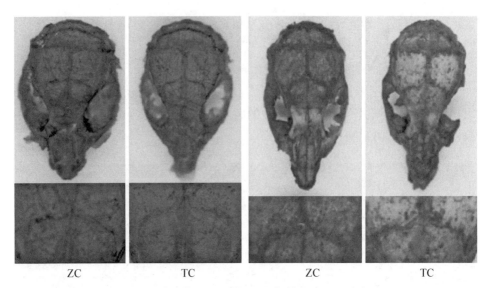

图 3-12 ZC 组与 TC 组小鼠颅骨茜素红和 ALP 染色结果

代谢等方面都具有重要的作用。TGF-β 通过与膜上受体丝氨酸/苏氨酸激酶受体——TβR-Ⅱ 结合并将其激活，活化后的 TβR-Ⅱ 激活膜内受体 TβR-Ⅰ，磷酸化胞质内的细胞信号分子 Smad 2/3。Smad 2/3 磷酸化后可与 Smad 4 结合，形成信号转导复合体进入核内调控相关靶蛋白的表达。激活 Smad 7 是另一条调控 R-Smad 功能的信号通路，其可以靶向调控 TGF-β 受体降解。Smad 7 发生突变后，可抑制 Smurf 2 与其受体的结合及其活性。Smad 7 是 TGF-β 信号通路的调节因子之一，可与 Smad 4 竞争性地与 Smad 2/3 形成复合体，从而在骨形成代谢、骨吸收代谢以及出生后的骨代谢平衡中发挥重要作用。研究发现，TGF-β/Smad 信号通路的靶基因主要包括 Runx 2、AP-1、bZIP、Fox、bHLH 及 Sp1 等。近来，有研究发现，Smad 2/3 还可与 TRAF6-TAB1-TAK1 分子复合体直接相互作用。当抑制 TGF-β 信号通路后，TRAF6-TAB1-TAK1 分子复合体未被观察到，这说明 TGF-β₁ 在 RANKL 诱导的破骨细胞分化过程中是必不可少的。当 TGF-β₁ 抑制成骨细胞分泌的 RANKL(促进破骨细胞分化的重要细胞因子)的活性时，可促进骨基质的形成和成骨细胞的分化。因此，TGF-β₁ 通过间接抑制破骨细胞形成来影响骨量。TGF-β/Smad 信号通路及其靶基因 Runx 2、骨钙蛋白(OCN)等表达下调，抑制了成骨细胞分化及其矿化。

　　TGF-β 信号通路与 BMP 信号通路之间存在着密切的相互调控关系。TGF-β 可强烈地增强 BMP-2 诱导的异位骨形成，其骨量是 BMP-2 单独诱导的 5 倍。在体外研究中,TGF-β_1、FGF-2 和 PDGF-AB 上调 BMPR-ⅠB 后可显著增强 BMP-2 诱导骨形成的功能。在研究 BMP-9 诱导 C3H10T1/2 细胞向成骨细胞方向进行分化时,发现 BMPRⅡ和 ActRⅡ是 TGF-β 的Ⅱ型功能受体,表明 TGF-β_1 和 BMP 信号通路在成骨细胞分化过程中存在紧密的联系。BMPs 可促进小鼠骨缺失的修复。在成骨细胞分化和骨形成过程中,BMP 信号通路与 Wnt、Notch、FGF 和 Hh 信号通路相互之间也存在密切的关系。

BMP-2/4/5/6/7 在调控成骨细胞分化和骨形成过程中均具有重要的作用。另外,BMP-2 可大幅度地上调 OCN 表达,并且短期的 BMP-2 表达上调对于成骨细胞分化和骨形成是充足,且必不可缺的。BMP-7 可诱导成骨细胞分化标志物表达,如上调 ALP 活性且会加快钙离子的矿化。利用 Prx1-cre 模型进行体内基因研究证实,BMP-7 缺失对于出生后四肢生长和骨量保持的作用并不是很明显,这说明成年骨组织内还存在其他的 BMP,以弥补 BMP-7 缺失对骨造成的影响。当敲除 BMP-2 和 BMP-4 后,骨形成受到显著抑制。然而,当 BMP-4 缺失时四肢骨形成却仍然正常,这说明 BMP-4 对于四肢骨的骨形成代谢和功能并不是必不可少的。小鼠四肢骨不能合成分泌 BMP-2,容易导致自主性骨折,即使对骨施加其他的骨形成刺激也不能弥补 BMP-2 缺失对骨产生的影响。在软骨发育过程中,BMP-2(而不是 BMP-7)在软骨细胞增殖和成熟过程中扮演着重要的角色。有研究发现,BMP-3 缺失的小鼠松质骨骨量是野生型小鼠的 2 倍。BMP-3 抑制骨组织前体细胞分化为成熟成骨细胞,其可调节成年后骨量变化。

BMP-2 的受体 BMPR-Ⅱ可分别调节靶基因对 BMP-2 的作用。在 2T3 细胞内,BMPR-Ⅱ和 ActR-ⅡB 在功能可相互补充,以调节 BMP-2 信号通路和 BMP-2 诱导的成骨细胞分化。用 Prx1-Cre 技术敲除小鼠 BMPR-Ⅱ后,其骨组织发育正常,说明 BMPR-Ⅱ对四肢骨的发育不是必不可少的。另外一种机制是 BMP 可与其他的Ⅱ型 BMP 受体相结合,从而弥补 BMPR-Ⅱ敲除后对骨产生的影响。相反,当利用 Col1-Cre 技术将 BMPR-IA 敲除后,小鼠的骨体积变大、四肢变短、肢体远端发育不全、身体变小、不规则钙化和低骨量等。而有研究发现,松质骨骨量的增加可能与 OPG/RANKL/RANK 信号通路抑制了破骨细胞形成有关。Neogenin 为一种膜上蛋白,在 BMP 诱导的经典信号通路即磷酸化 Smad1/5/8 过程中可通过与脂质筏相结合从而发挥其调控作用。BMP 信号通路过表达可通过 ALK2 导致 Smad1/5/8 的磷酸化异常。成骨细胞特异性敲除小鼠呈现骨质减少和 BMP 信号通路受到部分抑制等特征。Smad1/5/8 不能正常结合导致严重的软骨发育异常。如果 Smad1 被修饰,其可调节

BMP 调控的骨形成,并且 BMP 信号通路的作用强度可被 BMP 受体通过 Smad1 的 C 端磷酸化来进行调控。综上所述,TGF-β/BMP 信号通路在成骨细胞分化及成骨能力上具有重要的作用。

而 GPR48 不仅在很多生物学过程中起着重要的作用,而且其在骨组织代谢中也存在着重要的调控作用。当该基因缺失时骨形成代谢受到显著抑制而骨吸收代谢增强,使得骨量和骨密度降低。并且 GPR48 可通过 TGF-β/BMP 信号通路来发挥相应的生物学作用。目前,国内外有关 GPR48 通过 TGF-β/BMP 信号通路调控 T2DM 骨代谢的相关研究尚未见报道,但有关 TGF-β/BMP 信号通路调控 T2DM 骨代谢的相关研究却发现,T2DM 可能通过 TGF-β₁ 基因表达上调来促进大鼠股骨骨质疏松的发生。Ma 等在研究时用 RT-PCR 技术检测 T2DM 大鼠骨组织中的 BMP-7 和 TGF-β₁,发现它们均出现了显著变化,从而使得骨密度显著下降。

在本研究中,T2DM 造模成功 8 周后,TC 组小鼠骨组织中 GPR48 的 mRNA 和蛋白表达均出现显著下调,说明 T2DM 抑制了小鼠骨中 GPR48 表达。究其原因,可能与 T2DM 小鼠机体内胰岛素浓度降低,肝脏分泌产生的 IGF-1 减少,从而使得骨中 GPR48 表达下调进而也抑制了 TGF-β/BMP 信号通路中相关细胞因子的表达有关。Caselli 等研究发现,IGF-1 表达下降使得成骨细胞分化受到抑制且骨形成降低。研究还发现,TC 组小鼠骨中 TGF-β/BMP 信号通路中的相关细胞因子的 mRNA 表达也均出现显著下降。说明 T2DM 抑制了小鼠骨组织中 TGF-β/BMP 信号通路中相关细胞因子的表达,这与前人研究结果相一致。分析其原因,与 GPR48 表达下调有关。表达下调的 GPR48 会抑制其下游 TGF-β/BMP 信号通路中相关细胞因子的表达。目前,国内外有关 GPR48 通过 TGF-β/BMP 信号通路调控 T2DM 骨代谢的研究尚未见报道。其生物学机制仍存在较多的不清晰之处,这可能将是以后生物学或者体育科学领域的研究热点之一。相信 GPR48 生物学功能的揭示对于以后防治因 T2DM 致骨质疏松或者骨折等具有重要的意义。

1. T2DM 对小鼠诱导分化产生成骨细胞中相关细胞因子 mRNA 表达的影响

T2DM 是一种代谢性疾病,患病后机体的内平衡被打破导致骨代谢出现紊乱,使得骨质疏松等骨性疾病的发生。成骨细胞在诱导分化产生过程中受到很多细胞因子的调控,如 GPR48、Runx2、Osx、DMP1 及 SOST 等。Poon 等研究发现,T2DM 抑制成骨细胞分化产生并使得骨质疏松的发生,而在分化产生的成骨细胞中 Runx2、DMP1、SOST 和 PHEX 等促分化因子表达均出现显著下调。Fu 等也发现 T2DM 会抑制成骨细胞的分化,并使得分化产生的成骨细胞中促分化细胞因子如 Runx2、Osx、DMP1 及 SOST 等表达下调。在本研究中得到了相同的结果,说明 T2DM 会抑制分化产生的成骨细胞中相关细胞因子的表达。究其原因,可能与 GPR48 表达下调存在密切关系。因为 GPR48 可通过激活下游的 Wnt/β-catenin 影响下游 ALP、Runx2、Osx、DMP1 及 SOST 等表达,进而抑制成骨细胞分化。也许可能与骨相关各信号通路受到抑制有关,尤其是 TGF-β/BMP 信号通路。研究发现,当抑制该信号通路表达时可使成骨细胞中的 ALP、Runx2、DMP1 等细胞因子表达受到显著抑制。目前,有关 T2DM 调控成骨细胞分化及成骨细胞中各促成骨细胞分化细胞因子的相关研究尚鲜有报道,其生物学机制尚不明确。

2. T2DM 对小鼠成骨细胞和脂肪细胞分化及功能的影响

BMSCs 是机体内具有多向分化潜能的干细胞,在一定诱导条件下可分化为成骨细胞、脂肪细胞等。由于 BMSCs 数量是一定的,当分化产生的脂肪细胞等增多时,分化产生的成骨细胞就会减少。徐飞在他的博士毕业论文中也证实,KK/Upj-Ay/J 小鼠(自发性 T2DM 小鼠)分化产生的成骨细胞活性显著下降,而脂肪细胞数量增多。以上研究说明,T2DM 使得小鼠由 BMSCs 分化产生的成骨细胞数量和成骨能力均显著下降,而由其分化产生的脂肪细胞却显著增多。

在本研究中,T2DM 小鼠造模成功后 8 周,取小鼠 BMSCs 后进行原代培养,并利用 ALP、茜素红和 Von Kossa 3 种染色方法对成骨细胞的骨形成能力进行检测,发现 TC 组小鼠成骨细胞的骨形成能力显著下降,说明 T2DM 抑制 BMSC 向成骨细胞分化及其成骨能力。Hamann 等研究也发现,T2DM 大鼠分化产生的成骨细胞数量减少,且其骨形成能力亦显著下降。这可能与患 T2DM 后骨中金属转运蛋白 1(DMT1)表达上调有关。Zhang 等发现,DMT1 表达上调使得 T2DM 小鼠成骨细胞分化受到显著抑制。而 Khan 等发现,T2DM 小鼠(db/db 小鼠)成骨细胞骨形成能力下降与过氧化物酶体增殖物激活受体 γ 辅激活子 1(PGC-1α)表达变化有关,GTDF 为脂联素受体 1(AdipoR1)激动剂,下调了 PGC-1α 的表达从而抑制了成骨细胞的骨形成能力。这可能与 T2DM 小鼠骨中的 TGF-β/BMP 信号通路有关,Ehnert 等在利用 SCP-1 永生化成骨细胞前体细胞研究 T2DM 对成骨细胞的影响时发现,TGF-β 的表达下调与成骨细胞成骨能力下降存在密切关系。研究发现,T2DM 使得 BMP-2、BMP-4 和 BMP-7 等 BMP 在血清、肾脏等组织均显著下调;而在生物学研究中,BMP-2/4/7 等在调控成骨细胞分化及成骨能力上均具有重要作用。

在 Matsukawa 等研究发现,T2DM 使得分化产生的脂肪细胞增多。Sanchez-Infantes 等在研究抑癌蛋白 m 的生物学作用时发现,T2DM 小鼠分化产生的脂肪细胞数量显著增多。综上,说明 T2DM 患病后可显著促进脂肪细胞的分化,并使其数量增多。在本研究中,T2DM 造模成功 8 周后,小鼠 BMSCs 分化产生的脂肪细胞数量显著增多,这与前人研究结果相一致。说明 T2DM 促进小鼠体内脂肪细胞的分化这与小鼠体重增加尤其是脂肪数量增多存在密切的关系。究其原因,与小鼠 BMSCs 分化产生的成骨细胞减少存在密切关系。因为 BMSCs 在分化产生成骨细胞减少的情况下会导致分化产生的脂肪细胞增多,这种结果的生物学机制可能与 T2DM 激活 PPARγ 密切相关,因为当激活 PPARγ 表达时会促进脂肪细胞分化。Matsushita 等发现,表达下调的 Wnt/beta - catenin 下调了核激素受体肝脏 X 受体- α(LXRα),促进 MSC 向脂肪细胞分化。这与本研究中 TGF - β/BMP 信号通路表达受到抑制有关。当抑制该信号通路后会激活 PPARγ 表达从而促进 T2DM 小鼠分化产生的脂肪细胞数增多。综上,说明 T2DM 造模成功后,在抑制 BMSCs 向成骨细胞分化、成熟和成骨能力的同时也会显著促进脂肪细胞的分化产生,从而降低 T2DM 小鼠的骨形成代谢。

3. T2DM 对小鼠骨形成能力的影响

当胰岛 β 细胞功能受到损伤且出现胰岛素抵抗时,容易导致机体出现 T2DM。然而 T2DM 会使得患病个体的骨代谢出现紊乱,而骨代谢之一的骨形成代谢亦受到负向调控的作用。研究发现,患 T2DM 后,骨形成代谢呈现负向调控,使得骨形成能力显著降低。碱性磷酸酶(ALP)是评价骨形成代谢的重要生化标志物,而茜素红染色是检测骨形成代谢的重要方法之一。徐飞发现,自发性 T2DM 雄性 KK/Upj - Ay/J 小鼠血清 ALP 出现显著下降,到骨形成能力下降。Devlin 等在研究糖尿病对 TALLYHO/JngJ 小鼠骨代谢的影响时发现,T2DM 使得小鼠骨形成能力显著下降。在本研究中,TC 组小鼠颅骨茜素红和 ALP 染色均出现显著下降,说明 T2DM 使得小鼠骨形成能力出现显著下降。Jeyabalan 等也发现,T2DM 组小鼠骨形成能力出现显著下降,使得股骨的茜素红和 ALP 染色出现显著下降。He 等也证实,T2DM 可降低小鼠的骨形成能力,这与小鼠机体内胰岛素分泌减少和高血糖使得 BMSC 分化产生的成骨细胞减少及成骨能力下降存在密切的关系。有研究还证实,胰岛素浓度降低后,肠道对钙等矿物质的吸收降低,并且骨组织中骨细胞合成蛋白能力也降低,骨基质合成减少,从而使得骨质生长、骨钙化和骨形成能力降低。T2DM 小鼠的骨形成能力下降与本研究中小鼠骨量和骨组织形态计量学显著下降存在密切关系。

四、结论

T2DM 显著抑制小鼠的骨形成代谢,其生物学机制可能为骨中因 GPR48 表达,进而下调 TGF - β/BMP 信号通路中相关细胞因子表达,抑制 BMSCs 向成骨细胞分化并促进其向脂肪细胞分化,从而使得骨形成能力显著下降。

第三节 T2DM 对小鼠骨吸收代谢的影响及分子机制研究

患 T2DM 后,在机体内形成高血糖和低胰岛素浓度的状态对骨代谢产生了重要的负向调控作用(抑制骨形成代谢,并增强骨吸收代谢),导致骨质疏松甚至骨折的发生。本篇第二节已阐述了 T2DM 可通过 GPR48 及 TGF - β/BMP 信号通路调控小鼠的骨形成代谢。而 OPG/RANKL/RANK 分子轴为调控骨吸收代谢的重要通路,在调控破骨细胞分化、成熟及骨吸收功能上扮演着重要的角色。即使在体外条件下,OPG/RANKL/RANK 分子轴也是破骨细胞分化的潜在激活因素。破骨细胞前体细胞不仅需要生长因子 M - CSF 来维持其生长,而且也需要 RANKL 来诱导其分化,并诱导转录因子 c - fos、NFATc1/NFATc2 和 NF - κB 成员 p50 及 p52 等的表达,RANK 也可通过激活破骨细胞前体细胞中的 c - fos 和 NFATc1/NFATc2 来促进破骨细胞发育。基于先前相关研究,GPR48 基因缺失后骨组织代谢出现紊乱,骨量和骨密度降低,而 OPG/RANKL/RANK 分子轴与 GPR48 之间存在着密切的调控关系。当 GPR48 基因缺失时,其与 RANKL 的结合减少,从而激活膜上 RANK 以及下游的相关信号通路,使得骨吸收代谢显著增强,骨密度和骨量显著减少。CN/NFAT 信号通路是 OPG/RANKL/RANK 分子轴的下游信号通路之一,在调控破骨细胞分化产生及其骨吸收能力和骨吸收代谢上均具有重要的调控作用。但是,目前生物学和医学领域内有关探究 GPR48、OPG/RANKL/RANK 分子轴及其下游 CN/NFAT 信号通路在 T2DM 影响小鼠骨吸收代谢中生物学作用的相关研究尚未见报道。基于以上发现,GPR48 在调控小鼠的骨形成代谢中具有重要的生物学作用,而骨形成代谢与骨吸收代谢之间存在着密切的调控关系。据此推测,GPR48 可能在 T2DM 骨组织的骨吸收代谢中也扮演着重要角色。但是目前相关研究尚未见报道,缺乏理论依据。基于以上,本节研究利用高脂膳食加注射 STZ 的方法进行 T2DM 小鼠造模,利用颅骨 TRAP 染色、RT - PCR、Western - blotting、破骨细胞原代培养等方法,探究 T2DM 影响小鼠骨吸收代谢的生物学机制及 GPR48、OPG/RANKL/RANK 分子轴及下游 CN/NFAT 信号通路在此过程中的生物学作用。

一、材料与方法

1. 实验动物

同本章第一节所述的实验动物。

2. 实验动物造模

同本章第一节所述的实验动物造模。

3. 实验动物干预

同本章第一节所述的实验动物干预。

4. 实验用的主要试剂和仪器

表 3-18 和表 3-19 所示为实验所需的主要试剂和仪器。

表 3-18　实验所需的主要试剂

试　　剂	生　产　公　司
无水乙醇	上海凌峰化学试剂有限公司
异丙醇	上海润捷化学试剂有限公司
15 mL 离心管	BIOFEL
50 mL 离心管	BIOFEL
二甲苯	GENERAL - REAGENT
NaCl	SIGMA
乙二胺四乙酸(EDTA)	上海生工
$Na_2HPO_4 \cdot 12H_2O$	上海生工
KH_2PO_4	上海生工
KOH	上海生工
Alizarin Red	SIGMA
Alpha Medium	GIBCO
苏木精	SIGMA
Triton X - 100	上海生工
Tween - 20	上海生工
NaoH	LIFE SCIENCE
Na_2CO_3	上海生工
多聚甲醛	国药集团化学试剂有限公司
磷酸二氢钠	上海化学试剂有限公司

续 表

试 剂	生 产 公 司
氢氧化钾	AMRESCO
磷酸氢二钾	BIO BASIC INC
盐酸	江苏强盛功能化学股份有限公司
硝酸银	上海化学试剂有限公司
Glycine	LIFE SCIENCE
Tris	AMRESCO
$NaHCO_3$	SIGMA
磷酸氢二钠	SIGMA
Alpha Meddium	GIBCO
小牛血清	BIOWEST
M - CSF	SIGMA
RANKL	SIGMA
IP3 ELISA Kit	CSB
Ca^{2+} 试剂盒	SIGMA
Fuchsin S	SIGMA
中性树胶	国药集团化学试剂有限公司

表 3 - 19 实验所需的主要仪器

仪 器 名 称	生 产 厂 家
移液枪	EPPENDORF
一次性手套	艾斯琳(上海玖梧实业有限公司)
1 mL 注射器	KDL
10 mL 注射器	KDL
20 mL 注射器	KDL
PCR 管(PC0208 - B - N)	GEB
1.5 mL 离心管(RNAase&DNAase Free)	QSP
0.5～10 μL 枪头	AXYGEN
8 联管	GCS
8 联管盖子	GCS
100～1 250 μL 枪头	QSP
1～200 μL 枪头	AXYGEN

续　表

仪 器 名 称	生 产 厂 家
12 孔板(货号 3513)	COSTAR(USA)
6 孔板(货号 3516)	COSTAR(USA)
96 孔板	COSTAR(USA)
电子天平	上海精宏科学仪器有限公司
4 ℃冰箱	海尔公司
−20 ℃冰箱	海尔公司
−80 ℃冰箱	THERMO
水浴锅	上海精宏
CO_2 恒温培养箱	THERMO
循环水式多用真空泵	郑州科工贸有限公司
CANON 照相机(EOS700D)	日本
电子显微镜(CKX41)	OLYMPUS
低速离心机(5702)	EPPENDORF
低温离心机(FRESCO21)	THERMO
常温离心机(Pico21)	THERMO
电泳仪	BIO RAD
90 - 3 型双向定向恒温磁力搅拌器	上海沪西分析仪器厂有限公司
摇床	QILINBEIER
电泳槽	SUB - CELL GT
振荡器	KANGHE
电子秤	METTLER TOLEDO
制冰机	SNOWSMAN
超纯水制备机	密理博(Millipore)(USA)
匀浆机	OMNI BEAD RUPTOR
Alpha 凝胶成像系统	ALPHA INNOTECH
多功能酶标仪	Tecan Infinite F200/M200
ABI Veriti96 孔梯度 PCR 仪	THERMO
定量 PCR 仪 Stratagene	Mx3005p(USA)
通风橱	上海中科
倒置荧光显微成像系统	OLYMPUS
pH 计(PB - 10)	SARTORIUS

5. 主要试剂的配制

（1）TRAP 染液：小鼠颅骨和造血干细胞诱导分化产生的破骨细胞的 TRAP 染色所需 TRAP 染液按照表 3 - 20 中的比例进行配制。

注意事项：实验所需 TRAP 染液要现用现配，并提前估算好所需要的 TRAP 体积，以免浪费。

（2）其他所用试剂配制方法均同本章第二节。

表 3 - 20　TRAP 染液配制所需试剂

试 剂 名 称	需要量(mL)
fast garnet GBC solution	0.1
sodtum nitrite solution 温和混合 30 s	0.1
ddH$_2$O（预先 37 ℃加热）	9.0
napthol AS - B1 phosphate solution	0.1
acetate solution	0.4
tartrate solution 37 ℃温育 10 min 后即可用	0.2

注：fast garnet GBC solution 为石榴红硫酸溶液；sodtum nitrite solution 为亚硝酸钠溶液；ddH$_2$O 为双蒸水；napthol AS - B1 phosphate solution 为萘酚 AS - BI 磷酸盐溶液；acetate solution 为醋酸盐溶液；tartrate solution 为酒石酸溶液。

6. 实验指标检测

（1）小鼠骨组织中骨吸收相关因子 mRNA 表达检测：胫骨和股骨中 RNA 提取（具体实验步骤同本章第二节）；RNA 反转为 cDNA（具体实验步骤同本章第二节）；骨中相关细胞因子 mRNA 表达的定量检测（具体实验步骤同本章第二节）。引物序列如表 3 - 21 所示。

表 3 - 21　引物序列一览表

引 物 名 称		序列(5′→3′)	碱基数
OPG	正向	5′- ATGGACACGAACATGACGAA - 3′	26
	反向	5′- GCACCAGTGTTTTGGTTCCT - 3′	26
RANKL	正向	5′- CTGTGACGCATGGAAGGTCT - 3′	27

续　表

引 物 名 称		序列(5′→3′)	碱基数
	反向	5′-CCACGTAGTAGACGATGGGC-3′	26
RANK	正向	5′-CTGCTCCTCTTCATCTCTGTG-3′	27
	反向	5′-CTTCTGGAACCATCTTCTCTC-3′	27
TRAF6	正向	5′-GAATCACTTGGCACGACACTT-3′	28
	反向	5′-GAGTTTCCATTTTGGCAGTCA-3′	28
Src-3	正向	5′-GATGCCCAGCAGGCTTT-3′	24
	反向	5′-GAAACTGTTGTGGAGGGGCT-3′	26
Src-1	正向	5′-TACAGACTAGAGGAGCTCTACAGG-3′	30
	反向	5′-TAAAAGTGGTTATTCAGTCAGTAGC-3′	31
PLC	正向	5′-GTGAGGTTCCTTTCCCGCC-3′	25
	反向	5′-CCCGTCACTTGGCATGAGTA-3′	26
CN	正向	5′-CAAAGCGCTACTGTTGAGGC-3′	26
	反向	5′-TTACTGCCATTGCTGTCCGT-3′	26
NFATc2	正向	5′-CAACGCCCTGACCACCGATAG-3′	27
	反向	5′-GGCTGCCTTCCGTCTCATAGT-3′	27
NFATc1	正向	5′-CCCGTCACATTCTGGTCCAT-3′	27
	反向	5′-CAAGTAACCGTGTAGCTGCACAA-3′	29
β-actin	正向	5′-ACCCAGAAGACTGTGGATGG-3′	26
	反向	5′-TTCAGCTCAGGGATGACCTT-3′	26
AP-1	正向	5′-AATGGGCACATCACCACTACAC-3′	24
	反向	5′-TGCTCGTCGGTCACGTTCT-3′	19
c-fos	正向	5′-CGGCATCATCTAGGCCCAG-3′	19
	反向	5′-TCTGCTGCATAGAAGGAACCG-3′	21
TRAP	正向	5′-TAGGTGCCAAGGTCAAAAGG-3′	26
	反向	5′-CATGTAACAGCCCCCTGTCT-3′	24
CTSK	正向	5′-CAGCTTCCCCAAGATGTGAT-3′	26
	反向	5′-AAGCACCAACGAGAGGAGAA-3′	27
Cath K	正向	5′-CTGGCGAGCAGGAGTATCAC-3′	25
	反向	5′-TCAGAGTCCTCCCAGGTCAA-3′	25

注：OPG为骨保护素；RANKL为核因子κB受体活化因子配体；TRAF6为泛素连接酶；Src为非受体酪氨酸激酶c；PLC为磷脂酶C；CN为钙调磷酸酶；NFATc为活化t-细胞核因子；β-actin为β-肌动蛋白；AP-1为激活蛋白-1；c-fos为原癌基因；TRAP为抗酒石酸酸性磷酸酶；CTSK为组织蛋白酶K；Cath K为小鼠组织蛋白酶K。

（2）IP3 和 Ca^{2+} 浓度检测：取小鼠右侧前肢骨（去除上面软组织），将前肢骨用剪刀剪碎后研磨，然后按照 IP3 酶联免疫试剂盒步骤要求检测 IP3 浓度。具体步骤：在测试前要准备好 $1 \times PBS$、ddH_2O 等。先稀释抗体和血清样本，然后按照试剂盒内所带有的标准步骤进行 IP3 和 Ca^{2+} 的浓度检测（每个样要做一个副孔），利用酶标仪对酶标板的每个孔的吸光值（在 450 nm 波长处读数）进行检测。（注：在 37 ℃ 孵育、读数等时候一定要注意避光；先做标准曲线，然后按照标准曲线计算每个检测孔的 IP3 和 Ca^{2+} 浓度）

（3）T2DM 小鼠骨中相关蛋白表达检测：相关试剂配制和实验步骤与本章第二节一致，Ⅰ抗稀释如表 3-22 所示。

表 3-22　Ⅰ抗稀释倍数及生产厂家

抗 体 名 称	稀 释 比 例	生 产 厂 家
RANK	1∶1 000	万类生物
RANKL	1∶1 000	万类生物
c-fos	1∶1 000	Santa Cruz
c-Src	1∶1 000	Santa Cruz
TRAF6	1∶1 000	Santa Cruz

注：RANK 为 NF-κB 活化受体因子；RANKL 为核因子 κB 受体活化因子配体；c-fos 为原癌基因；c-Src 为细胞癌基因；TRAF6 为泛素连接酶。

（4）破骨细胞 TRAP 染色：① 实验前期准备。无菌操作台中需要准备移液管、10 mL 和 1 mL 注射器、15 mL 离心管、35 mm 培养皿、α-MEM、小牛血清、双抗、完全培养基、灭菌手术器械等。无菌操作台外需要准备 75％酒精、手术器械、纱布等。② 实验具体步骤：断颈椎处死小鼠后，将小鼠置于 75％酒精中浸泡 2 min，进行灭菌。取小鼠后肢骨，去除上面肌肉等软组织并用纱布擦干净。然后将小鼠后肢骨转移到无菌操作台上。每组小鼠后肢骨先分别在 75％酒精中浸泡 2~3 min 后，装于不同的培养皿中（皿中装有已灭菌的 PBS），各清洗 2 遍。利用已灭菌的剪刀剪除股骨和胫骨的两端，暴露骨髓腔，利用 10 mL 注射器吸 10 mL α-MEM，并配 1 mL 针头，将股骨和胫骨骨髓腔中的骨髓冲到的 15 mL 的离心管中。四组小鼠骨髓分别冲洗完毕后，摇动离心管欲将细胞冲打成单细胞悬液。完毕后，于离心机中按照 800 次/min×5 min 进行离心，离心结束后吸除上层液体（保留底层细胞），加 1 mL α-MEM 重悬细胞（进行反复冲打,以便让细胞变成单细胞悬液),加 2 mL 红细胞裂解液,裂解细胞约 1 min 后加 3 mL 培养基(带血清),混匀。以 800 次/min、离心 5 min,结束后加 1 mL 培养基(加 M - CSF)进行重悬。将重悬的细胞加到 6 cm 的培养皿中并将培养基(加 M - CSF)补到 3 mL,置于温度为 37 ℃和 5% CO₂ 浓度的培养箱中。24 h 后,取上清漂浮细胞接于另一 6 cm 培养皿中,培养 24 h 后吸除上层培养基,利用 Versene 对贴壁细胞进行消化,待近 1/3 细胞漂浮起来加与消化液同等体积的完全培养基终止消化,以 800 次/min 离心 5 min 后去除上层液体,加 1 mL 培养基重悬细胞,利用血细胞计数板对计数每组的细胞数。计数后按照 30 000 个/孔接于 48 孔板中,置于培养箱中 24 h 后,培养基中加入 M - CSF 和 RANKL 诱导 BMM 向破骨细胞分化(分为两批:一批用于提取破骨细胞的 RNA;另一批用于 TRAP 染色),每隔 2 天换液 1 次,于第 5 天终止分化。其中一批提取破骨细胞的 RNA 并进行反转录,采用 RT - PCR 计数检测破骨细胞中的相关细胞因子 RNA 表达;另一批吸除培养基后,用 4% PFA 固定,固定后用 TRAP 染液染色破骨细胞,再用相机和显微镜分别拍照。

(5) 小鼠颅骨 TRAP 活性检测:小鼠摘除眼球取血后断颈椎处死,取颅骨(剥除颅骨上肌肉等软组织,尤其要将其外表面和内表面上的骨膜剔干净),PBS 清洗后,置于 4% 多聚甲醛中于 4 ℃ 冰箱中固定 24 h。固定后采用 0.1% Triton - X100 于温度为 4 ℃的冰箱中透化 24 h,透化结束后用 PBST 于 4 ℃环境中处理 24 h,再配制 TRAP 染液(具体配置见表 3 - 21),将处理后的颅骨置于 TRAP 染液中在 37 ℃环境中进行染色。染色结束后用数码相机拍照。

(6) 小鼠股骨 TRAP 染色:小鼠断颈椎处死后取左侧后肢骨,剔除肌肉等软组织。采用 4% PFA 固定 24~36 h,PBS 清洗后用 1% EDTA 对骨组织进行脱钙处理,一般为 14 d,中间换液一次(直至骨组织变软为止)。脱钙结束后,用双蒸水对骨组织进行清洗(每次 2 min,共 10 次;如果 EDTA 脱钙不充分会影响后续的染色)。清洗结束后在 PBS 中浸泡 2~3 h,然后按照 50%(2 h)、75%(2 h)、85%(2 h)、95%(2 h)、95%(4 ℃过夜)、100%(4 h)进行酒精梯度脱水,脱水结束后按照酒精与二甲苯 1:1 的比例(2 h)、二甲苯Ⅰ(2 h)和二甲苯Ⅱ(2 h)进行透化(因为骨组织较为致密,可延长透化时间利于进蜡),透化结束后按照 1 号蜡 5 h、2 号蜡过夜、3 号蜡 5 h(3 号的浸蜡时间可延长)进行骨组织浸蜡。浸蜡结束后对骨组织进行石蜡包埋,然后修片,用切片机以 6 μm 厚度进行切片,以 62 ℃烤片 2 h,然后在 37 ℃条件下过夜(防止脱片)。过夜后切片置于常温或 4 ℃冰箱中保存。

切片置于 65 ℃烤片机上复烤 30 min,然后按照二甲苯Ⅰ、Ⅱ以及 100%、

95%、85%、75%、50%酒精进行脱蜡和水化后,利用 0.1%的 Triton - X100 (15 min)和 PBST(10 min)进行处理后,利用 TRAP 染液染色。染色结束后用中性树脂进行封片,再用显微镜拍照。

7. 数据统计

采用 Excel、GraphPad Prism 5 和 SPSS18.0 对检测数据进行统计,并进行单因素方差分析。$P<0.05$ 和 $P<0.01$ 分别表示差异具有显著性和差异具有非常显著性。

二、实验结果

1. T2DM 对骨 GPR48 表达的影响

从分析表 3 - 23 和图 3 - 13 可知,T2DM 造模成功 8 周后,与 ZC 组相比,TC 组小鼠骨中 GPR48 mRNA 和蛋白表达均显著下调,说明 T2DM 对骨中 GPR48 的表达具有显著影响。

表 3 - 23　ZC 组与 TC 组小鼠骨 GPR48 表达的比较($\bar{x}\pm s$)

GPR	ZC 组	TC 组
mRNA	3.49 ± 0.49	$1.04\pm0.17^{**}$
蛋白	1.59 ± 0.14	$0.71\pm0.22^{**}$

注:与 ZC 组比较,** $P<0.01$。

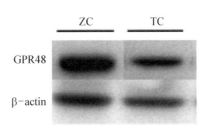

图 3 - 13　小鼠骨中 GPR48 蛋白的表达

2. T2DM 对 IP3 和 Ca^{2+} 浓度的影响

由表 3 - 24 可知,采用 ELISA 法对 ZC 组和 TC 组血清中 IP3 和 Ca^{2+} 浓度进行检测,结果显示与 ZC 组相比,TC 组小鼠血清中 IP3 和 Ca^{2+} 浓度均出现显著升高($P<0.05$)。

表3 - 24　ZC 组与 TC 组 IP3 和 Ca^{2+} 浓度的比较($\bar{x}\pm s$)

指　标	ZC 组	TC 组
IP3	118.25 ± 19.79	$149.75\pm14.45^{*}$
Ca^{2+}	134.00 ± 34.78	$209.75\pm33.40^{*}$

注:与 ZC 组比较,* $P<0.05$。

3. T2DM 对骨中相关细胞因子 mRNA 表达的影响

由表 3-25 可知，T2DM 小鼠造模成功 8 周后，采用 RT-PCR 对骨组织中相关细胞因子的 mRNA 表达进行检测，发现与 ZC 组相比，TC 组小鼠骨中 OPG 和 RANKL 的 mRNA 表达均显著下调，而 RANK、TRAF6、CN、Src-3、PLC、NFATc2、NFATc1、TRAP、c-fos、AP-1、CTSK 和 PU.1 的 mRNA 表达均出现显著上调（$P<0.05$ 或 $P<0.01$），而 Src-1 的 mRNA 表达却不具有显著性差异（$P>0.05$）。说明 T2DM 可显著激活 OPG/RANKL/RANK 分子轴和 CN/NFAT 信号通路以及下游相关细胞因子的 mRNA 表达。

表 3-25　ZC 组与 TC 组小鼠骨中骨吸收细胞因子 mRNA 表达的比较（$\bar{x}\pm s$）

基 因 名 称	ZC 组	TC 组
OPG	6.65 ± 0.55	2.72 ± 0.27**
RANKL	4.87 ± 1.49	3.13 ± 0.46*
RANK	0.98 ± 0.21	1.68 ± 0.25**
TRAF6	0.51 ± 0.09	0.95 ± 0.15**
CN	1.20 ± 0.40	0.78 ± 0.12**
Src-1	2.90 ± 0.73	3.70 ± 0.83
Src-3	0.74 ± 0.15	1.84 ± 0.25**
PLC	1.62 ± 0.36	4.41 ± 0.49**
NFATc2	0.89 ± 0.11	2.01 ± 0.37**
NFATc1	3.50 ± 0.87	4.58 ± 0.46*
TRAP	2.25 ± 0.22	5.11 ± 0.47**
c-fos	2.08 ± 0.25	3.75 ± 0.82**
AP-1	1.48 ± 0.54	2.60 ± 0.70*
CTSK	0.72 ± 0.10	1.42 ± 0.23**
PU.1	1.48 ± 0.52	2.42 ± 0.56*

注：与 ZC 组相比，* $P<0.05$，** $P<0.01$。OPG 为骨保护素；RANKL 为核因子 κB 受体活化因子配体；TRAF6 为泛素连接酶；Src 为非受体酪氨酸激酶 c；PLC 为磷脂酶 C；CN 为钙调磷酸酶；NFATc 为活化 t-细胞核因子；AP-1 为激活蛋白-1；c-fos 为原癌基因；TRAP 为抗酒石酸酸性磷酸酶；CTSK 为组织蛋白酶 K；PU.1 为 Spi-1 原致肿瘤基因。

4. T2DM 对骨组织中骨吸收相关细胞因子蛋白表达的影响

由图 3-14 和表 3-26 可知，与 ZC 组相比，TC 组 RANKL、RANK、c-fos、c-Src 和 TRAF6 的蛋白表达均出现显著变化（$P<0.05$ 或 $P<0.01$）。

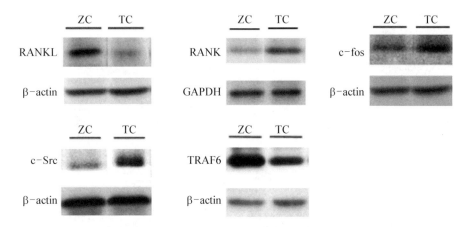

图 3‐14 ZC 组与 TC 组小鼠骨吸收相关细胞因子蛋白的表达

注：RANKL 为核因子 κB 受体活化因子配体；β‐actin 为 β‐肌动蛋白；RANK 为 NF‐κB 活化受体因子；GAPDH 为磷酸甘油醛脱氢酶；c‐fos 为原癌基因；c‐Src 为细胞癌基因；TRAF6 为泛素连接酶。

表 3‐26 ZC 组与 TC 组小鼠骨吸收相关细胞因子蛋白表达的比较($\bar{x} \pm s$)

蛋白名称	ZC 组	TC 组
RANKL	1.01±0.39	0.61±0.11*
RANK	0.66±0.17	1.25±0.31**
c‐fos	0.89±0.38	1.46±0.24*
c‐Src	0.72±0.19	1.78±0.45**
TRAF6	1.01±0.16	2.13±0.40**

注：与 ZC 组相比，* $P < 0.05$，** $P < 0.01$。RANKL 为核因子 κB 受体活化因子配体；RANK 为 NF‐κB 活化受体因子；c‐fos 为原癌基因；c‐Src 为细胞癌基因；TRAF6 为泛素连接酶。

5. T2DM 对小鼠破骨细胞分化的影响

由图 3‐15 所示得知，T2DM 造模成功 8 周后，与 ZC 组相比，TC 组小鼠 BMM 分化产生的破骨细胞数量显著增多，且每个破骨细胞含有超过 10 个核的数量增多。说明 T2DM 促进 BMM 向破骨细胞分化产生以及多核化。

分析表 3‐27 可知，取 T2DM 和普通小鼠骨髓巨噬细胞（bone marrow macrophages，BMM）后做原代培养，并利用 M‐CSF 和 RANKL 诱导其向破骨细胞进行分化，在分化的第 4 天取破骨细胞，利用 RT‐PCR 技术检测破骨细胞中相关细胞因子 mRNA 表达，发现与 ZC 组相比，TC 组 GPR48 mRNA 表达显著下调，而 TRAP 和 NFATc1 的 mRNA 表达均出现显著上调（$P < 0.05$ 或 $P <$

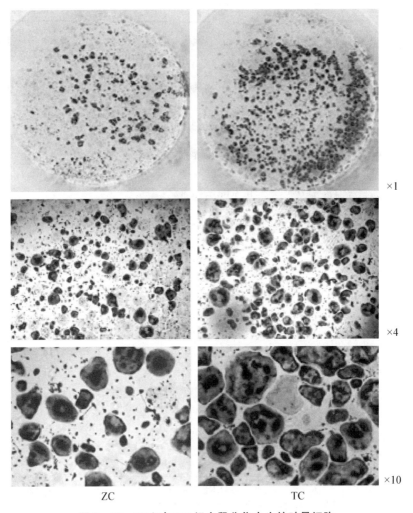

图 3‑15　ZC 组与 TC 组小鼠分化产生的破骨细胞

0.01),而 PU.1、c‑fos 和 c‑Src 的 mRNA 表达呈上调趋势但不具有显著性差异($P > 0.05$)。

表 3‑27　ZC 组与 TC 组小鼠分化产生的破骨细胞中相关细胞因子 mRNA 表达的比较($\bar{x} \pm s$)

基 因 名 称	ZC组	TC组
GPR48	1.87±0.41	0.87±0.12*
TRAP	1.66±0.38	2.46±0.32*

基 因 名 称	ZC 组	TC 组
NFATc1	1.00 ± 0.03	$1.67\pm0.14^{*}$
PU. 1	2.16 ± 0.30	3.08 ± 0.66
c - fos	2.83 ± 0.77	3.20 ± 0.37
c - Src	1.74 ± 0.94	3.12 ± 0.37

注：与 ZC 组相比，$^{*}P<0.05$。GPR48 为 G 蛋白偶联受体 48；TRAP 为抗酒石酸酸性磷酸酶；NFATc1 为活化 t-细胞核因子 1；PU.1 为 Spi-1 原致肿瘤基因；c-fos 为原癌基因；c-Src 为细胞癌基因。

6. T2DM 对小鼠颅骨和股骨 TRAP 活性的影响

由图 3-16 所示可知，T2DM 小鼠造模成功 8 周后，采用 TRAP 染液对股骨石蜡切片和颅骨进行染色，结果发现与 ZC 组相比，TC 组小鼠股骨和颅骨的 TRAP 染色结果均显著增强。说明 T2DM 可显著增强小鼠的骨吸收能力。

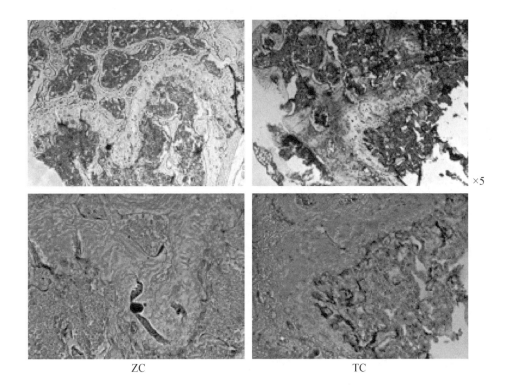

ZC　　　　　　　　　　　　　TC

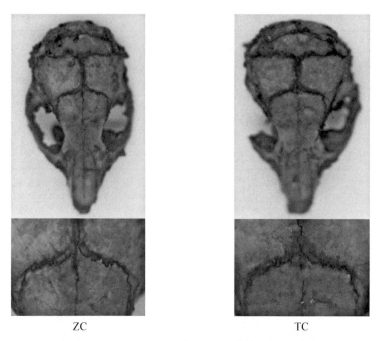

ZC　　　　　　　　　　　　　TC

图 3 - 16　ZC 组与 TC 组小鼠股骨和颅骨 TRAP 染色结果

三、讨论分析

1. T2DM 对小鼠骨中 GPR48 表达的影响

研究发现 GPR48 不仅在精子形成、高血压、阿尔茨海默病等过程中扮演重要角色,而且在骨代谢中也扮演重要角色。Luo 等在研究全身 GPR48 基因敲除小鼠骨生长发育时发现,GPR48 基因缺失可通过 cAMP/PKA/ATF4 信号通路下调其靶基因 ATF4 表达从而使得破骨细胞、Col1 和 BSP 等表达下调,抑制骨形成代谢。而 T2DM 是一种代谢性疾病,长时间患病会抑制骨形成并增强骨吸收,导致骨质疏松甚至骨折的发生。目前国内外研究中,有关 GPR48 调控 T2DM 骨代谢的相关研究尚未见报道。本研究中,在 T2DM 组小鼠骨中 GPR48 表达显著下降,说明 T2DM 抑制骨中 GPR48 表达。分析其原因,可能与小鼠机体内胰岛素浓度下降和高血糖存在密切关系,研究证实胰岛素浓度下降和高血糖使得骨吸收代谢显著增强,而前人研究也发现 GPR48 敲除后,个体的骨吸收代谢增强,骨形成代谢受到抑制。据此推测,T2DM 骨中 GPR48 表达下降与胰岛素浓度下降和高血糖存在密切关系。有关 GPR48 调控 T2DM 骨代谢的相关研究的深入以及其生物学机制的揭示,为以后防止 T2DM 骨疾病的发生以及药物研发提供了新的靶点。

2. T2DM 对小鼠骨中 OPG/RANKL/RANK 分子轴相关细胞因子 mRNA
表达的影响

OPG/RANKL/RANK 分子轴是调控骨吸收代谢的重要调节轴之一,其在
调控破骨细胞分化,成熟及骨吸收代谢中起着重要作用。RANK 可通过激活破
骨细胞前体细胞中的 c‑fos 和 NFATc1/NFATc2 来促进破骨细胞分化、成熟。
另外,很多细胞因子如 IL‑1、IL‑6 和 IL‑11 等被很多研究证实,其可通过诱
导成骨细胞表达 RANKL 从而使破骨细胞形成。细胞因子 TNF‑α 不仅可通过
直接刺激破骨细胞前体细胞,而且还可通过诱导干细胞表达 RANKL 和破骨细
胞前体细胞表达 RANK 来促进破骨细胞形成。调控骨吸收代谢的另一重要细
胞因子——TRAF6。研究发现,敲除 TRAF6 后会导致严重的骨质疏松,这证实
TRAF6 与 OPG/RANKL/RANK 分子轴之间存在密切的关系。另一研究检测
到在 RANK 受体上的 TRAF 结合位点,说明 TRAF6 可能在破骨细胞功能发挥
和正常的 F‑actin 指环形成上起着重要的作用,其他 TRAF 参与的信号通路可
能对 RANK 调控破骨细胞形成起着的重要作用。然而,在一项利用 TRAF2 缺
乏的破骨细胞前体细胞的研究中发现,TRAF2 对 RANK 信号通路起很小的作
用,其却在依赖 TNF‑α 调控破骨细胞形成过程中起着重要的作用。研究证实,
破骨细胞中 RANK 信号通路的下游 TRAF6 可激活 JNK1、AKT/PKB、p44/
42ERK,p38MAPK 和经典 NF‑κB 通路。c‑Src 通过调控的 RANK 激活,使
c‑Src 参与正常的破骨细胞发育中。在一有关破骨细胞分化的研究中,发现了
一个对 RANK 信号通路的共刺激信号通路,该通路包括含相对分子量为 12 000
的 DAP12 和 Fc 受体 g 亚基(FcRg)的 DNAX 免疫受体酪氨酸活化基序
(immunoreceptor tyrosine based activation motif, ITAM)。这个共刺激信号通
路通过激活下游蛋白酶(Syk),其激活磷酸化酶 Cg(PLCg)、BTK 和 Tec 激酶等
来参与 RANK 调控破骨细胞形成,甚至导致 NFATc1/NFATc2 的钙离子调控
的相关通路激活。有研究也发现,缺乏 OPG 的小鼠骨组织中破骨细胞数量增
多,导致骨质疏松发生。综上所述,OPG/RANKL/RANK 分子轴可通过调控其
下游的相关靶基因的表达,从而通过不同的途径影响破骨细胞分化、成熟以及骨
吸收功能进而影响骨吸收代谢。目前有关 T2DM 调控骨中 OPG/RANKL/
RANK 分子轴相关细胞因子表达的研究发现,在 T2DM 大鼠牙槽骨中 OPG 表
达下调,而 RANK 和 RANKL 表达显著上调。曾晓燕在人体研究中发现,
T2DM 患者血清中的 RANKL 表达升高,而 OPG/RANKL 值下降。动物和人
体研究均发现 T2DM 会影响骨组织中 OPG、RANKL 和 RANK 的表达。

在本研究中，T2DM 小鼠骨中的 OPG 和 RANKL 的表达下调，而 RANKmRNA 和蛋白表达均显著升高，说明 T2DM 可激活 OPG/RANKL/RANK 分子轴中相关细胞因子表达，这与前人的研究结果相一致。究其原因，可能与 T2DM 抑制骨中 GPR48 表达有关。在笔者所在实验室的前期研究中发现，GPR48 可竞争性地与 RANKL 结合从而抑制骨吸收代谢。而在本研究中，T2DM 小鼠骨中 GPR48 表达下调，使得 RANKL 更多地与 RANK 结合，促进破骨细胞分化成熟以及骨吸收代谢，使得骨量下降。患 T2DM 后会导致骨中 mTORC1 表达上调，而 mTORC1 表达上调会激活 β‐catenin 信号通路，从而调控 OPG/RANKL/RANK 分子轴的激活和破骨细胞分化产生。还有研究发现，OPG/RANKL/RANK 分子轴中相关细胞因子的表达变化可能与 T2DM 激活 MAPK 通路有关，因为当激活 MAPKs 通路后会使得 T2DM 患者骨中 OPG 表达下调，而 RANKL 和 RANK 表达升高。综上所述，T2DM 通过抑制 GPR48 表达，激活 OPG/RANKL/RANK 分子轴促进破骨细胞分化产生、成熟以及骨吸收代谢，使得骨量降低。而 OPG/RANKL/RANK 为分子轴，其下游还有多条信号通路如 CN/NFAT 信号通路等，那么 T2DM 调控破骨细胞分化成熟及骨吸收代谢的相关生物学机制是否与 OPG/RANKL/RANK 分子轴下游的信号通路（CN/NFAT 信号通路）存在密切的关系呢？目前相关研究还未见报道。

3. T2DM 对小鼠骨组织中 CN/NFAT 信号通路中相关细胞因子 mRNA 表达的影响

CN/NFAT 信号通路是破骨细胞中与 OPG/RANKL/RANK 分子轴密切相关的信号通路之一。活化 T 细胞核因子（transcription factor nuclear factor of activated T cells，NFAT）是一种钙离子调节性转录因子，CN 活化后迅速转录进入细胞核内并与相应的靶基因结合，调控其转录进而影响破骨细胞的分化、成熟以及骨吸收功能。目前，有关 CN/NFAT 信号通路调控破骨细胞分化、成熟以及骨吸收代谢的相关研究较少，而有关 CN/NFAT 信号通路调控 T2DM 骨吸收代谢的相关研究尚鲜有报道。

本研究中，与 ZC 组相比，TC 组小鼠骨组织中 CN/NFAT 信号通路中的相关细胞因子（CN、NFATc1、NFATc2、c‐fos 等）表达均出现显著上调，说明 T2DM 激活了小鼠骨中该信号通路的表达。目前有关 T2DM 影响骨中 CN/NFAT 信号通路表达的相关研究尚未见报道，缺乏相关的直接证据，与 T2DM 激活 OPG/RANKL/RANK 分子轴存在密切的关系。贺龙刚研究发现，RANKL 通过与其膜上受体 RANK 结合，然后与 TRAF6 和 c‐Src 形成三聚体进而激活下游的信号通路（如 Ca^{2+}）中的相关细胞因子如 NFATc1、c‐fos，促进破骨细胞分化产生、成熟及骨吸收功能。Luo 等研究 GPR48 全身基因敲除小鼠骨生长发育时发现,GPR48 基因缺失抑制成骨细胞的分化,降低骨形成代谢。据此,T2DM 骨中 CN/NFAT 信号通路中相关细胞因子的表达下调可能与 GPR48 表达下调存在一定的关系。本研究中也发现,T2DM 会显著抑制成骨细胞分化产生和骨形成能力,而 Anna 的研究却发现,成骨细胞和破骨细胞之间是相互作用的,当分化产生的成骨细胞减少时,破骨细胞的数量却增多。那么骨组织中 CN/NFAT 信号通路及下游相关细胞因子表达的上调可能与 TGF - β/BMP 信号通路表达受到抑制存在一定的关系。

4. T2DM 对小鼠破骨细胞中相关细胞因子 mRNA 表达的影响

破骨细胞主要由造血干细胞分化产生,其分化过程为:① 早期分化阶段,即造血干细胞向某一特定细胞的造血祖细胞分化;② 造血祖细胞向破骨细胞前体分化;③ 造血祖细胞向 TRAP 阳性的单核前破骨细胞分化;④ 单核破骨细胞融核形成多核破骨细胞。在破骨细胞分化产生的每个阶段都受到很多细胞因子的调控,如 PU.1 在造血干细胞向破骨前体细胞分化中起着重要调控作用,TRAF6、NFATc1 和 c - fos 在破骨前体细胞向单核破骨细胞分化,并且在后期融合形成多核破骨细胞中起着重要调控作用,c - Src 在破骨细胞的骨吸收功能调节上具有重要的作用等。GPR48 为众多信号通路或细胞因子的上游,在破骨细胞分化及骨吸收功能发挥上起着重要的调控作用。而 TRAP 是评价破骨细胞骨吸收功能重要生化标志物。患 T2DM 后会促进分化产生的破骨细胞数量增多,骨吸收代谢显著增强,导致骨质疏松甚至骨折的发生。但是目前有关T2DM 调控分化产生的破骨细胞中相关细胞因子表达的研究还鲜有报道。

本研究中,与 ZC 组相比,TC 组 GPR48、PU.1、TRAF6、NFATc1、c - fos 和 c - Src 表达均出现显著变化,说明患 T2DM 后显著促进各细胞因子表达从而促进破骨细胞分化。各细胞因子表达上调与破骨细胞数量增加存在密切关系,因细胞因子的表达上调使得分化产生的破骨细胞数量显著增多。Miyazaki 等也发现当破骨细胞分化产生的数量增多时,TRAF6、NFATc1、c - fos、c - Jun 和 PU.1 等细胞因子表达均出现显著变化。这可能与本研究中 GPR48 表达受到显著抑制有关。本实验室的前期研究发现,当敲除 GPR48 后破骨细胞分化受到显著促进,且破骨细胞中的相关调控因子(如 TRAF6、NFATc1 等)表达均显著上调。也可能与本研究中 OPG/RANKL/RANK 分子轴及其下游 CN/NFAT 信号通路的表达被激活有关。Song 等研究证实,激活 OPG/RANKL/RANK 分子轴可显著促进破骨细胞分化及 TRAF6、NFATc1、PU.1 等调控破骨细胞分化的细胞因子表达。Zeng 等研究也发现,RANKL 可通过抑制 NF - κB 和激活

NFATc1 和 DC-STAMP 来促进 RAW264.7 细胞向破骨细胞的分化。破骨细胞分化增加及相关细胞因子表达上调可能与 T2DM 可激活 PI3K/Akt 信号通路有关。高岩等研究发现，PI3K、Akt 和 NF-κB 等细胞因子表达与 T2DM 骨质疏松的发生存在密切的关系。

5. T2DM 对小鼠破骨细胞分化的影响

破骨细胞是骨中最重要的细胞之一，主导着骨吸收代谢。破骨细胞与成骨细胞为骨中最重要的两种细胞，它们在功能上虽然相反，但是两者之间又存在着密切的生物学调控关系。破骨细胞主要由造血干细胞分化产生，形态上呈现由多个单核细胞融合形成的多核细胞，在一定程度上核的数量越多表明其骨吸收能力越强。研究发现，破骨细胞分化受到很多因素影响，而 T2DM 使得骨新陈代谢出现紊乱，骨吸收代谢显著增强。目前，国外有关 T2DM 影响破骨细胞分化的相关研究鲜有报道。国内马剑侠等研究发现，T2DM 大鼠骨髓造血干细胞分化产生的破骨细胞数量显著增多。王燕在其博士学位论文中表述，体外培养的 T2DM 大鼠破骨细胞数量显著增多。国内有关 T2DM 破骨细胞分化及骨吸收功能的相关研究较多，均证实 T2DM 可显著促进破骨细胞分化并使得其数量显著增多。

在本研究中，T2DM 造模成功 8 周后，取小鼠造血干细胞（hematopoietic stem cell，HSC）进行原代培养，并利用 M-CSF 和 RANKL 诱导其向破骨细胞分化，然后进行 TRAP 染色。发现与 ZC 组相比，TC 组小鼠分化产生的破骨细胞数量显著增多且大于 10 个核的单个细胞也显著增多，这与前人研究结果相一致。说明 T2DM 可造成小鼠机体内分化产生破骨细胞显著增多。这与 T2DM 使得骨组织出现骨质疏松或者骨折存在着密切的关系，因为当破骨细胞数量和单个细胞内细胞核数量增多时，骨吸收功能会出现显著增强。分析其生物学机制，与 T2DM 血糖高有关。许娟研究发现，高糖通过促进 RANKL 诱导 NFATc1、c-fos 等细胞因子表达，从而使得调控破骨细胞介导因子破骨细胞质子泵亚单位（v-ATPase VOsubunit d2，Atp6vOd2）、树突状细胞特异性跨膜蛋白（DC-STAMP）等的表达，促进破骨细胞的分化产生、成熟、活化以及多个破骨细胞的融核效应，进而促进骨吸收代谢。也可能与 T2DM 促进 NF-κB、mTOR 等细胞因子高表达有关。因当 NF-κB、mTOR 等细胞因子高表达时，会促进破骨细胞的分化、成熟、活化以及多核化等。而 OPG/RANKL/RANK 分子轴介导的 CN/NFAT 信号通路在破骨细胞分化成熟以及骨吸收代谢中也扮演着重要角色，患 T2DM 后骨组织中 OPG/RANKL/RANK 分子轴各分子表达显著上调，并激活其下游的 CN/NFAT 信号通路，促进了破骨细胞的分化、成熟、活化以及多核化。还可能与本研究中 T2DM 下调骨中 GPR48 表达有关。Luo 等在研究 GPR48 全身基因敲除小鼠骨生长发育时发现，GPR48 基因缺失抑制成骨细胞的分化，降低骨形成代谢。Anna 等的研究发现，成骨细胞和破骨细胞之间是相互作用的，当分化产生的成骨细胞减少时而分化产生的破骨细胞数量却增多。

6. T2DM 对小鼠骨吸收能力的影响

TRAP 是酸性磷酸酶的第 5 类同工酶，由破骨细胞分泌产生，是评价骨吸收的最重要生化标志物之一。当 TRAP 活性增强时，骨组织中的 I 型胶原蛋白等有机质分解会显著增加，从而使得骨矿物质缺少沉积场所，骨量和骨密度出现显著下降。患 T2DM 后由于机体内低胰岛素浓度和高血糖的内环境，使得机体代谢平衡被打破，从而导致一系列骨相关疾病发生，如骨质疏松症以及由骨质疏松引起的骨折等。目前国内外有关 T2DM 影响骨吸收代谢的研究较多，无论是人体还是动物研究均证实，长时间患 T2DM 后，骨量和骨密度都会出现显著下降。研究证实，T2DM 小鼠骨组织中 TRAP 表达显著升高的同时伴随着股骨松质骨骨组织形态结构的显著下降。本研究中，T2DM 小鼠造模成功 8 周后，利用 TRAP 染色对小鼠股骨和颅骨进行染色，与 ZC 组相比，TC 组小鼠的 TRAP 活性显著升高，说明 T2DM 使得小鼠的骨吸收能力显著升高。究其原因，与 T2DM 使得小鼠机体内由造血干细胞分化产生的破骨细胞显著增多且存在密切的关系。研究证实，TRAP 主要由破骨细胞分泌产生，且 T2DM 使得小鼠分化产生的破骨细胞显著增多，骨组织中 TRAP 活性显著提高，骨吸收能力显著增强。

四、结论

T2DM 可显著增强小鼠的骨吸收代谢，其生物学机制与小鼠骨中 GPR48 表达下调进而激活 OPG/RANKL/RANK 分子轴及其下游 CN/NFAT 信号通路中相关细胞因子表达，促进 BMM 向破骨细胞分化，以及 TRAP 活性增强有关。

参考文献

[1] 高岩. PI3K、Akt1、Akt2、NFκB 在 2 型糖尿病骨质疏松大鼠肾组织中表达[D]. 石家庄：河北医科大学，2012.

[2] 关和宇，李旭. II型糖尿病与非糖尿病大鼠骨质疏松中 TGF - β₁ 蛋白表达变化研究[J]. 中华中医药学刊，2012(08)：1727 - 1729.

[3] 贺龙刚. 青藤碱对 RANKL 和 LPS 诱导的破骨细胞的影响及作用机制研究[D]. 广州：南方医科大学，2013.

［4］ 刘亚平. 2 型糖尿病大鼠骨代谢特点观察及骨组织 RAGE 的表达［D］. 济宁：山东省医学科学院，2008.

［5］ 马剑侠，成翕悦，薛鹏，等. 2 型糖尿病大鼠破骨细胞变化［J］. 河北医科大学学报，2015（06）：625－627.

［6］ 王燕. 2 型糖尿病骨质疏松症的基础与临床研究［D］. 石家庄：河北医科大学，2011.

［7］ 王泽明. 复元胶囊通过 MAPKs 通路调节 OPG－RANKL－RANK 系统防治骨关节炎的实验研究［D］. 重庆：重庆医科大学，2014.

［8］ 武岐山. 2 型糖尿病伴牙周炎大鼠牙槽骨中 OPG、RANKL 的表达及相互关系［D］. 遵义：遵义医学院，2010.

［9］ 徐飞. 2 型糖尿病对小鼠骨髓微环境中成骨与破骨细胞生成的影响［D］. 武汉：华中科技大学，2013.

［10］ 徐颂. mTORC1 通过 β－catenin 信号通路调控 RANKL/OPG 和破骨细胞形成［D］. 广州：南方医科大学，2013.

［11］ 许娟. 高糖对 RANKL 诱导的破骨细胞分化及 ATP6vOd2、DC－STAMP 表达水平的影响［D］. 济南：山东大学，2014.

［12］ 曾晓燕. 血清 OPG/RANKL、25－(OH)VitD_3 与 2 型糖尿病性骨质疏松症的相关性研究［D］. 昆明：昆明医科大学，2012.

［13］ 张莉莉. IGF－1、IRS－1、IRS－2 在 2 型糖尿病骨质疏松大鼠骨组织中表达［D］. 石家庄：河北医科大学，2011.

［14］ ARMSTRONG A P, TOMETSKO M E, GLACCUM M, et al. A RANK/TRAF6-dependent signal transduction pathway is essential for osteoclast cytoskeletal organization and resorptive function［J］. J Biol Chem, 2002, 277(46)：44347－44356.

［15］ BANDYOPADHYAY A, TSUJI K, COX K, et al. Genetic analysis of the roles of BMP2, BMP4, and BMP7 in limb patterning and skeletogenesis［J］. PLoS Genet, 2006, 2(12)：e216.

［16］ BUCAY N, SAROSI I, DUNSTAN C R, et al. osteoprotegerin-deficient mice develop early onset osteoporosis and arterial calcification［J］. Genes Dev, 1998, 12(9)：1260－1268.

［17］ BURKEMPER K M, GARRIS D R. Influences of obese (ob/ob) and diabetes (db/db) genotype mutations on lumber vertebral radiological and morphometric indices：skeletal deformation associated with dysregulated systemic glucometabolism［J］. BMC Musculoskelet Disord, 2006, 7：10.

［18］ CAMERINO C, ZAYZAFOON M, RYMASZEWSKI M, et al. Central depletion of brain-derived neurotrophic factor in mice results in high bone mass and metabolic phenotype［J］. Endocrinology, 2012, 153(11)：5394－5405.

［19］ CASELLI A, OLSON T S, OTSURU S, et al. IGF-1-mediated osteoblastic niche expansion enhances long-term hematopoietic stem cell engraftment after murine bone marrow transplantation［J］. Stem Cells, 2013, 31(10)：2193－2204.

［20］ DAVID J P, SABAPATHY K, HOFFMANN O, et al. JNK1 modulates osteoclastogenesis through both c-Jun phosphorylation-dependent and -independent mechanisms[J]. J Cell Sci, 2002, 115(Pt 22): 4317 - 4325.

[21] DEVLIN M J, VAN VLIET M, MOTYL K, et al. Early-onset type 2 diabetes impairs skeletal acquisition in the male TALLYHO/JngJ mouse[J]. Endocrinology, 2014, 155(10): 3806 - 3816.

[22] EHNERT S, FREUDE T, IHLE C, et al. Factors circulating in the blood of type 2 diabetes mellitus patients affect osteoblast maturationdescription of a novel in vitro model[J]. Exp Cell Res, 2015, 332(2): 247 - 258.

[23] FAN Y, LI X, XIAO W, et al. BAMBI elimination enhances alternative TGF-beta signaling and glomerular dysfunction in diabetic mice[J]. Diabetes, 2015, 64(6): 2220 - 2233.

[24] FU C, ZHANG X, YE F, et al. High insulin levels in KK-Ay diabetic mice cause increased cortical bone mass and impaired trabecular micro-structure[J]. Int J Mol Sci, 2015, 16(4): 8213 - 8226.

[25] HAMANN C, GOETTSCH C, METTElSIEFEN J, et al. Delayed bone regeneration and low bone mass in a rat model of insulin-resistant type 2 diabetes mellitus is due to impaired osteoblast function[J]. Am J Physiol Endocrinol Metab, 2011, 301(6): E1220 - E1228.

[26] HAUPT M, KAUSCHKE V, SENDER J, et al. Bone status of adult female butyrylcholinesterase gene-deficient mice[J]. Int Immunopharmacol, 2015, 29(1): 208 - 214.

[27] HE H, LIU R, DESTA T, et al. Diabetes causes decreased osteoclastogenesis, reduced bone formation, and enhanced apoptosis of osteoblastic cells in bacteria stimulated bone loss[J]. Endocrinology, 2004, 145(1): 447 - 452.

[28] KAMIYA N, YE L, KOBAYASHI T, et al. Disruption of BMP signaling in osteoblasts through type IA receptor (BMPRIA) increases bone mass[J]. J Bone Miner Res, 2008, 23(12): 2007 - 2017.

[29] KANAZAWA K, KUDO A. TRAF2 is essential for TNF-alpha-induced osteoclastogenesis[J]. J Bone Miner Res, 2005, 20(5): 840 - 847.

[30] KAWAI M, ROSEN C J. PPARgamma: a circadian transcription factor in adipogenesis and osteogenesis[J]. Nat Rev Endocrinol, 2010, 6(11): 629 - 636.

[31] KHAN M P, SINGH A K, JOHARAPURKAR A A, et al. Pathophysiological mechanism of bone loss in type 2 diabetes involves inverse regulation of osteoblast function by PGC-1alpha and skeletal muscle atrogenes: AdipoR1 as a potential target for reversing diabetes-induced osteopenia[J]. Diabetes, 2015, 64(7): 2609 - 2623.

[32] KITAURA H, KIMURA K, ISHIDA M, et al. Immunological reaction in TNF-alpha-mediated osteoclast formation and bone resorption in vitro and in vivo[J]. Clin Dev Immunol, 2013, 2013: 181849.

[33] KOKABU S, GAMER L, COX K, et al. BMP3 suppresses osteoblast differentiation of bone marrow stromal cells via interaction with Acvr2b[J]. Mol Endocrinol, 2012, 26(1): 87 - 94.

[34] LIU H, ZHANG R, CHEN D, et al. Functional redundancy of type Ⅱ BMP receptor and type ⅡB activin receptor in BMP2-induced osteoblast differentiation[J]. J Cell Physiol, 2012, 227(3): 952 - 963.

[35] LOMAGA M A, YEH W C, SAROSI I, et al. TRAF6 deficiency results in osteopetrosis and defective interleukin-1, CD40, and LPS signaling[J]. Genes Dev, 1999, 13(8): 1015 - 1024.

[36] LUO J, ZHOU W, ZHOU X, et al. Regulation of bone formation and remodeling by G-protein-coupled receptor 48[J]. Development, 2009, 136(16): 2747 - 2756.

[37] MA R X, XU Y, ZHANG J, et al. Triptolide combined with irbesartan synergistically blocks podocyte injury in a type 2 diabetes rat model[J]. Zhonghua Nei Ke Za Zhi, 2012, 51(2): 117 - 122.

[38] MATSUKAWA T, INAGUMA T, HAN J, et al. Cyanidin-3-glucoside derived from black soybeans ameliorate type 2 diabetes through the induction of differentiation of preadipocytes into smaller and insulin-sensitive adipocytes[J]. J Nutr Biochem, 2015, 26(8): 860 - 867.

[39] MATSUSHITA K, MORELLO F, ZHANG Z, et al. Nuclear hormone receptor LXRalpha inhibits adipocyte differentiation of mesenchymal stem cells with Wnt/beta-catenin signaling[J]. Lab Invest, 2015.

[40] MIYAZAKI M, FUJIKAWA Y, TAKITA C, et al. Tacrolimus and cyclosporine A inhibit human osteoclast formation via targeting the calcineurin-dependent NFAT pathway and an activation pathway for c-Jun or MITF in rheumatoid arthritis[J]. Clin Rheumatol, 2007, 26(2): 231 - 239.

[41] NAKAYAMA T, MIZOGUCHI T, UEHARA S, et al. Polarized osteoclasts put marks of tartrate-resistant acid phosphatase on dentin slices — a simple method for identifying polarized osteoclasts[J]. Bone, 2011, 49(6): 1331 - 1339.

[42] NDIP A, WILKINSON F L, JUDE E B, et al. RANKL-OPG and RAGE modulation in vascular calcification and diabetes: novel targets for therapy[J]. Diabetologia, 2014, 57(11): 2251 - 2260.

[43] OKAMOTO M, MURAI J, IMAI Y, et al. Conditional deletion of Bmpr1a in differentiated osteoclasts increases osteoblastic bone formation, increasing volume of remodeling bone in mice[J]. J Bone Miner Res, 2011, 26(10): 2511 - 2522.

[44] POON C C, LI R W, SETO S W, et al. In vitro vitamin K2 and 1alpha, 25-dihydroxyvitamin D3 combination enhances osteoblasts anabolism of diabetic mice[J]. Eur J Pharmacol, 2015, 767: 30 - 40.

[45] QIAN C, ZHU C, YU W, et al. High-fat diet/low-dose streptozotocin-induced type 2 diabetes in rats impacts osteogenesis and Wnt signaling in bone marrow stromal cells [J]. PLoS One, 2015, 10(8): e136390.

[46] RETTING K N, SONG B, YOON B S, et al. BMP canonical Smad signaling through Smad1 and Smad5 is required for endochondral bone formation[J]. Development, 2009, 136(7): 1093 - 1104.

[47] ROODMAN G D. Cell biology of the osteoclast[J]. Exp Hematol, 1999, 27(8): 1229 - 1241.

[48] SHEN B, WEI A, WHITTAKER S, et al. The role of BMP-7 in chondrogenic and osteogenic differentiation of human bone marrow multipotent mesenchymal stromal cells in vitro[J]. J Cell Biochem, 2010, 109(2): 406 - 416.

[49] SHEN Z J, KIM S K, JUN D Y, et al. Antisense targeting of TGF-beta1 augments BMP-induced upregulation of osteopontin, type I collagen and Cbfa1 in human Saos-2 cells[J]. Exp Cell Res, 2007, 313(7): 1415 - 1425.

[50] SINGHATANADGIT W, SALIH V, OLSEN I. Up-regulation of bone morphogenetic protein receptor IB by growth factors enhances BMP-2-induced human bone cell functions[J]. J Cell Physiol, 2006, 209(3): 912 - 922.

[51] SONG C Y, PENG B, SGEN J Y, et al. Research on regulation mechanism of osteoclast differentiation[J]. Zhongguo Gu Shang, 2015, 28(6): 580 - 584.

[52] SORIANO P, MONTGOMERY C, GESKE R, et al. Targeted disruption of the c-src proto-oncogene leads to osteopetrosis in mice[J]. Cell, 1991, 64(4): 693 - 702.

[53] TETI A. Mechanisms of osteoclast-dependent bone formation[J]. Bonekey Rep, 2013, 2: 449.

[54] TSUJI K, BANDYOPADHYAY A, HARFE B D, et al. BMP2 activity, although dispensable for bone formation, is required for the initiation of fracture healing[J]. Nat Genet, 2006, 38(12): 1424 - 1429.

[55] TSUJI K, COX K, BANDYOPADHYAY A, et al. BMP4 is dispensable for skeletogenesis and fracture-healing in the limb[J]. J Bone Joint Surg Am, 2008, 90 Suppl 1: 14 - 18.

[56] TSUJI K, COX K, GAMER L, et al. Conditional deletion of BMP7 from the limb skeleton does not affect bone formation or fracture repair[J]. J Orthop Res, 2010, 28 (3): 384 - 389.

[57] WANG J M, TAO J, CHEN D D, et al. MicroRNA miR-27b rescues bone marrow-derived angiogenic cell function and accelerates wound healing in type 2 diabetes mellitus[J]. Arterioscler Thromb Vasc Biol, 2014, 34(1): 99 - 109.

[58] WANG M, JIN H, TANG D, et al. Smad1 plays an essential role in bone development and postnatal bone formation[J]. Osteoarthritis Cartilage, 2011, 19(6): 751 - 762.

[59] WU N, ZHAO Y, YIN Y, et al. Identification and analysis of type II TGF-beta receptors in BMP-9-induced osteogenic differentiation of C3H10T1/2 mesenchymal stem cells[J]. Acta Biochim Biophys Sin (Shanghai), 2010, 42(10): 699 - 708.

[60] XU F, DONG Y, HUANG X, et al. Decreased osteoclastogenesis, osteoblastogenesis and low bone mass in a mouse model of type 2 diabetes[J]. Mol Med Rep, 2014, 10 (4): 1935 - 1941.

[61] YAMASHITA T, YAO Z, LI F, et al. NF-kappaB p50 and p52 regulate receptor activator of NF-kappaB ligand (RANKL) and tumor necrosis factor-induced osteoclast

precursor differentiation by activating c-Fos and NFATc1[J]. J Biol Chem, 2007, 282 (25): 18245 - 18253.

[62] YOUN J Y, ZHOU J, CAI H. Bone morphogenic protein 4 mediates NOX1-dependent eNOS uncoupling, endothelial dysfunction, and COX2 induction in type 2 diabetes mellitus[J]. Mol Endocrinol, 2015, 29(8): 1123 - 1133.

[63] ZENG X Z, HE L G, WANG S, et al. Aconine inhibits RANKL-induced osteoclast differentiation in RAW264. 7 cells by suppressing NF-kappaB and NFATc1 activation and DC-STAMP expression[J]. Acta Pharmacol Sin, 2016, 37(2): 255 - 263.

[64] ZHANG W L, MENG H Z, YANG M W. Regulation of DMT1 on bone microstructure in type 2 diabetes[J]. Int J Med Sci, 2015, 12(5): 441 - 449.

第四章
运动对 T2DM 小鼠骨代谢作用的影响

患 T2DM 后,机体内胰岛素浓度降低且血糖浓度升高,机体内环境的变化使得新陈代谢出现紊乱,从而导致骨质疏松甚至骨折的发生。然而目前防治 T2DM 骨质疏松的主要办法还是药物治疗,例如双磷酸盐类等,但长时间服用药物在改善 T2DM 骨质疏松的同时也给机体造成较大的不良反应。运动训练是一种经济、有效的干预方式,在防治 T2DM 中具有重要的作用。运动训练可显著改善 T2DM 造成的骨质疏松症状,且不同方式的运动对 T2DM 骨代谢产生的影响存在较大差异。本章节在第三章的基础上,试图探讨不同方式运动对 T2DM 小鼠骨代谢的影响及其生物学机制,由此提出本章的研究假设:运动训练可显著改善 T2DM 小鼠的骨形态结构和骨量;GPR48 和 TGF-β/BMP 信号通路在运动训练调控 T2DM 小鼠的骨形成代谢过程中具有重要的调控作用;GPR48 和 OPG/RANKL/RANK 分子轴及其下游 CN/NFAT 信号通路在运动训练影响 T2DM 小鼠骨吸收代谢的过程中起着重要的调控作用。基于以上研究假设,本章将通过以下三个实验来进行验证。

第一节　运动对 T2DM 小鼠骨组织表型的影响

目前防治 T2DM 骨质疏松的主要方法是药物治疗,而药物在治病的同时也会给身体带来各种不良反应。运动训练是一种经济且无不良反应的有效干预手段,其在防治 T2DM 骨质疏松发生中的作用已在很多研究中被证实,然而有关不同方式运动影响 T2DM 小鼠骨表型或骨代谢的相关研究鲜有报道。根据以上研究基础,本研究利用高脂膳食和注射 STZ 的方法进行 T2DM 小鼠造模,造模成功后分别对小鼠进行 8 周游泳和下坡跑训练,8 周训练结束后利用电子秤、游标卡尺、micro-CT、Van Gieson、HE 等工具或染色方法对小鼠体重、股骨和胫骨骨形态、骨组织形态计量学相关指标等进行检测,探究不同方式的运动对 T2DM 小鼠骨表型的影响,从骨组织形态学角度上揭示运动训练对 T2DM 小鼠骨代谢的影响。

一、材料与方法

1. 实验动物

60 只 4 周龄 C57BL/6 雄性小鼠[购自上海西普尔——必凯公司,生产许可证号: SYXX(沪)2015 - 0011],初始体重为 19 g,适应性喂养 1 周后,小鼠给予高脂膳食(购自斯莱克公司)喂养,自由饮水,昼夜比为 1 : 1(24 h/d)。高脂膳食喂养 6 周后注射 STZ 进行 T2DM 小鼠造模。T2DM 小鼠造模成功后,把小鼠随机分为三组:T2DM 对照组(TC,$n=16$ 只),T2DM 游泳组(TS,$n=19$ 只)和 T2DM 下坡跑组(TD,$n=19$ 只),然后进行运动训练。小鼠在华东师范大学体育与健康学院清洁级动物房进行喂养,本节实验是在华东师范大学"青少年健康评价与运动干预"教育部重点实验室进行。以上实验均通过华东师范大学动物实验伦理委员会批准(伦理编号: M20150311)。

2. 实验动物造模

同第三章第一节的实验动物造模。

3. 实验动物训练

小鼠 T2DM 造模成功后,分别利用下坡跑和游泳两种不同的运动方式对小鼠进行 8 周的运动训练,训练结束后 12~24 h,摘除小鼠眼球取血后断颈椎处死小鼠,对小鼠骨组织进行取材以备后面实验检测需要。具体训练方案如下。

(1) 下坡跑: 0.8 km/h,50 min,坡度 9°,每周 6 天,共计 8 周。其中第 1 周为适应性训练,第 1、2 天每天训练 30 min,第 3、4 天每天训练 40 min,第 5、6 天每天训练 50 min。

(2) 游泳: 将小鼠放于长度(42 cm)×宽度(40 cm)×水深(36 cm)的容器中进行游泳训练,50 min/d,共计 8 周。其中第 1 周为适应性训练,第 1、2 每天训练 30 min,第 3、4 天每天训练 40 min,第 5、6 天每天训练 50 min。下坡跑和游泳训练如图 4 - 1 所示。

4. 实验材料

包括实验动物取材、主要试剂和仪器、主要试剂配制方法以及相关指标检测均同第三章第一节。

5. 实验数据处理

采用 Excel、GraphPad Prism 5 和 SPSS18.0 对实验数据进行统计并进行单因素方差分析。$P<0.05$ 和 $P<0.01$ 分别表示差异具有显著性和差异具有非常显著性。

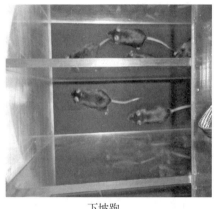 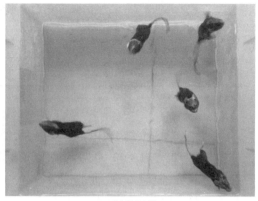

下坡跑　　　　　　　　　　　　　　　　游泳训练

图 4 - 1　小鼠下坡跑和游泳训练图

二、实验结果

1. 不同方式运动对 T2DM 小鼠体重的影响

由图 4 - 2 和表 4 - 1 可知,经过 8 周运动训练后,与 ZC 组小鼠体重相比,TS 组和 TD 组小鼠的体重均显著下降($P < 0.01$)。说明游泳和下坡跑运动均可显著降低 T2DM 小鼠体重。

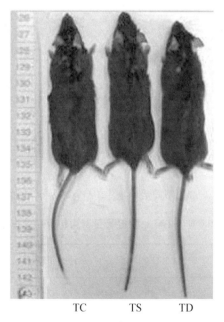

TC　　　TS　　　TD

图 4 - 2　不同运动组 T2DM 小鼠

表 4 - 1　不同运动组 T2DM 小鼠体重的比较($\bar{x} \pm s$)

指　标	TC 组	TS 组	TD 组
体重(g)	31.29±1.65	28.29±2.65**	28.27±2.27**

注: 与 TC 组相比,** $P < 0.01$。

2. 不同方式的运动对 T2DM 小鼠股骨和胫骨骨重和骨形态指标的影响

由图 4 - 3 和表 4 - 2 可知,经过 8 周运动训练后,发现与 TC 组相比,TS 组小鼠胫骨长度、胫骨湿重、远端冠状轴宽度、中间冠状轴宽度和近端冠状轴宽度均呈增长趋势但差异不具有显著性($P > 0.05$),而远端矢状轴宽度、中间矢状轴宽度和近端矢状轴宽度却呈现减少趋势而差异也不具有显著性($P > 0.05$);TD 组小鼠胫骨远端冠状轴宽度、中间冠状轴宽度和近端冠状轴宽度呈增长趋势但差异不具有显著性($P > 0.05$),而远端矢状轴宽度和近端矢状轴宽度却呈现减少趋势而差异也不具有显著性($P > 0.05$);胫骨长度、胫骨湿重和中间矢状轴宽度减少且具有显著性差异($P < 0.05$ 或 $P < 0.01$)。与 TS 组相比,TD 组胫骨长度、胫骨湿重、远端冠状轴宽度、中间冠状轴宽度和近端冠状轴宽度、远端矢状轴宽度、中间矢状轴宽度和近端矢状轴宽度虽出现变化但差异不具有显著性($P > 0.05$)。

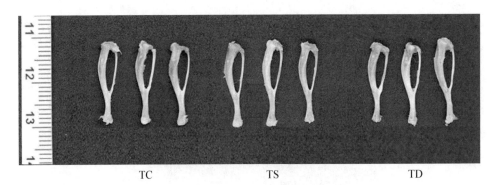

图 4 - 3　不同运动组 T2DM 小鼠胫骨的比较

表 4 - 2　不同运动组 T2DM 小鼠胫骨骨湿重和骨形态指标的比较($\bar{x} \pm s$)

指　标	TC 组	TS 组	TD 组
胫骨湿重(mg)	62.67±6.31	67.67±6.95	69.83±10.11*
胫骨长度(mm)	17.14±2.42	17.99±0.65	18.43±0.36*

续　表

指　　标	TC组	TS组	TD组
远端矢状轴宽度(mm)	1.22±0.08	1.22±0.13	1.21±0.13
远端冠状轴宽度(mm)	1.42±0.21	1.61±0.24	1.65±0.21
中间矢状轴宽度(mm)	1.48±0.34	1.39±0.13	1.35±0.16**
中间冠状轴宽度(mm)	1.39±0.21	1.57±0.18	1.50±0.30
近端矢状轴宽度(mm)	2.59±0.23	2.34±0.19	2.40±0.29
近端冠状轴宽度(mm)	1.83±0.28	2.13±0.37	2.06±0.39

注:与 TC 组相比,$^*P<0.05$,$^{**}P<0.01$。

由图 4-4 和表 4-3 可知,小鼠经过 8 周运动训练后,与 TC 组相比,TS 组小鼠的股骨长度、股骨远端冠状轴宽度、股骨远端矢状轴宽度、股骨中间冠状轴宽度、股骨中间矢状轴宽度、股骨近端冠状轴宽度和股骨近端矢状轴宽度虽然出现变化但差异不具有显著性($P>0.05$),而股骨湿重出现显著性增加($P<0.01$);TD 组小鼠股骨长度、股骨中间冠状轴宽度、股骨中间矢状轴宽度、股骨近端冠状轴宽度和股骨近端矢状轴宽度虽出现变化但差异不具有显著性($P>0.05$),而股骨湿重、股骨远端冠状轴宽度和股骨远端矢状轴宽度均显著升高且具有非常显著性差异($P<0.01$)。与 TS 组相比,TD 组小鼠股骨远端矢状轴宽度出现显著增加($P<0.05$),而股骨长度、股骨湿重、股骨远端冠状轴宽度、股骨远端矢状轴宽度、股骨中间冠状轴宽度、股骨中间矢状轴宽度、股骨近端冠状轴宽度和股骨近端矢状轴宽度虽出现变化但差异不具有显著性($P>0.05$)。

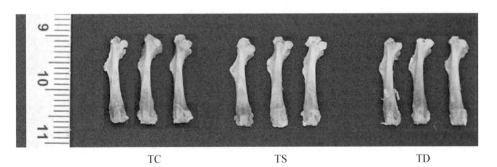

图 4-4　不同运动组 T2DM 小鼠股骨的比较

表 4-3　不同运动组 T2DM 小鼠股骨骨湿重和骨形态指标的比较($\bar{x} \pm s$)

指　　标	TC 组	TS 组	TD 组
股骨湿重(mg)	70.67±3.78	82.17±3.66**	85.50±3.45**
股骨长度(mm)	16.22±0.25	16.27±0.22	16.58±0.56
股骨远端矢状轴宽度(mm)	1.62±0.12	1.74±0.16	1.97±0.10**△
股骨远端冠状轴宽度(mm)	2.52±0.14	2.61±0.21	2.75±0.08**
股骨中间矢状轴宽度(mm)	1.46±0.08	1.44±0.77	1.48±0.08**
股骨中间冠状轴宽度(mm)	2.21±0.38	2.09±0.08	2.04±0.11
股骨近端矢状轴宽度(mm)	1.71±0.19	1.92±0.23	1.84±0.18
股骨近端冠状轴宽度(mm)	2.26±0.11	2.28±0.32	2.33±0.18

注：与 TC 组相比，** $P < 0.01$；与 TS 组相比，△ $P < 0.05$。

3. 不同方式运动对 T2DM 小鼠骨组织形态计量学相关指标的影响

由图 4-5、图 4-6 所示和表 4-4 可知，8 周训练结束后，取小鼠股骨并利用 micro-CT 对其扫描分析，发现与 TC 组相比，TS 组小鼠股骨的皮质骨 BMD、BV、TV、BV/TV、BS、TS、IS、BS/BV、BS/TV、Tb. Th、Tb. N 和 Tb. Sp 均呈变化趋势但差异不具有显著性($P > 0.05$)；TD 组小鼠股骨皮质骨 BMD、BV、TV、

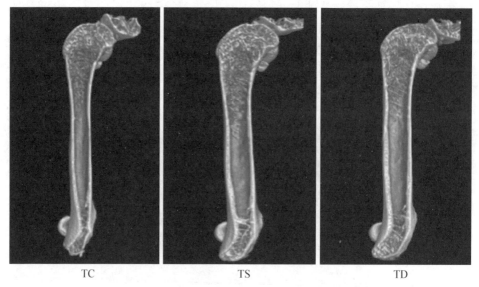

图 4-5　不同运动组 T2DM 小鼠 micro-CT 扫描图

BS、TS、IS、BS/TV、Tb. N 和 Tb. Sp 也均呈变化趋势但差异不具有显著性差异（$P > 0.05$），而 BV/TV、BS/BV 和 Tb. Th 均出现显著性变化（$P < 0.05$）。与 TS 组相比，TD 组小鼠股骨皮质骨 BMD、BV、TV、BV/TV、BS、TS、IS、BS/BV、BS/TV、Tb. Th、Tb. N 和 Tb. Sp 均呈变化趋势但差异不具有显著性（$P > 0.05$）。

　　由图 4 - 6 和表 4 - 5 可知，8 周训练结束后，取小鼠股骨并利用 micro - CT 对其扫描分析，发现与 TC 组相比，TS 组小鼠股骨的松质骨 BMD、BV、TV、BV/TV、BS、BS/TV、TS、IS、BS/BV、Tb. Th、Tb. N 和 Tb. Sp 均呈变化趋势但差异不具有显著性（$P > 0.05$）；TD 组小鼠股骨的松质骨 BMD、BV、BV/TV、BS、IS、BS/BV、BS/TV、Tb. Th 和 Tb. N 均呈现显著性变化（$P < 0.05$ 或 $P < 0.01$），而 TV、TS 和 Tb. Sp 虽出现变化但差异不具有显著性（$P > 0.05$）。与 TS 组相比，TD 组小鼠股骨松质骨 BMD、BV、TV、BV/TV、BS、TS、IS、BS/BV、Tb. Th、Tb. N 和 Tb. Sp 均呈变化趋势但差异不具有显著性（$P > 0.05$），而 BS/TV 出现显著性增加（$P < 0.05$）。

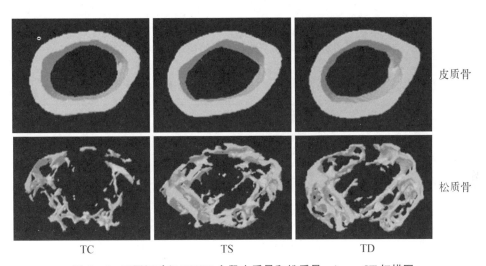

皮质骨

松质骨

TC　　　　　　　　TS　　　　　　　　TD

图 4 - 6　不同运动组 T2DM 小鼠皮质骨和松质骨 micro - CT 扫描图

表 4 - 4　不同运动组 T2DM 小鼠股骨皮质骨骨组织形态计量学指标的比较（$\bar{x} \pm s$）

指　标	TC 组	TS 组	TD 组
BMD(g/cc)	1.72±0.01	1.74±0.03	1.75±0.02
BV(mm³)	0.79±0.05	0.84±0.10	0.92±0.11
TV(mm³)	1.67±0.04	1.75±0.28	1.76±0.19

指　　标	TC 组	TS 组	TD 组
BV/TV(%)	47.37±2.02	48.35±3.35	52.29±0.57*
BS(mm²)	10.84±0.49	11.08±1.19	11.33±0.98
TS(mm²)	12.71±0.51	13.09±1.61	13.13±1.15
IS(mm²)	1.51±0.09	1.59±0.22	1.80±0.25
BS/BV(1/mm)	13.69±0.35	13.16±0.70	12.31±0.43*
BS/TV(1/mm)	6.48±0.13	6.36±0.37	6.43±0.19
Tb.Th(mm)	0.20±0.00	0.21±0.01	0.23±0.01*
Tb.N(1/mm)	2.33±0.05	2.32±0.20	2.27±0.10
Tb.Sp(mm)	0.13±0.01	0.13±0.01	0.12±0.01

注：与 TC 组相比，* $P<0.05$；BMD 为骨密度；BV 为骨体积；TV 为选择感兴趣区域体积；BV/TV 为骨体积分数；BS 为骨表面积；TS 为总 ROI 面积；IS 为横断面积；BS/BV 为骨表面积/骨体积；BS/TV 为骨表面积/组织体积；Tb.Th 为骨小梁厚度；Tb.N 为骨小梁数量；Tb.Sp 为骨小梁分离度。

表 4 - 5　不同运动组 T2DM 小鼠股骨松质骨骨组织形态计量学指标的比较($\bar{x}\pm s$)

指　　标	TC 组	TS 组	TD 组
BMD(g/cc)	0.22±0.016	0.26±0.04	0.33±0.02**
BV(mm³)	0.28±0.04	0.43±0.17	0.57±0.14*
TV(mm³)	1.96±0.09	2.06±0.35	1.96±0.29
BV/TV(%)	14.35±2.21	20.16±6.03	29.10±3.53**
BS(mm²)	12.79±2.06	16.86±4.17	19.21±3.19*
TS(mm²)	10.44±0.61	10.70±1.36	10.40±1.06
IS(mm²)	1.81±0.20	2.64±1.00	3.90±0.77*
BS/BV(1/mm)	45.60±1.47	41.79±8.29	33.93±3.16**
BS/TV(1/mm)	6.55±1.09	8.10±0.92	9.80±0.34**△
Tb.Th(mm)	0.10±0.00	0.10±0.01	0.12±0.01*
Tb.N(1/mm)	1.50±0.31	1.92±0.33	2.43±0.16**
Tb.Sp(mm)	0.33±0.06	0.29±0.01	0.28±0.04

注：与 TC 组相比，* $P<0.05$，** $P<0.01$；TS 组相比，△ $P<0.05$。BMD 为骨密度；BV 为骨体积；TV 为选择感兴趣区域体积；BV/TV 为骨体积分数；BS 为骨表面积；TS 为总的 ROI 面积；IS 为横断面积；BS/BV 为骨表面积/骨体积；BS/TV 为骨表面积/组织体积；Tb.Th 为骨小梁厚度；Tb.N 为骨小梁数量；Tb.Sp 为骨小梁分离度。

4. 不同方式运动对 T2DM 小鼠骨组织 Van Gieson 染色结果的影响

由图 4-7 所示可知,经过 8 周不同方式运动后,与 TC 相比,TS 组小鼠骨小梁数量变化不是很明显,而 TD 组小鼠骨小梁数量显著增多。与 TS 组相比,TD 组小鼠骨小梁数量亦呈现显著增多。

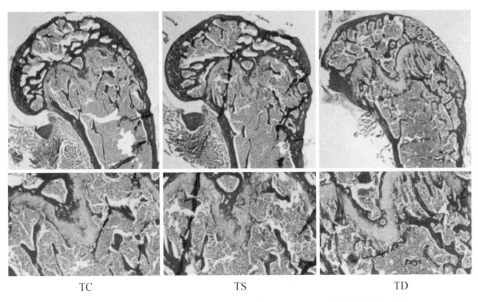

TC　　　　　　　　　　TS　　　　　　　　　　TD

图 4-7　不同运动组 T2DM 小鼠股骨 Van Gieson 染色结果(×4)

5. 不同方式运动对 T2DM 小鼠骨组织 HE 染色结果的影响

由图 4-8 所示可知,8 周运动训练结束后,利用 HE 法对股骨石蜡切片进行染色发现,与 TC 组相比,TS 组和 TD 组小鼠股骨远端骨小梁数量出现显著增加;与 TS 组相比,TD 组小鼠股骨远端的骨小梁数量也出现显著增加。

三、讨论分析

1. 不同方式运动对 T2DM 小鼠体重的影响

T2DM 是一种复杂的内分泌疾病,患病后随着胰岛素分泌减少、胰岛素抵抗和高血糖等机体内环境的变化,使机体不能正常摄取葡萄糖进行供能,机体只能靠分解自身的脂肪和蛋白质来供能,从而使得体重下降。而在 T2DM 的动物研究中,为了维持动物的胰岛素抵抗要一直给予动物高脂饲料喂养,所以 T2DM 大鼠或者小鼠的体重均会显著增加。运动训练是一种减肥的有效手段,其作用在很多研究中已被证实。而目前有关运动训练降低 T2DM 小鼠体重的相关研究不是很多,Ostler 等研究发现,跑台训练可显著降低 db/db 自发性 T2DM 小

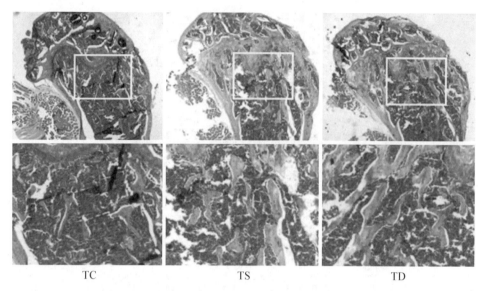

TC　　　　　　　　TS　　　　　　　　TD

图 4 - 8　不同运动组 T2DM 小鼠股骨 HE 染色结果(×4)

鼠的体重。Ishikawa 等在研究不同强度跑台训练对 T2DM 小鼠肾功能、氧化应激和炎症的影响时发现,中等强度跑台训练(速度 10 m/min、30 min/次、5 d/周,共 8 周)降低体重的作用效果优于低强度跑台训练(速度 5 m/min、30 min/次、3 d/周,共 8 周)。然而,目前国内外体育领域内有关下坡跑和游泳训练降低 T2DM 小鼠体重的相关研究尚未见报道。

　　本研究中,与 TC 组相比,TS 组和 TD 组小鼠的体重均显著下降。说明:游泳和下坡跑运动均可显著降低 T2DM 小鼠的体重。分析其原因,可能与游泳和下坡跑两种运动模式的强度较大有关。当 T2DM 小鼠进行强度较大的运动时,小鼠需要消耗大量的脂肪来供能,从而使得小鼠体重降低,这与前人的研究结果一致。其他研究也发现,长时间的有氧运动可显著降低 T2DM 大鼠的体重,且下坡跑降低 T2DM 小鼠体重的效果与游泳之间的差异不具有显著性。综上所述,8 周游泳和下坡跑运动均可显著降低 T2DM 小鼠体重。

　　2. 不同方式运动对 T2DM 小鼠骨重和骨形态的影响

　　当骨组织新陈代谢出现变化时,在微观上骨组织形态计量学指标和骨量呈现显著变化,而宏观上骨重和骨形态也呈现显著变化。目前有关骨重和骨形态的相关研究主要集中在各种疾病的药物干预上。赵荣梅研究发现,更年安怡方可显著提高骨质疏松大鼠肱骨干重、湿重、长度、宽度及骨强度。Marongiu 等在研究 FOXL2 对骨骼发育的影响时发现,将 FOXL2 敲除后小鼠胫骨骨重和长度显著下降。Zhu 等研究也证实,PTHrP 敲除后小鼠的骨生长发育受到显著抑制,与正常组小鼠相比,敲除小鼠 PTHrP 后股骨重量、近端、中间和远端的矢状轴和冠状轴宽度均显著降低。患 T2DM 会显著抑制骨形成代谢并促进骨吸收代谢而使得骨量显著减少,导致骨重和骨组织形态结构的显著下降。研究发现,T2DM 使得小鼠骨量下降导致骨质疏松的发生,并且伴随着胫骨骨湿重的显著下降,而其长度、远/中/近端矢状轴和冠状轴宽度虽出现下降但差异不具有显著性。运动训练是一种促进骨形成代谢抑制骨吸收代谢的重要方法。研究证实,运动训练在显著促进 T2DM 骨形成代谢的同时也会抑制骨吸收代谢,从而防治骨质疏松。但目前体育领域内有关运动训练影响 T2DM 小鼠骨重、远/中/近端矢状轴和冠状轴宽度的相关研究尚鲜有报道。

本研究中,T2DM 小鼠经过 8 周运动训练后,与 TC 组相比,TS 组小鼠胫骨长度、湿重、远/中/近端矢状轴和冠状轴宽度虽有增加趋势但是均不具有显著性差异;TD 组小鼠胫骨湿重、胫骨长度和中间矢状轴宽度均显著增加,其他各项指标虽均呈增长趋势但不具有显著性差异。说明下坡跑可显著促进 T2DM 小鼠的骨生长发育使得胫骨湿重和骨形态显著增加,而游泳对 T2DM 小鼠骨的作用影响不显著。与 TS 组相比,TD 组小鼠胫骨的各项指标虽有变化但差异不具有显著性。说明下坡跑和游泳两种运动方式对 T2DM 小鼠胫骨骨重和骨形态的影响不显著。在股骨上,与 TC 组相比,TS 组股骨长度、远/中/近端矢状轴和冠状轴宽度虽出现变化但差异不具有显著性,而股骨湿重量却显著增加。TD 组小鼠股骨长度、中间冠状轴宽度、近端冠状轴宽度和近端矢状轴宽度虽出现变化但差异不具有显著性,而股骨湿量、中间矢状轴宽度、远端冠状轴宽度和远端矢状轴宽度均显著升高且具有非常显著性差异。说明下坡跑和游泳运动可显著提高股骨重量,究其原因可能与下坡跑和游泳运动可促进 T2DM 小鼠胫骨的骨形成代谢并抑制骨吸收代谢,从而使得骨量增加有关。骨量的增加使得骨湿重和骨形态显著增加。与 TS 组相比,TD 组远端矢状轴宽度显著增加,而股骨长度、股骨湿重、远端冠状轴宽度、远端矢状轴宽度、中间冠状轴宽度、中间矢状轴宽度、近端冠状轴宽度和近端矢状轴宽度虽出现变化但差异不具有显著性。说明下坡跑和游泳运动对提高 T2DM 小鼠股骨湿重和骨形态的影响之间不具有显著性。究其原因可能与这两种不同方式的运动对骨微细结构上造成的影响还不能达到可以影响骨湿重和骨形态结构。由于目前有关运动训练调控 T2DM 小鼠骨湿重和骨形态的相关研究尚未见报道,很多生物学机制尚不明确。

3. 不同运动方式对 T2DM 小鼠骨组织形态计量学指标的影响

骨组织形态计量学是评价骨组织健康状况的重要指标之一,主要包括 BV/TV、BS/BV、BS/TV、Tb. Th、Tb. N 和 Tb. Sp 等参数指标。当骨组织新陈代谢发生变化时,在骨组织上最先表现在骨组织形态计量学相关指标上(如骨小梁)。患 T2DM 后对骨组织造成重要的负调控作用,使得骨组织形态计量学和骨量均显著下降,造成骨质疏松甚至骨折的发生。研究发现,与 C57BL 小鼠相比,KK‐Ay 自发性 2 型糖尿小鼠骨组织形态计量学指标出现显著变化,股骨总 BMD、皮质骨 BMD 和皮质骨厚度显著增加,而松质骨 BMD、BV/TV、骨小梁厚度和骨小梁数量均显著下降。以上研究说明,T2DM 会显著降低骨密度和骨组织形态计量学各项指标。运动训练作为一种有效的改善 T2DM 骨代谢的手段,其在改善 T2DM 患者和动物骨质疏松上具有重要促进作用。在人体研究中,de Luis Román 等的研究中发现,经常参与体育活动会显著促进 T2DM 患者的骨形成,使得股骨远端骨密度显著升高。研究也发现,每周 4～5 次的体育活动可显著改善老年女性 T2DM 患者胫骨远端的 BMD。规律性的运动可显著提高 T2DM 男性的骨硬度,提升骨健康。动物研究结果与人体研究相一致,中等强度有氧运动可显著提高 T2DM 小鼠的骨密度和骨生物力学性能,对于 T2DM 骨质疏松的防治具有重要意义。综上所述,人体和动物研究均证实,有规律地参加体育活动或运动训练可显著改善 T2DM 的骨代谢,改善骨健康状况。但是目前体育领域内有关运动训练改善 T2DM 患者或者动物骨组织形态计量学指标的相关研究尚鲜有报道。

本研究中,经过 8 周下坡跑和游泳训练后,与 TC 组相比,TS 组小鼠股骨皮质骨的 BMD、BV、TV、BV/TV、BS、TS、IS、BS/BV、BS/TV、Tb. Th、Tb. N 和 Tb. Sp 均呈变化趋势但差异不具有显著性;TD 组小鼠股骨皮质骨的 BMD、BV、TV、BS、TS、IS、BS/T、Tb. N 和 Tb. Sp 虽有变化趋势但差异不具有显著性,而 BV/TV、BS/BV 和 Tb. Th 均出现显著性变化。说明游泳运动对 T2DM 小鼠骨组织形态计量学的影响不是很显著,而下坡跑对皮质骨具有一定的影响。与 TS 组相比,TD 组小鼠股骨皮质骨的 BMD、BV、TV、BV/TV、BS、TS、IS、BS/BV、BS/TV、Tb. Th、Tb. N 和 Tb. Sp 均有变化趋势但差异不具有显著性。股骨石蜡切片的 Van Gieson 和 HE 染色结果也发现,游泳和下坡跑对皮质骨的影响并不很显著。说明下坡跑和游泳这两种运动方式对 T2DM 小鼠股骨皮质骨的作用影响不存在差异。这可能与下坡跑的运动强度较大,从而使得 T2DM 小鼠骨形成速率更快,也可能与下坡跑和游泳对骨组织产生的力学刺激方式不同有关,下坡跑对骨产生的直接作用力对骨的促进作用要比游泳运动的间接作用力大。目前有关运动训练影响 T2DM 小鼠皮质骨变化的相关研究尚未见报道,其生物学机制尚待揭示。

在松质骨上,利用 micro‐CT 和石蜡切片的 Van Gieson 和 HE 染色结果发现,与 TC 组相比,TS 组小鼠松质骨的骨组织形态计量学相关指标变化并不显著,而 TD 组小鼠松质骨的 BMD、BV/TV、BS/TV、Tb. Th 等指标均呈显著变化,石蜡切片 Van Gieson 和 HE 染色结果也显示 TD 组骨小梁显著增加。说明下坡跑这种运动可显著促进 T2DM 小鼠股骨的骨小梁形成,从而使得小鼠微细结构得到显著改善,促进骨重塑。这与下坡跑可显著促进 T2DM 小鼠骨中 I 型胶原蛋白高表达有关,因骨中 I 型胶原蛋白增多,可为矿物质沉积提供场所,以促进骨形成和骨密度增加。下坡跑还可通过激活 T2DM 小鼠骨组织中 Wnt/β-catenin 信号通路,该信号通路激活后会促进成骨细胞分化成熟,并抑制破骨细胞分化成熟及功能发挥,从而使得 T2DM 小鼠的松质骨骨量增加,骨组织形态得到改善。也可能与下坡跑可激活 T2DM 小鼠骨中 BMP-2、Smad1/5 和 Runx2 表达有关激活 BMP-2 及其下游相关细胞因子的表达可显著促进 T2DM 大鼠的成骨细胞分化及骨形成。目前有关运动训练调控 T2DM 骨代谢的相关研究较少,很多生物学机制尚不清晰。笔者猜测,下坡跑改善 T2DM 小鼠骨量和骨组织形态结构可能与下坡跑可激活小鼠骨组织中 TGF-β/BMP 信号通路和抑制 OPG/RANKL/RANK 分子轴及其下游的 CN/NFAT 信号通路有关。患 T2DM 后会抑制骨中这两条信号通路的表达,从而使得骨量下降,出现骨质疏松,但目前尚缺少这方面的直接证据。从 TGF-β/BMP 信号通路调控的骨形成代谢和 OPG/RANKL/RANK 分子轴及其下游的 CN/NFAT 信号通路调控的骨吸收两个方面揭示下坡跑改善 T2DM 小鼠骨形态结构和骨组织形态计量学的生物学机制。实验显示,与 TS 组相比,TD 组 BS/TV 出现显著变化,而其他指标虽出现变化趋势但差异不具有显著性。而 Van Gieson 染色和 HE 染色结果发现,与 TS 组相比,TD 组小鼠骨形态结构得到显著改善,松质骨结构得到改善,骨小梁数量显著增多。提示下坡跑对改善 T2DM 小鼠骨组织形态计量学的作用显著优于游泳。这可能与下坡跑的运动强度较大且对骨形成的力学刺激方式为直接力学刺激有关,较大强度的直接力学刺激促进骨形成抑制骨吸收的作用效果显著优于强度较小的间接力学刺激(即游泳运动过程中肌肉对骨产生的肌肉牵拉力)。

四、结论

(1) 8 周游泳和下坡跑可显著降低 T2DM 小鼠的体重。

(2) 8 周下坡跑训练可显著改善 T2DM 小鼠骨组织形态计量学指标和骨健康状况,且其作用效果优于游泳运动。

第二节　运动对 T2DM 小鼠骨形成代谢的作用机制

一、运动对 T2DM 小鼠骨中 TGF - β/BMP 途径及骨形成代谢作用的影响

患 T2DM 后机体内形成高血糖和低胰岛素浓度状态,对骨代谢产生了重要的负向调控作用(抑制骨形成代谢并增强骨吸收代谢),导致骨质疏松以及骨折的发生。运动训练作为一种特殊的干预方式,对于骨重建和骨构塑具有重要的作用。研究证实,骨组织形态结构、骨密度和骨小梁的形态结构及其三维立体结构与运动训练对其产生的力学刺激存在密切的关系。因运动训练是一种经济、有效且无不良反应可以改善 T2DM 骨质疏松状况的有效方式,目前已被广大患者所接受。体育领域内有关运动训练影响 T2DM 骨代谢的研究还不是很多,主要集中在人体和动物研究上。但是相关研究仅局限在运动训练影响骨量、骨密度、骨生物力学、血液生化指标等的一些较为简单指标检测上,对于运动训练影响 T2DM 骨形成代谢的生物学机制尚不清晰。本章第二节中的研究发现,T2DM 小鼠骨组织中 GPR48 表达显著下调,从而使得其下游的 TGF - β/BMP 的信号通路也受到显著抑制,成骨细胞分化及成骨能力显著下降,小鼠骨组织形态计量学相关指标和骨密度显著下降。说明 GPR48 在 T2DM 小鼠骨代谢过程中起着重要的调控作用。本节将利用下坡跑和游泳两种运动方式对 T2DM 小鼠(高脂膳食加注射 STZ 的方法进行造模)进行为期 8 周的训练,训练结束后对小鼠进行取材并利用石蜡切片、ALP 染色、RT - PCR、Western - blotting、成骨细胞原代培养等方法,探究不同方式运动影响 T2DM 骨形成代谢的生物学机制。

1. 材料与方法

实验动物及其造模和训练,主要试剂、仪器、试剂配制方法,以及实验动物取材和相关指标检测均同第三章第二节。

2. 实验结果

1) 不同方式运动对 T2DM 小鼠骨组织中 GPR48 表达的影响

由图 4 - 9 和表 4 - 6 可知,与 TC 组相比,TS 组 GPR48 mRNA 和蛋白表达均显著上调($P < 0.01$,$P < 0.05$),TD 组 GPR48 mRNA 和蛋白表达亦显著上调($P < 0.01$);与 TS 组相比,TD 组 GPR48 蛋白表达显著上调($P < 0.05$)。

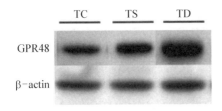

**图 4 - 9　不同运动组 T2DM 小鼠骨中
GPR48 蛋白表达条带图**

注：GPR48 为 G 蛋白偶联受体 48；β-actin 为 β-肌动蛋白。

**表 4 - 6　不同运动组 T2DM 小鼠骨中
GPR48 表达的比较($\bar{x}\pm s$)**

GPR	TC 组	TS 组	TD 组
mRNA	1.04 ± 0.17	$1.84\pm0.29^{**}$	$1.84\pm0.21^{**}$
蛋白	0.71 ± 0.22	$1.04\pm0.28^{*}$	$1.46\pm0.25^{**\triangle}$

注：与 TC 组相比，$^{*}P<0.05$，$^{**}P<0.01$；与 TS 组相比，$^{\triangle}P<0.05$。

2) 不同方式运动对 T2DM 小鼠骨中 TGF - β/BMPs 信号通路中相关细胞因子 mRNA 表达的影响

分析表 4 - 7 可知，与 TC 组相比，TS 组小鼠骨组织中 TGF - $β_1$、BMP - 9、Smad5、OC、Osx、OCN、ALP 和 Col1 的 mRNA 表达均显著上调($P<0.05$ 或 $P<0.01$)，但 BMP - 4、Smad1、Smad2、Smad3、Smad4、BMP - 2、Smad8、BSP、Runx2 和 OPN 的 mRNA 表达均呈上调趋势但差异不具有显著性($P>0.05$)；TD 组小鼠骨组织中 TGF - $β_1$、Smad2、BMP - 2、BMP - 9、Smad1、Smad5、Runx2、OC、Osx、OCN、ALP、Col1 和 OPN 的 mRNA 表达均显著上调($P<0.05$ 或 $P<0.01$)，而 BMP - 4、Smad3、Smad4、Smad8、BSP 的 mRNA 表达均呈上调趋势但差异不具有显著性($P>0.05$)。与 TS 组相比，TD 组小鼠骨组织中 Smad2、BMP - 4、Smad8、OC、Osx、ALP、Col1 的 mRNA 表达均显著上调($P<0.05$ 或 $P<0.01$)，而 TGF - $β_1$、Smad3、Smad4、BMP - 2、BMP - 9、Smad1、Smad5、Runx2、OCN、BSP 和 OPN 的 mRNA 表达均呈上调趋势但差异不具有显著性($P>0.05$)。

表 4 - 7　不同运动组 T2DM 小鼠骨中细胞因子 mRNA 表达的比较($\bar{x}\pm s$)

基因名称	TC 组	TS 组	TD 组
TGF - $β_1$	0.11 ± 0.02	$0.15\pm0.03^{*}$	$0.20\pm0.07^{*}$
Smad2	1.77 ± 0.23	1.73 ± 0.35	$2.32\pm0.45^{*\triangle}$
Smad3	8.21 ± 2.16	8.56 ± 2.16	9.49 ± 1.05
Smad4	1.92 ± 0.97	2.70 ± 0.70	2.73 ± 0.49
BMP - 2	2.45 ± 0.55	3.03 ± 0.63	$3.43\pm0.66^{*}$
BMP - 4	1.58 ± 0.63	1.36 ± 0.32	$1.77\pm0.19^{\triangle}$

续　表

基因名称	TC组	TS组	TD组
BMP-9	3.25±0.38	4.50±0.68**	5.06±0.85**
Smad1	0.10±0.48	1.23±0.24	1.47±0.16*
Smad5	0.74±0.14	1.11±0.31*	1.54±0.40**
Smad8	0.78±0.51	0.66±0.25	0.98±0.21^
OC	0.15±0.08	0.27±0.06*	0.37±0.04**^^
Osx	5.69±1.07	8.20±0.56**	9.71±1.32**^
Runx2	1.25±0.12	1.62±0.58	2.13±0.57**
OCN	0.80±0.18	1.31±0.35**	1.37±0.28**
BSP	2.42±0.81	2.90±0.05	3.02±1.18
ALP	6.43±0.95	8.50±1.69*	11.78±1.86**^
Col1	1.41±0.24	1.82±0.17**	2.11±0.11**^^
OPN	1.68±0.38	1.88±0.63	2.09±0.12*

注：与 TC 组相比，* $P<0.05$，** $P<0.01$；与 TC 组相比，"^"表示 $P<0.05$，"^^"表示 $P<0.01$。

3) 不同方式运动对 T2DM 小鼠骨中 TGF-β/BMP 信号通路中相关细胞因子蛋白表达的影响

由图 4-10 所示和分析表 4-8 可知，与 TC 组相比，TS 组 p-Smad1、Smad5、p-Smad8、p-Smad2、p-Smad3 和 OPN 的蛋白表达均出现显著变化（$P<0.05$ 或 $P<0.01$），而 Smad1、Smad4 和 Col1 的蛋白表达虽都有变化但差异不具有显著性（$P>0.05$）；TD 组 Smad1、Smad5、p-Smad8、p-Smad2、p-Smad3、p-Smad1、Smad4 和 Col1 的蛋白表达均出现显著变化（$P<0.05$ 或 $P<0.01$），而 OPN 蛋白表达虽上调趋势但差异不具有显著性（$P>0.05$）。与 TS 组相比，TD 组 p-Smad1、p-Smad8、p-Smad2、p-Smad3、Smad4 和 Col1 的蛋白表达均出现显著变化（$P<0.05$），Smad1、Smad5 和 OPN 的蛋白表达虽都有变化但差异不具有显著性（$P>0.05$）。

表 4-8　不同运动组 T2DM 小鼠骨形成细胞因子蛋白表达的比较（$\bar{x}\pm s$）

蛋白名称	TC组	TS组	TD组
Smad1	0.10±0.16	1.08±0.28	1.31±0.37*
p-Smad1	0.87±0.17	1.01±0.16*	1.43±0.25**^

续　表

蛋白名称	TC 组	TS 组	TD 组
Smad5	1.10±0.37	1.36±0.29*	1.81±0.32**
p-Smad8	0.72±0.23	0.97±0.12*	1.22±0.22**△
p-Smad2	0.70±0.15	0.96±0.15*	0.95±0.16*△
p-Smad3	0.50±0.12	0.67±0.12*	0.70±0.13*△
Smad4	0.83±0.31	1.11±0.20	1.43±0.36*△
Col1	0.46±0.12	0.65±0.20	1.09±0.32**△
OPN	0.66±0.16	0.90±0.15*	0.83±0.20

注：与 TC 组相比，* $P<0.05$，** $P<0.01$；与 TS 组相比，△ $P<0.05$，△△ $P<0.01$。

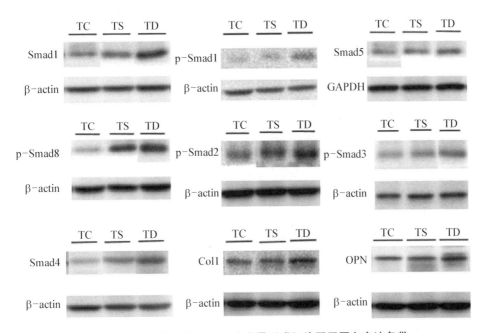

图 4-10　不同运动组 T2DM 小鼠骨形成细胞因子蛋白表达条带

注：Samd 为 Smad 蛋白；p-Smad 为磷酸化 Smad 蛋白；β-actin 为 β-肌动蛋白；GAPDH 为磷酸甘油醛脱氢酶；p-Samd 为 p-Samd 蛋白；Col1 为 I 型胶原蛋白；OPN 为骨桥蛋白。

4）不同方式运动对诱导分化产生的成骨细胞中相关细胞因子 mRNA 表达的影响

分析表 4-9 可知，取不同组的成骨细胞并利用 RT-PCR 技术对成骨细胞中相关细胞因子 mRNA 表达情况进行检测，发现与 TC 组相比，TS 组成骨细胞中 GPR48、Osx、ALP 和 DMP1 的 mRNA 表达均显著上调（$P<0.05$ 或 $P<0.01$），而 Runx2、PHEX 和 SOST 的 mRNA 表达无显著变化（$P>0.05$）；TD 组成骨细胞中 GPR48、Osx、ALP 和 DMP1 的 mRNA 表达均显著上调（$P<0.05$ 或 $P<0.01$），而 Runx2、PHEX 和 SOST 的 mRNA 表达无显著变化（$P>0.05$）；与 TS 组相比，TD 组成骨细胞中 ALP 的 mRNA 表达显著上调（$P<0.05$），而 GPR48、Runx2、Osx、SOST、DMP1 和 PHEX 的 mRNA 表达均上调但差异不具有显著性（$P>0.05$）。

表 4-9   不同运动组成骨细胞中细胞因子 mRNA 表达的比较（$\bar{x}\pm s$）

基因名称	TC 组	TS 组	TD 组
GPR48	1.23 ± 0.28	$1.88\pm0.18^{*}$	$1.10\pm0.31^{*}$
Runx2	2.90 ± 0.28	3.57 ± 1.16	3.59 ± 1.35
Osx	2.20 ± 0.42	$3.74\pm0.37^{**}$	$3.84\pm0.32^{**}$
ALP	0.90 ± 0.28	$1.27\pm0.26^{**}$	$1.72\pm0.18^{*\triangle}$
DMP1	1.04 ± 0.15	$1.55\pm0.12^{*}$	$1.60\pm0.27^{*}$
PHEX	0.71 ± 0.10	0.85 ± 0.28	0.10 ± 0.19
SOST	1.12 ± 0.25	1.66 ± 0.34	1.89 ± 0.71

注：与 TC 组相比，$^{*}P<0.05$，$^{**}P<0.01$；与 TS 组相比，$^{\triangle}P<0.05$。

5）不同方式的运动对 T2DM 小鼠成骨细胞分化及成骨能力的影响

由图 4-11（彩图见附录）所示可知，T2DM 小鼠经过 8 周下坡跑和游泳运动干预后，取 BMSC 进行原代培养并利用 Vc 和 β-甘油磷酸诱导其向成骨细胞分化，利用 ALP、茜素红和 $AgNO_3$ 染液分别对小鼠成骨细胞进行染色，结果发现与 TC 组相比，TS 组的 ALP、茜素红和 Von Kossa 染色结果显著好，TD 组 ALP、茜素红和 Von Kossa 染色结果显著要好。与 TS 在相比，TD 组成骨细胞的 ALP 和 Von Kossa 染色结果都显著升高，而茜素红染色结果却都差异不大。说明运动训练可显著提高成骨细胞分化及骨形成能力，其中以下坡跑效果更佳。

6）不同方式运动对 T2DM 小鼠 BMSC 向脂肪细胞分化的影响

由图 4-12（彩图见附录）所示可知，T2DM 小鼠经过 8 周下坡跑和游泳运动干预后，取 BMSCs 进行原代培养并诱导其向脂肪细胞分化，利用油红 O 染液对脂肪细胞进行染色，结果发现与 TC 组相比，TS 组的脂肪细胞数量显著减少，

TD 组脂肪细胞亦显著减少；与 TS 组相比，TD 组脂肪细胞显著减少。说明运动训练可抑制 BMSCs 向脂肪细胞分化，其中以下坡跑抑制作用更佳。

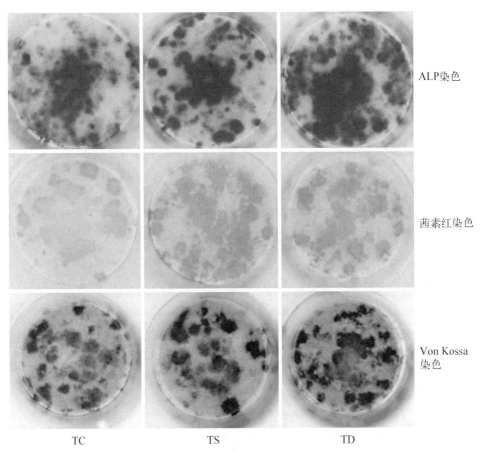

图 4‑11　不同运动组 T2DM 小鼠分化产生的成骨细胞活性和成骨能力

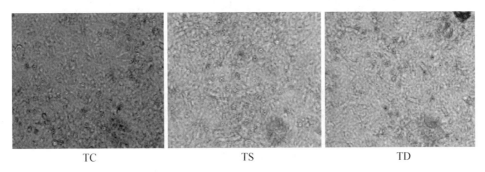

图 4‑12　不同运动组 T2DM 小鼠分化产生的脂肪细胞(×10)

7) 不同方式运动对 T2DM 小鼠骨形成能力的影响

由图 4-13 和图 4-14(彩图见附录)可知,T2DM 小鼠经过 8 周下坡跑和游泳训练后,取小鼠颅骨利用茜素红和 ALP 染液对其进行染色,发现与 TC 组相

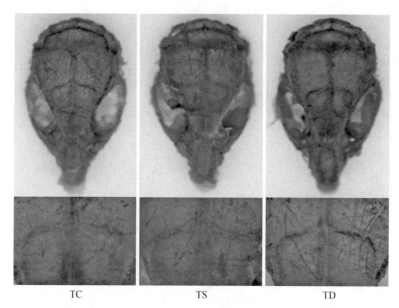

TC   TS   TD

图 4-13　不同运动组 T2DM 小鼠颅骨茜素红染色结果

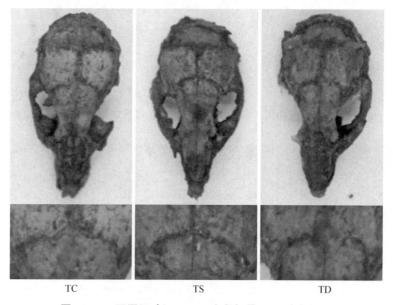

TC   TS   TD

图 4-14　不同运动组 T2DM 小鼠颅骨 ALP 染色结果

比,TS 组和 TD 组小鼠的骨形成能力显著增强(染色越深,说明骨形成能力越强)。而 TS 组和 TD 组之间的茜素红染色结果差异不是很显著,TD 组 ALP 染色结果显著优于 TS 组。

3. 讨论分析

1) 不同方式运动对 T2DM 小鼠骨中 GPR48 和 TGF - β/BMP 信号通路相关细胞因子表达的影响

骨组织在代谢过程中受到很多因素的影响,如激素水平、外部力学刺激、细胞因子表达、各信号通路等。近年研究证实,各细胞因子(如 GPR48 等)和信号通路(如 TGF - β/BMP 信号通路、Wnt 信号通路),包括经典和非经典两条通路、Hedgehog 信号通路和 Notch 信号通路等在骨形成代谢过程中起着关键的调控作用。GPR48 与其他糖蛋白激素受体如卵泡刺激素受体、甲状腺刺激素、黄体生成素受体等具有同源结构。GPR48 可通过 G 蛋白解偶联介导细胞内相关酶和离子通道从而发挥其生物学作用。研究发现,GPR48 在骨形成代谢中亦扮演着重要角色。本研究也发现,GPR48 表达下调使得小鼠骨量和骨组织形态计量学等相关指标显著下降。综上所述,表明 GPR48 在调控骨组织代谢上具有重要的作用,当其基因缺失或被抑制时,骨形成代谢显著降低。

TGF - β/BMP 在 BMSCs 向成骨细胞分化和骨基质形成过程中均起着重要的调节作用。TGF - β/BMP 信号通路可显著提高成骨细胞的骨基质蛋白(如Ⅰ型胶原蛋白、骨钙蛋白、OPN、骨涎蛋白等)的形成能力,以上基质蛋白在骨中沉积后可为无机矿物质(钙、磷等)在骨中沉积提供有利的条件。这些基质蛋白还在骨组织矿化和骨基质成熟过程中具有重要的作用。TGF - β 信号通路可通过磷酸化其下游的 Co - Smads(即 Smad2/3,这两个 Smad 结构相似,具有高度同源性),进而转移入核调控其下游靶基因表达以影响成骨细胞的分化产生及骨形成能力。虽然 Smad2 和 Smad3 具有高度同源性,但是 Smad2 和 Smad3 在 TGF - β 信号通路中所起的调节作用上存在较大的差异。Smad3 可与 DNA 直接结合调节胚胎发育,而 Smad2 是通过间接的方式调节出生后的骨生长发育。Smad2 和 Smad3 在功能上的差异可能与以下因素有关:这两个 Smad 可通过非依赖性通路来介导 TGF - β 的不同生物学作用;活化的细胞中 Smad3 被激活且在静息细胞中 Smad2 发生核转位,这种细胞活化和静息状态的交替导致信号通路的转换,也形成了对 TGF - β 信号通路的选择性;Smad2 和 Smad3 可能通过不同的 Smads 信号复合物形成来选择性调节 TGF - β 依赖的特异基因表达。当 TGF - β 被激活后可通过 Smad2/3/4 形成一个复合体并转移入核,直接和 Jun - b、Jun - c 和 Jun - d 蛋白的表达产物 AP - 1 结合,从而调控 ALP、Col1、

Runx2 等以调控成骨细胞分化和成骨能力靶基因表达,促进骨形成代谢。

BMPs 是一类多功能的细胞生长因子,具有广泛而多样的生物学效应。在 BMPs 介导的信号通路中,Smads 可将胞外的信号转导入核内。在细胞核内,各种 Smads 结合蛋白通过不同的机制与 Smads 转录复合物相互作用,促进或抑制 BMPs 相关基因的转录。Runx2(也称为 Cbfa1),能特异地识别并结合成骨细胞特异性顺式作用元件 2(OSE2),以调节靶基因的表达。BMPs 可通过磷酸化 Smad1/5/8 并使其形成一个磷酸基团,激活下游靶基因 OCN、Ⅰ 型胶原蛋白、BSP 和 OPN 等蛋白表达,共同调节骨形成。

目前,有关 GPR48 通过 TGF - β/BMP 信号通路调控骨组织形成代谢的研究还鲜有报道。但在生物学研究中,发现 GPR48 可通过 TGF - β/BMP 信号通路调控很多生物学过程(如骨骼肌分化产生、多囊性肾病等)。研究发现,LGR4(即 GPR48)通过激活 TGF - β/Smads 和 BMPs/Smads 信号通路来调控骨骼肌细胞的代谢。以上研究表明,GPR48 与 TGF - β/BMP 信号通路之间存在着密切的调控关系。目前有关 TGF - β/BMP 信号通路调控骨形成代谢的相关研究较多。如激活 TGF - β/Smad 信号通路可提高成骨细胞分化及其矿化能力,促进骨形成代谢;激活 BMP/TGF - β 信号通路可显著提高 ALP 活性,并促进促进骨形成代谢。根据以上研究,GPR48 通过调控 BMP/TGF - β 信号通路中相关细胞因子表达进而发挥其生物学调控作用,并且 BMP/TGF - β 信号通路中相关细胞因子表达可显著促进成骨细胞分化和骨形成代谢。笔者据此推测,GPR48 可通过激活 TGF - β/BMP 信号通路,上调相关细胞因子表达以促进成骨细胞分化和骨形成代谢。但是生物领域内有关 GPR48 通过 TGF - β/BMPs 信号通路调控 T2DM 骨形成代谢的相关研究尚未见报道。但是,本研究发现 GPR48 表达下调会通过抑制 TGF - β/BMP 信号通路,使得分化产生的成骨细胞减少且成骨能力降低,骨量和骨组织形态结构都显著下降。研究证实,运动训练可显著促进 T2DM 小鼠的骨形成代谢。体育领域内有关通过运动训练调控 TGF - β/BMPs 信号通路进而影响骨形成代谢的相关研究较多,但有关通过运动训练上调 GPR48 以调控 TGF - β/BMPs 信号通路,进而影响 T2DM 骨形成代谢的相关研究未见报道。

本研究中,经过 8 周游泳和下坡跑训练后,与 TC 组相比,TS 组小鼠骨组织中 GPR48 表达显著上调,而 TD 组小鼠骨组织中 GPR48 表达也显著上调。说明游泳和下坡跑两种运动方式均能显著激活 T2DM 小鼠骨组织中 GPR48 表达。运动训练可显著激活 GPR48 表达,这与运动训练对 T2DM 小鼠骨组织产生的力学刺激有关。力学刺激可显著促进小鼠机体内胰岛素分泌,使得胰岛素

浓度升高,从而上调小鼠骨组织中 GPR48 表达。也可能与运动训练可上调
T2DM 小鼠骨组织中 Rspo1 表达有关,因为 Rspo1 是 GPR48 的配体,其表达上
调可显著激活 GPR48 的表达。与 TS 组相比,TD 组 GPR48 表达显著上调,说
明与游泳组相比,下坡跑可显著上调 T2DM 小鼠骨中 GPR48 表达。这可能与
下坡跑对 T2DM 小鼠骨组织造成的地面反作用力(即直接作用力)强度较大有
关,较大强度的直接作用力可显著促进小鼠胰岛素分泌和上调 Rspo1 的表达,
从而使得小鼠骨中 GPR48 表达显著上调。

在本研究中,与 TC 组相比,TS 组和 TD 组 T2DM 小鼠骨中 TGF - β/BMP
信号通路的相关细胞因子表达均出现显著上调,说明游泳和下坡跑可显著激活
TGF - β/BMP 信号通路中细胞因子的表达。同时,还发现激活 TGF - β/BMP
信号通路可能与运动训练可上调小鼠骨中 IGF - 1 表达有关。血液中的 IGF - 1
与骨组织中的 GPR48 表达存在密切的调控关系,当 IGF - 1 表达变化时可通过
GPR48 进而调控成骨细胞分化及成骨能力,促进骨形成。由于目前体育领域内
有关运动训练调控 T2DM 骨代谢的相关研究较少,相关生物学机制尚不明确,
还存在很多的未知。

2) 不同方式运动对 T2DM 小鼠诱导分化产生的成骨细胞中相关细胞因子
mRNA 表达的影响

成骨细胞的分化和生长过程主要分为增殖、细胞外基质成熟、矿化及细胞凋
亡等 4 个过程。而成骨细胞分化和生长的每个阶段都受到不同细胞因子的调
控,如 GPR48、Runx2、Osx、DMP1、SOST 等。目前,国内外有关以上细胞因子
调控 T2DM 机体的成骨细胞分化的相关研究较少。研究中发现,T2DM 抑制成
骨细胞分化产生,并导致骨质疏松的发生,而在分化产生的成骨细胞中 Runx2、
DMP1、SOST 和 PHEX 等促分化因子表达均出现显著下调。运动训练可显著
改善 T2DM 小鼠的骨代谢状况,而目前体育领域内有关运动训练影响 T2DM 小
鼠分化产生的成骨细胞中各种调控因子表达的相关研究尚鲜有报道。

本研究中,经过 8 周训练后,取小鼠 BMSCs 并诱导其向成骨细胞分化,然后
取成骨细胞利用 RT - PCR 技术检测各调控细胞因子在成骨细胞中的表达发
现,与 TC 组相比,TS 组 GPR48、Runx2、Osx、ALP、DMP1、PHEX 和 SOST 的
mRNA 表达均显著上调。TD 组 GPR48、Runx2、Osx、ALP、DMP1、PHEX 和
SOST 的 mRNA 表达均显著上调。说明游泳和下坡跑可显著上调分化产生的
成骨细胞中各骨形成调控因子的表达。这与本章中游泳和下坡跑可显著促进成
骨细胞分化及成骨能力存在密切关系。这可能与游泳和下坡跑训练可显著激活
BMP/Smad、Hedgehog 信号通路以及 Wnt 信号通路有关。研究证实,激活以上

三条信号通路均可显著上调其下游的靶基因，如 Runx2、Osx、ALP、DMP1、PHEX 和 SOST 等，从而促进成骨细胞分化。而 GPR48 可将成骨细胞受到的外在力学刺激转入膜内，从而激活上述三条信号通路。与 TS 组相比，TD 组小鼠成骨细胞中的 GPR48、ALP、DMP1 和 PHEX 的 mRNA 表达均显著上调，而 Runx2、Osx 和 SOST 的 mRNA 表达都不具有显著性。说明与游泳运动相比，下坡跑上调诱导分化产生的成骨细胞中相关细胞因子表达的作用效果不是很显著。这可能与 BMSCs 从 T2DM 小鼠骨髓腔中取出后又进行原代培养，不同运动方式对成骨细胞造成的差异在这个过程中受到外界因素的影响而被淡化了。

3）不同运动方式对 T2DM 小鼠成骨细胞和脂肪细胞分化及功能的影响

BMSCs 可分化为成骨细胞、脂肪细胞、软骨细胞及其他类型的细胞。而成骨细胞是骨中最为重要的细胞之一，其主导着骨形成代谢中的膜内成骨过程，当分化产生的成骨细胞数量增多且成骨能力增强时，骨形成代谢就加快，骨量和骨密度也都显著增加。T2DM 是一种代谢性疾病，胰岛素的分泌减少会显著抑制骨代谢，而长时间患病后会导致 BMSCs 定向分化产生的成骨细胞数量减少，且成骨能力显著降低。目前，生物学领域内有关 T2DM 影响成骨细胞分化的相关研究不是很多，当研究 11β-HSD1 对 T2DM 小鼠骨质疏松的影响时，发现 T2DM 使得小鼠 BMSC 分化产生的成骨细胞及成骨能力均显著下降，而分化产生的脂肪细胞则增多。另有研究也证实，KK/Upj-Ay/J 小鼠（自发性 T2DM 小鼠）分化产生的成骨细胞活性及成骨能力都显著下降。以上研究说明，T2DM 可显著抑制机体内成骨细胞的分化、增殖及其成骨能力。而目前生物学研究中用于提高 T2DM 的成骨细胞分化及其成骨能力的主要是一些药物，如罗格列酮、二甲双胍以及含有各种细胞因子的药物等，这些药物在改善 T2DM 症状的同时，也会对机体产生不良反应，甚至有的药物会抑制成骨细胞分化。而运动训练作为一种经济、有效且无不良反应的干预方式，在防治 T2DM 以及改善骨代谢中的作用已被研究所证实。而目前体育领域内有关运动调控 T2DM 成骨细胞分化及成骨功能的相关研究尚未见报道。

本研究中，采用游泳和下坡跑两种不同方式的运动对 T2DM 小鼠进行 8 周运动干预，结束后取小鼠 BMSCs 进行原代培养并诱导其向成骨细胞分化，利用 ALP、茜素红等染色方法对成骨细胞 ALP 活性及成骨能力进行检测，结果发现，与 TC 组相比，TS 组和 TD 组的 ALP、茜素红和 Von Kossa 染色结果均显著提高。说明运动训练可显著促进 T2DM 小鼠的成骨细胞分化产生，并提高其成骨能力，这可能与运动训练激活 IGFs 和 BMP-2 等细胞因子表达有关。IGFs 表达上调可显著促进 T2DM 小鼠分化产生的成骨细胞数量增加并提高其骨形成能力。成骨细胞分化相关基因 BMP-2 的表达可显著促进模拟 T2DM 机体环境下(高糖和低胰岛素)MC3T3 向成骨细胞的分化。这也可能与运动训练可激活 T2DM 小鼠成骨细胞中 Runx2 及下游靶基因 Osx 表达有关,因为 Runx2 及下游靶基因 Osx 表达可显著促进 T2DM 小鼠的 BMSC 向成骨细胞分化,并提高成骨细胞活性,使得 ALP 活性显著增强。运动训练促进 T2DM 小鼠成骨细胞分化,提高成骨细胞骨形成能力与脂肪细胞分化减少亦密切相关,脂肪细胞分泌的游离脂肪酸(FFA)减少时,会通过 FFAs-ROS-ERK/P38 信号通路上调 Runx2、ColA1 和 OCN 等的表达,促进成骨细胞的分化、增殖和成骨能力。以上研究结果也对本章中游泳和下坡跑影响 T2DM 小鼠颅骨茜素红和 ALP 染色结果做出解释,说明运动训练对小鼠颅骨茜素红和 ALP 染色结果的影响与分化产生的成骨细胞数量增加及其成骨能力增强密切相关。而与 TS 组相比,TD 组茜素红染色结果变化不明显而 ALP 染色显著增强,说明与游泳运动相比,下坡跑可显著促进 T2DM 小鼠分化产生的成骨细胞活性。与游泳相比,下坡跑对 T2DM 小鼠骨产生的直接作用力(强度较大)可显著促进成骨细胞分化及其成骨能力。提示下坡跑可显著提高 T2DM 小鼠颅骨 ALP 的活性。这是因为成骨细胞活性增强使得合成分泌的 ALP 显著增多,反映在小鼠颅骨上则表现为 ALP 活性显著增强。

　　BMSCs 可分化成骨细胞和脂肪细胞,小鼠骨髓腔内的 BMSCs 数量是一定的,其分化产生的脂肪细胞增多则使得分化产生的成骨细胞数量减少,而抑制骨形成代谢。T2DM 在抑制成骨细胞分化的同时也会促进其向脂肪细胞分化,Devlin 取 T2DM 造模成功 8 周后的雄性 TALLYHO/JngJ 小鼠 BMSC 进行原代培养,并诱导其分别向成骨细胞和脂肪细胞分化时发现,T2DM 使得小鼠 BMSCs 分化产生的成骨细胞显著减少而脂肪细胞却显著增多,这与 T2DM 小鼠骨痂中 PPARγ 表达上调从而使得 MSC 分化产生的脂肪细胞增多有关。综上所述,说明 T2DM 骨质疏松以及骨折恢复延迟等与分化产生的脂肪细胞增多且成骨细胞减少存在密切关系。而运动训练作为一种可显著改善 T2DM 骨代谢的有效方式,但是有关运动训练调控 T2DM MSCs 向脂肪细胞分化的相关研究尚鲜有报道。

　　本研究中,经过 8 周训练后,TS 组和 TD 组小鼠 BMSCs 分化产生的脂肪细胞显著减少,说明游泳和下坡跑可显著抑制 T2DM 小鼠 BMSCs 向脂肪细胞的分化。这与运动训练可激活 PI3K/Akt/GLUT4 信号通路有关,也可能与骨中 TGF-β/BMPs 信号通路表达上调有关。作者前面的研究也发现,激活 TGF-β/BMPs 信号通路后会显著抑制 BMSCs 向脂肪细胞分化。运动抑制脂肪细胞分化与促进向成骨细胞分化密切相关,当成骨细胞分化、增殖和成骨细胞成骨能力显著增强时 Runx1 表达也会显著上调,Runx1 表达上调后会抑制脂肪细胞中 C/EBPα 转录表达,从而抑制脂肪细胞分化产生。而与 TS 组相比,TD 组的脂肪细胞数量显著更少。说明与游泳运动相比,下坡跑能更显著地抑制脂肪细胞分化产生,这与下坡跑对小鼠骨组织产生较大运动强度的直接力学刺激存在密切关系。本研究发现,下坡跑更显著地激活骨组织中的 TGF‑β/BMPs、PI3K/AKT/GLUT4、Runx1 等信号通路或者细胞因子,从而抑制脂肪细胞分化产生,这也与下坡跑能更好地促进成骨细胞分化、增殖和成骨能力有关。综上所述,运动训练可显著促进 BMSCs 向成骨细胞分化并抑制其向脂肪细胞分化,且下坡跑运动的作用效果优于游泳运动。

4)不同方式运动对 T2DM 小鼠骨形成能力的影响

骨形成能力主要是指由成骨细胞主导的膜内成骨,当骨形成能力较强时,成骨细胞合成分泌的有机质显著增多,为钙、磷等矿物质沉积提供了有利条件,从而使得骨量显著增加。ALP 是目前评价骨形成能力的最重要生化标志物之一,当骨形成能力增强的同时由成骨细胞分泌产生的 ALP 酶也会增多。而骨茜素红染色是检测骨形成能力的另一种重要方法,茜素红染液可与胞质中的钙离子以螯合的方式形成红色复合物,颜色越深表明骨中钙离子等矿物质含量越高,骨形成能力越强。研究证实,当患 T2DM 后,机体内胰岛素分泌减少并且血糖处于较高状态,造成内环境紊乱。内环境紊乱(尤其是胰岛素浓度降低)在抑制骨形成代谢的同时也会激活骨吸收代谢,导致骨质疏松甚至骨折发生。T2DM 会显著抑制骨形成能力,这在很多研究中已被证实,徐飞在其研究中发现,自发性 T2DM 雄性 KK/Upj‑Ay/J 小鼠骨形成能力显著下降,血清 ALP 活性显著下降。Devlin 等在研究糖尿病对 TALLYHO/JngJ 小鼠骨代谢影响时发现,T2DM 会显著抑制小鼠的骨形成能力。在第三章中也发现,T2DM 会显著抑制小鼠颅骨 ALP 染色和茜素红染色结果,使得骨形成能力显著下降。而运动训练作为一种有效的促进骨代谢的干预方式,在提高 T2DM 骨形成能力上亦具有重要的作用。高海宁等发现,在糖尿病发病的整个阶段,游泳干预可显著促进 T2DM 大鼠的骨形成代谢。目前在体育领域内,有关利用下坡跑和游泳来对 T2DM 小鼠进行训练并检测小鼠骨形成能力变化的研究鲜有报道。

本研究中,经过 8 周运动训练后,与 TC 组相比,TS 组和 TD 组 T2DM 小鼠茜素红和 ALP 染色均显著增强,说明 8 周游泳和下坡跑运动均可增强 T2DM 小鼠的骨形成能力,这与高海宁等的研究结果相一致。这与游泳和下坡跑能激活 BMP‑2/Smad 信号通路进而使得 T2DM 小鼠分化产生的成骨细胞数量增多且成骨能力增强有关；也可能与游泳和下坡跑激活 T2DM 小鼠骨组织中 TGF-β/BMP 信号通路有关。多项研究发现，运动训练可显著激活 T2DM 小鼠骨组织中的 TGF-β/BMP 信号通路，激活 TGF-β/BMP 信号通路可显著提高 T2DM 小鼠骨形成能力。由于目前有关游泳和下坡跑通过 TGF-β/BMP 信号通路调控 T2DM 小鼠骨形成能力的相关研究尚未见报道，以上均是间接的原因分析，缺少直接的实验证据。与 TS 组相比，TD 组茜素红结果虽然增强但差异并不显著，而 ALP 染色结果却显著增强。说明与游泳相比，下坡跑可显著提高 T2DM 小鼠骨形成能力。下坡跑对 T2DM 小鼠骨产生的力学刺激较大，较大强度力学刺激的健骨作用强于强度较小的力学刺激。还可能与这两种运动方式对骨产生的力学刺激方式不同有关，下坡跑对 T2DM 小鼠骨造成的直接力学刺激（即地面反作用力）促进骨形成代谢的作用效果显著优于游泳运动的间接作用力（即肌肉杠杆作用力）。综上所述，运动训练可显著提高 T2DM 小鼠骨形成能力，且下坡跑的作用效果优于游泳。

4. 结论

（1）运动训练可显著改善 T2DM 小鼠的骨形成代谢，其生物学机制可能是运动可通过激活 T2DM 小鼠骨组织中 GPR48 和 TGF-β/BMP 信号通路及其下游相关靶基因表达，从而促进成骨细胞分化及其成骨能力并抑制脂肪细胞分化，提高 T2DM 小鼠的骨形成能力。

（2）下坡跑运动提高 T2DM 小鼠骨形成代谢的作用效果优于游泳运动。

二、运动对 T2DM 小鼠骨中 Notch 途径及骨形成代谢作用的影响

T2DM 因其升高的胰岛素抵抗（insulin resistance，IR）和血糖水平引发骨质疏松等并发症。成骨细胞由 BMSCs 分化产生，主导骨形成代谢，而其分化及骨形成能力紊乱是导致骨质疏松的主因。T2DM 抑制 BMSCs 向成骨细胞分化及其骨形成能力，研究发现该过程受 Notch 等信号通路或关键分子调控。Notch 是一条进化保守的途径，由 Notch、DSL 蛋白配体和 DNA 结合蛋白 CSL 等构成，调控动脉内皮细胞分化、细胞凋亡、自噬等重要生理过程，介导骨代谢。Notch1-4 是单向跨膜蛋白受体，尤其 Notch1 可被 Delta（DLL1/3/4）和 Jagged/Serrate（JAG1/2）配体所激活，进而活化下游效应靶蛋白 HES-1。引发蛋白质水解裂变并暴露 Notch 胞内区域（Notch intracellular region，NICD），从而入核与 DNA 结合调控成骨细胞分化及骨形成靶基因成骨特异性转录因子（runt-related transcription factor 2，Runx2）、碱性磷酸酶（alkaline phosphatase，ALP）、Osterix（Osx）等表达。在 MC3T3-E1 中，Notch 途径激

活后促进其向成骨细胞分化，并使成骨细胞中 ALP、骨钙素（osteocalcin，OCN）等骨形成标志基因表达上调。在研究 Notch 途径调控斑马鱼成骨细胞分化时发现，该途径激活促进斑马鱼成骨细胞分化及骨形成标志基因 Runx2、ALP 等表达。并且，Notch 途径（如 Notch - DLL1 途径）激活后上调胞内 NICD 基因表达，进而活化下游靶基因，促进成骨细胞分化。但是，生命医学领域内有关 Notch 途径调控 T2DM 成骨细胞分化或骨形成的相关研究尚待补充。

运动促进 T2DM 成骨细胞分化及骨形成，而运动对骨的直接作用力促骨形成效果显著优于间接作用力。其分子机制与激活 T2DM 小鼠骨中 TGF - β/BMP、cAMP/CREB/Akt 等信号通路有关。Notch 为调节成骨细胞分化及骨形成的关键途径，在运动促进生长期小鼠成骨细胞分化及骨形成中具有重要调控作用。然而，有关不同运动方式激活 T2DM 小鼠骨中 Notch 途径进而促进成骨细胞分化及骨形成的相关研究尚待补充。基于此，本研究拟采用游泳和下坡跑分别对 T2DM 小鼠进行运动干预，利用 micro - CT、细胞原代培养、Western - blotting 等技术方法对骨表型、成骨细胞分化、基因表达等指标进行检测，探究 Notch 途径在运动促进 T2DM 小鼠成骨细胞分化及骨形成中的作用，为运动改善 T2DM 骨代谢的机制研究提供一定的理论依据和药物研发靶点。

1. 材料与方法

1）实验动物及造模

4 周龄雄性 C57BL/6 小鼠，共 40 只，购于上海西普尔-必凯公司。适应 1 周后，随机分为正常对照组（TC，$n = 10$ 只）和 T2DM 建模组（TJ，$n = 30$ 只）。TJ 组小鼠采用 6 周高脂膳食和注射 STZ（按 80 mg/kg 体重标准注射 1 次）进行造模，TC 组注射同等浓度的柠檬酸-柠檬酸钠溶液。注射 2 周结束，以空腹 12 h 后，血糖浓度≥8 mmol/L 为建模成功，并随机分为对照组（TC）、游泳组（TS）和下坡跑组（TD），每组 9 只。ZC 组喂普通饲料，另外三组给予高脂膳食，自由饮水，自然光照。

2）运动干预方案

分别利用游泳和下坡跑两种方式运动对 TS 组和 TD 组小鼠进行干预，具体方案如下。游泳：第 1 周适应性训练，第 1～2 天训练 30 min，第 3～4 天训练 40 min，第 5～6 天训练 50 min，第 2 周开始训练时间为每天 50 min，共计 8 周。下坡跑：0.8 km/h，50 min，坡度为 9°角，每周 6 天，共计 8 周（运动适应方案同游泳）。

3）取材

取小鼠左侧股骨（无软组织），以备 micro - CT 检测其远端松质骨和皮质骨

BMD;取小鼠右侧股骨,利用石蜡切片和 Van Gieson 染色对股骨近端骨组织形态结构进行检测;取小鼠 BMSCs 并诱导成骨细胞分化,收集成骨细胞并利用 RT – PCR 检测其骨形成标志基因表达;取右侧胫骨以备 RT – PCR 和 Western – blotting 检测相关细胞因子 mRNA 和蛋白表达。

4) 实验方法

(1) 体重:用电子秤对 8 周训练结束后小鼠的体重进行称量。

(2) 股骨 BMD 检测:右侧股骨经 4% PFA 固定 24 h 后,利用 Skyscan Micro – CT 系统(型号:1076)以 18 μm/帧标准进行扫描,并利用 CT An 软件对原始数据进行处理并得到 BMD 值。

(3) 骨组织形态结构检测:股骨经 4% PFA 固定 12 h 后,用 EDTA 脱钙 2 次、每次 7 天,然后用酒精梯度脱水、浸蜡、包埋。以 6 μm 厚度进行切片并烤片、脱蜡、复水后行 Van Gieson 染色。结束后,按标准步骤封片后,利用 Leica 显微镜进行拍照并利用 Photoshop 软件对骨骺位置进行截图。

(4) 成骨细胞中骨形成标志基因表达检测:按标准步骤诱导各组小鼠 BMSCs 向成骨细胞分化,各分为两组,一组用于分化第 14 天经 4% PFA 固定后拍照;另一组于分化第 14 天收集成骨细胞并提取 mRNA,利用 Takara 反转试剂盒将其反转为 cDNA,然后利用定量试剂盒对相关因子 mRNA 表达进行定量检测。查找 Notch 途径相关因子全基因序列后,利用 Primer Express3.0 设计引物并交由上海英俊生物技术公司合成。其引物序列如表 4 – 10 所示。

表 4 – 10　Notch 途径相关因子全基因引物序列表

引 物 名 称		序　　列
Runx2	正向	5′ – GTCCTATGACCAGTCTTACC – 3′
	反向	5′ – GATGAAATGCCTGGGAACTG – 3′
Osx	正向	5′ – GTTCACCTGTCTGCTCTGCTC – 3′
	反向	5′ – AGCTCCTTAGGGCCACTTGG – 3′
COl1	正向	5′ – GCGAGTGCTGTGCTTTCTG – 3′
	反向	5′ – GGACATCTGGGAAGCAAAGT – 3′
ALP	正向	5′ – CTCAACACCAATGTAGCCAAGAATG – 3′
	反向	5′ – GGCAGCGGTTACTGTGGAGA – 3′
β – actin	正向	5′ – ACCCAGAAGACTGTGGATGG – 3′
	反向	5′ – TTCAGCTCAGGGATGACCTT – 3′

（5）骨中相关基因 mRNA 表达检测：取已剔除肌肉等的骨组织，匀浆后按标准步骤提取 RNA，将其反转为 cDNA 后对相关基因的定量表达进行检测。引物设计和合成同上。其引物序列如表 4 - 11 所示。

表 4 - 11　骨中相关基因反转为 cDNA 后引物序列

引 物 名 称		序　　列
Notch1	正向	$5'$- CGGCTGGTCTACTTGCGTTC -$3'$
	反向	$5'$- TGCCTCGTATATCAGACAAG -$3'$
HES - 1	正向	$5'$- CCAGGTGGAGATGGACGATT -$3'$
	反向	$5'$- CTGGACATTTGATATAACG -$3'$
Runx2	正向	$5'$- GTCCTATGACCAGTCTTACC -$3'$
	反向	$5'$- GATGAAATGCCTGGGAACTG -$3'$
Osx	正向	$5'$- GTTCACCTGTCTGCTCTGCTC -$3'$
	反向	$5'$- AGCTCCTTAGGGCCACTTGG -$3'$
COl1	正向	$5'$- GCGAGTGCTGTGCTTTCTG -$3'$
	反向	$5'$- GGACATCTGGGAAGCAAAGT -$3'$
β - actin	正向	$5'$- ACCCAGAAGACTGTGGATGG -$3'$
	反向	$5'$- TTCAGCTCAGGGATGACCTT -$3'$

Runx2、Osx、Col1 和 β - actin 引物序列同上。

（6）骨中相关基因蛋白表达检测：取小鼠后肢胫骨，依据标准方法提取骨中总蛋白，并依照 Western - blotting 法标准步骤对骨中 Runx2、Osx 和 Col1 的蛋白表达进行检测（其 I 抗均为兔源，购自 CST，按 1∶1 000 稀释）。其 PVDF 膜利用 Alpha 凝胶成像系统进行显影拍照，并利用系统自带软件对相关数据进行分析。

5）数据处理

利用 Excel 和 SPSS20.0 进行数据分析，ZC 与 TC 两组进行独立样本 t 检验，TC、TS 和 TD 三组之间进行单因素方差分析。以 $P < 0.05$ 为差异具有统计学意义。

2. 研究结果

1）运动对 T2DM 小鼠体重的影响

由图 4 - 15 和表 4 - 12 可知，与 ZC 组相比，TC 组小鼠体重显著升高（$P < 0.01$）。与 TC 组相比，TS 组和 TD 组小鼠体重均显著升高（$P < 0.01$）。与 TS 组相比，TD 组小鼠体重变化不显著（$P > 0.05$）。

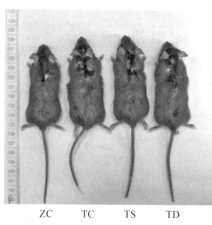

图 4 - 15　各组小鼠示意图

表 4 - 12　运动对 T2DM 小鼠体重的影响($\bar{x} \pm s$)

指标	ZC 组	TC 组	TS 组	TD 组
体重（g）	26.07± 2.95	1.29± 1.65**	28.29± 2.65**	28.27± 2.27**

注：与 ZC 组相比，** $P < 0.01$；与 TC 组相比，** $P < 0.01$。

2）运动对 T2DM 小鼠 BMD 的影响

由图 4 - 16 和表 4 - 13 可知，与 ZC 组相比，TC 组小鼠松质骨和皮质骨 BMD 均显著下降（$P < 0.01$）。与 TC 组相比，TS 组小鼠松质骨和皮质骨 BMD 均升高但变化不显著（$P > 0.05$）；TD 组小鼠松质骨 BMD 显著升高（$P < 0.01$），而皮质骨 BMD 变化不显著（$P > 0.05$）。与 TS 组相比，TD 组小鼠松质骨和皮质骨 BMD 均升高但差异不具有显著性（$P > 0.05$）。

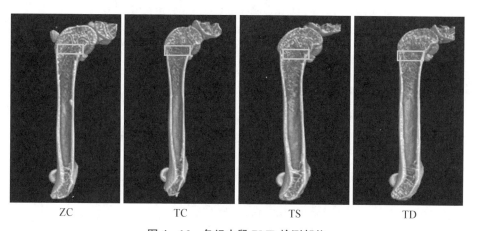

图 4 - 16　各组小鼠 BMD 检测部位

3）运动对 T2DM 小鼠骨组织形态结构的影响

由图 4 - 17 所示可知，与 ZC 组相比，TC 组小鼠股骨近端松质骨微细结构显著退化。与 TC 组相比，TS 组小鼠股骨近端松质骨微细结构变化不显著，而 TD 组却被显著改善。与 TS 组相比，TD 组松质骨微细结构显著改善。

表 4-13 运动对 T2DM 小鼠 BMD 的影响($\bar{x} \pm s$)

BMD(g/cc)	ZC 组	TC 组	TS 组	TD 组
松质骨	0.37±0.01	0.22±0.02[**]	0.26±0.04	0.33±0.02[**]
皮质骨	1.77±0.01	1.72±0.01[**]	1.74±0.03	1.75±0.02

注：与 ZC 组相比，[**] $P<0.01$；与 TC 组相比，[**] $P<0.01$。

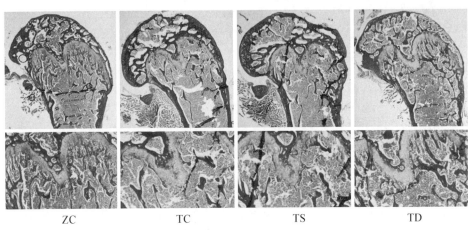

ZC   TC   TS   TD

图 4-17　各组小鼠股骨 Van Gieson 染色示意图(×4)

4) 运动对 T2DM 小鼠 BMSCs 分化产生成骨细胞中骨形成标志基因表达的影响

由图 4-18(彩图见附录)所示和分析表 4-14 可知，与 ZC 组相比，TC 组小鼠 BMSC 分化产生的成骨细胞显著增多且成骨细胞中 Runx2、Osx、ALP 和 COl1 的 mRNA 表达均显著下调($P<0.01$)。与 TC 组相比，TS 组分化产生成骨细胞数量变化不显著且成骨细胞中 ALP mRNA 表达显著上调($P<0.05$)，Runx2、Osx 和 COl1 mRNA 表达均呈上调趋势但变化不显著($P>0.05$)；TD

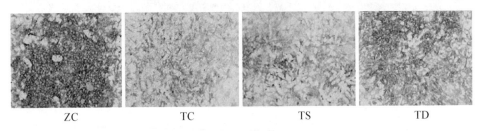

ZC   TC   TS   TD

图 4-18　各组小鼠 BMSC 分化产生成骨细胞示意图(×4)

组分化产生成骨细胞显著增多且成骨细胞中 Runx2、Osx、ALP 和 COl1 mRNA 表达均显著上调（$P<0.05$ 或 $P<0.01$）。与 TS 组相比，TD 组分化产生成骨细胞数量显著增多且成骨细胞中 Runx2、Osx、ALP 和 COl1 的 mRNA 表达均显著上调（$P<0.05$）。

表 4-14　成骨细胞中骨形成相关因子 mRNA 表达变化（$\bar{x}\pm s$）

mRNA	ZC 组	TC 组	TS 组	TD 组
Runx2	4.46 ± 0.58	$2.90\pm0.28^{**}$	3.17 ± 1.16	$3.59\pm1.35^{*\triangle}$
Osx	6.07 ± 0.38	$2.20\pm0.42^{**}$	2.74 ± 0.37	$3.84\pm0.32^{**\triangle}$
ALP	2.28 ± 0.49	$0.90\pm0.28^{**}$	$1.27\pm0.26^{*}$	$1.72\pm0.18^{**\triangle}$
Col1	2.71 ± 0.93	$1.12\pm0.25^{**}$	1.36 ± 0.34	$1.89\pm0.71^{**\triangle}$

注：与 ZC 组相比，$^{*}P<0.05$，$^{**}P<0.01$；与 TC 组相比，$^{*}P<0.05$，$^{**}P<0.01$；与 TS 组相比，$^{\triangle}P<0.05$。

5）运动对 T2DM 小鼠骨中相关因子 mRNA 表达的影响

分析表 4-15 可知，与 ZC 组相比，TC 组小鼠骨中 Notch1、HES-1、Runx2、Osx 和 Col1 的 mRNA 表达均显著下调（$P<0.05$ 或 $P<0.01$）。与 TC 组相比，TS 组 Runx2、Osx 和 Col1 的 mRNA 表达均显著上调（$P<0.05$），Notch1 和 HES-1 的 mRNA 表达上调均不显著（$P>0.05$）；TD 组 Notch1、HES-1、Runx2、Osx 和 Col1 的 mRNA 表达均显著上调（$P<0.05$ 或 $P<0.01$）。与 TS 组相比，TD 组 Notch1、HES-1、Runx2 和 Osx 的 mRNA 表达均显著上调（$P<0.05$ 或 $P<0.01$），但 Col1 mRNA 表达上调不显著（$P>0.05$）。

表 4-15　骨中相关因子 mRNA 表达变化（$\bar{x}\pm s$）

mRNA	ZC 组	TC 组	TS 组	TD 组
Notch1	0.52 ± 0.19	$0.26\pm0.11^{**}$	0.29 ± 0.07	$0.38\pm0.08^{*\triangle}$
HES-1	1.37 ± 0.51	$0.74\pm0.21^{**}$	0.81 ± 0.13	$1.16\pm0.37^{*\triangle}$
Runx2	4.46 ± 0.58	$2.90\pm0.28^{**}$	$3.57\pm1.16^{*}$	$3.59\pm0.85^{**\triangle}$
Osx	6.07 ± 0.38	$2.20\pm0.42^{**}$	$3.03\pm0.37^{*}$	$3.84\pm0.32^{**\triangle\triangle}$
Col1	2.23 ± 0.74	$1.41\pm0.24^{*}$	$1.72\pm0.17^{*}$	$2.11\pm0.11^{**}$

注：与 ZC 组相比，$^{*}P<0.05$，$^{**}P<0.01$；与 TC 组相比，$^{*}P<0.05$，$^{**}P<0.01$；与 TS 组相比，$^{\triangle}P<0.05$，$^{\triangle\triangle}P<0.01$。

6) 运动对 T2DM 小鼠骨中相关因子蛋白表达的影响

由图 4 - 19 所示和表 4 - 16 可知,与 ZC 组相比,TC 组 Runx2、Osx 和 Col1 蛋白表达均显著下调($P<0.05$ 或 $P<0.01$)。与 TC 组相比,TS 组 Runx2 蛋白表达显著上调($P<0.05$),而 Osx 和 Col1 蛋白表达均呈上调趋势但不显著($P>0.05$);TD 组 Runx2、Osx 和 Col1 蛋白表达均显著上调($P<0.05$ 或 $P<0.01$)。与 TS 组相比,TD 组 Runx2 和 Osx 蛋白表达均显著上调($P<0.05$),而 Col1 蛋白表达上调但不显著($P>0.05$)。

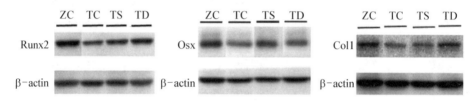

图 4 - 19　骨中相关因子蛋白的表达

注:Runx2 为 Runt 相关转录因子 2;Osx 为成骨细胞特异性转录因子;Col1 为 I 型胶原蛋白;β - actin 为 β-肌动蛋白。

表 4 - 16　骨中相关因子蛋白表达变化

蛋白名称	ZC 组	TC 组	TS 组	TD 组
Runx2	$2.37\pm0.57^{*}$	1.51 ± 0.66	1.62 ± 0.41	$1.89\pm0.49^{\triangle}$
Osx	$1.87\pm0.45^{**}$	0.98 ± 0.21	1.12 ± 0.31	$1.44\pm0.23^{**\triangle}$
Col1	$1.90\pm0.59^{**}$	1.16 ± 0.12	1.25 ± 0.20	$1.49\pm0.32^{*\triangle}$

注:与 TC 组相比,$^{*}P<0.05$,$^{**}P<0.01$;与 TS 组相比,$^{\triangle}P<0.05$。

3. 讨论分析

1) 不同方式运动对 T2DM 小鼠骨表型的影响

骨代谢紊乱时,骨表型指标骨组织形态结构退化(首现于松质骨)和 BMD 下降,且骨组织形态结构与 BMD 呈密切正相关。T2DM 的胰岛素抵抗和高血糖导致骨代谢失衡,骨组织微细结构退化和 BMD 下降,引发骨质疏松。利用 micro - CT 对 T2DM 小鼠胫骨检测发现,BMD、BV/TV、Tb. Th、Tb. N 等骨组织形态计量学指标显著下降。本研究中,与 ZC 组相比,TC 组小鼠松质骨和皮质骨 BMD 均下降,股骨远端 Van Gieson 染色显示松质骨微细结构显著退化,表明 T2DM 小鼠骨表型显著退化。分析原因,T2DM 小鼠成骨细胞主导的骨形成被抑制和破骨细胞主导的骨吸收异常升高,导致骨质的大量流失,骨表型退化。

运动在改善 T2DM 骨表型上扮演关键角色。研究发现,8 周跑台运动显著改善 T2DM 小鼠股骨远端松质骨骨组织形态计量学指标、BMD 和骨组织形态结构。本研究中,与 TC 组相比,TS 组松质骨和皮质骨 BMD 及骨组织形态结构变化均不显著。但 TD 组松质骨 BMD 显著升高、骨组织形态结构显著改善,而皮质骨 BMD 变化不显著。这与 Fu 等研究证实 T2DM 小鼠骨代谢变化首现于松质骨相一致。提示,较之游泳,下坡跑可显著改善 T2DM 小鼠的骨组织形态结构和 BMD。其机制与运动促进 T2DM 小鼠成骨细胞分化及骨形成能力密切相关。当成骨细胞主导的骨形成增强时,其分泌的 I 型胶原蛋白等有机质增加,有助于钙、磷等矿物质在骨中沉积,进而改善骨组织形态结构、提高 BMD。

2) 不同方式运动对 T2DM 小鼠成骨细胞数量及骨形成基因表达的影响

T2DM 的骨组织形态结构退化和 BMD 下降与其 BMSCs 分化产生的成骨细胞数量减少及其骨形成能力下降密切相关,该过程中 Runx2、Osx、Col1、c - Fos、Fra2、OCN 等关键蛋白或分子表达均显著下调。本研究发现,TC 组分化产生的成骨细胞数量显著减少,且成骨细胞中 Runx2、Osx 和 Col1 的 mRNA 表达均显著下调。在众多影响因素中,运动可显著促进 T2DM 小鼠成骨细胞分化及其骨形成能力,但有关运动影响成骨细胞中调控其分化关键因子表达的相关研究尚鲜有报道。本研究中,8 周运动结束后,TS 组分化产生成骨细胞数量变化不显著且成骨细胞中仅 Runx2 mRNA 表达上调,但其下游靶基因 Osx mRNA 表达不显著;而 TD 组分化产生成骨细胞数量显著增多,且成骨细胞中 Runx2、Osx 和 Col1 mRNA 表达均上调。与 TS 组相比,TD 组分化产生成骨细胞数量显著增多且成骨细胞中 Runx2、Osx 和 Col1 mRNA 表达显著上调。表明 8 周下坡跑可显著上调 T2DM 小鼠分化产生的成骨细胞中关键基因的表达,进而促进成骨细胞分化及其骨形成能力。这与下坡跑可激活 T2DM 小鼠骨中 TGF - β/Smad 途径和 cAMP/CREB/Atf4 途径有关,以上 2 条途径激活可显著上调成骨细胞分化关键因子 Runx2、Osx、Col1 等表达,促进成骨细胞分化。Notch 是调控骨形成的关键途径,其调控下游 Runx2、Osx、Col1 等靶基因表达以影响成骨细胞分化及骨形成。但有关该途径介导运动促进 T2DM 小鼠成骨细胞分化或骨形成的相关研究尚待揭示。

3) 不同方式运动对 T2DM 小鼠骨中 Notch 途径的影响

Notch 是一条保守且关键的调控骨形成代谢信号通路。Notch1 作为其关键亚型可被 Delta(DLL1/3/4)和 Jagged/Serrate(JAG1/2)配体所激活,导致蛋白质裂解并释放 Notch 细胞内区域(NICD)进入核内,在转录因子 RBPJK 调控下(包括大量靶基因表达)使其与多毛和 Split - 1 增强剂(the hairy and enhancer of split‐1，HES‐1)作用。而 HES‐1 是评价 Notch 途径是否激活的关键蛋白，其活化后可上调靶基因 Runx2、ALP、Osx 等表达，促进 BMSC 向成骨细胞分化；亦可刺激骨桥蛋白(osteopontin，OPN)和 Col1 等骨形成标志基因表达，提高骨形成。T2DM 抑制成骨细胞分化及骨形成，导致骨质疏松发生。这与 T2DM 骨中 TGF‐β/BMPs、cAMP/CREB/Atf4 等途径被抑制有关。本研究中，T2DM 小鼠骨中 Notch1、HES‐1、Runx2、Osx、Col1 mRNA 表达及 Runx2、Osx、Col1 蛋白表达均下调。表明，T2DM 小鼠骨中 Notch 途径被抑制。T2DM 的能量代谢紊乱，导致调控因子 Sirt1 表达下调并抑制 Notch1、HES‐1 及下游靶基因 Runx2 等表达。运动通过调控 T2DM 骨中信号通路(如 TGF‐β/BMPs、cAMP/CREB/Atf4 等)，从而促进成骨细胞分化及骨形成。本研究中，TS 组 Runx2、Osx、Col1 mRNA 和 Runx2 蛋白表达均上调，但 Notch 的关键亚型 Notch1、关键因子 HES‐1mRNA 表达和该途径靶基因 Osx、Col1 蛋白表达均不显著；TD 组 Notch1、HES‐1、Runx2、Osx、Col1 mRNA 和 Runx2、Osx、Col1 蛋白表达均上调。与 TS 组相比，TD 组 Notch1、HES‐1、Runx2、Osx mRNA 和 Runx2、Osx、Col1 蛋白表达均上调，虽然靶基因 Col1mRNA 表达不显著，但其蛋白表达显著上调，这与 Col1 在翻译后发挥调控骨形成作用密切相关。表明下坡跑可显著激活 T2DM 小鼠骨中 Notch 途径，但游泳却不能。分析这两种运动对骨产生的力学刺激方式，下坡跑运动中骨受到强度较大的地面反作用力和肌肉牵拉力，而游泳运动仅肌肉受到牵拉力。较大强度的地面反作用力可上调 T2DM 小鼠骨中 miRNA‐25‐3p、miRNA‐21、金属蛋白酶 17(metallopro‐teinase 17，ADAM‐17)及下游 γ-分泌酶共激活因子 FK506 结合蛋白 14(γ‐secretase co‐activa‐tor FK506 binding protein 14，FKBP14)表达，从而与 Notch1 的 RAM 结构域锚蛋白重复序列结合，启动 Notch1 及下游途径。Delta Like‐1(DLL1)为 Notch 途径上游的关键基因，胞内结构域与含有 SNW 结构的蛋白 1(SNW domain‐con‐taining protein 1，SNW1)多聚化上调其表达，可激活特定共激活因子 Mastermind Like‐1(MAML‐1)，从而启动 Notch 途径。能量代谢紊乱是 T2DM 的发病主因，而下坡跑可改善 T2DM 的能量代谢和骨中相关长链非编码 RNA(long‐chainnon‐coding RNA，LncRNA)表达，当调控能量代谢关键因子 mTOR 和 LncRNA HOTAIR 表达上调后，可激活 Notch1 及下游靶基因 Runx2、Osx 等表达。T2DM 骨中 IL‐17 等炎症因子表达上调，而运动可显著抑制 IL‐17 表达，激活高尔基体内的 furin 蛋白酶并在 Notch 跨膜区胞外端 s1 位点对其进行酶切，作用于 ECN(extracellu‐lar Notch domain)结构域及 NTM(Notch trans‐membrane fragment)并与 Ca²⁺ 依赖的非共价键结合激活 Notch 途径。

4. 结论

T2DM 小鼠骨中 Notch 途径调控的成骨细胞分化及骨形成被抑制；下坡跑通过激活 Notch 途径改善 T2DM 小鼠的骨形成代谢紊乱，但游泳促骨形成的作用不显著。

三、运动对 T2DM 小鼠骨中 cAMP/CREB/Atf4 途径及骨形成代谢作用的影响

T2DM 引起的骨质疏松发生与骨形成被抑制密切相关，且该过程受众多因素调控，如信号通路、激素、能量代谢等。cAMP/CREB/ATF4 信号通路为调控骨形成的关键途径，当 cAMP 浓度升高后可激活下游 PKA，而 PKA 可在 CREBSer133 位点上将其磷酸化，CREB 活化后可通过活化 ATF4 调控骨钙素（OCN）、骨钙蛋白等靶基因表达，影响成骨细胞分化产生及骨形成，改善骨密度（BMD）。而生命医学领域内，Rendina－Ruedy 等研究均证实，T2DM 小鼠骨中 cAMP/CREB/ATF4 通路被抑制后，抑制成骨细胞分化及骨形成能力，骨量下降。运动作为改善骨代谢的有效手段之一，其在促 T2DM 骨形成上具有重要的作用。目前体育科学领域内，有关 cAMP/CREB/ATF4 途径介导不同方式的运动影响 T2DM 小鼠骨形成代谢的相关研究尚未见报道。基于以上，本研究利用高脂膳食和注射链脲佐菌素（STZ）法进行 T2DM 小鼠造模，并用游泳和下坡跑对小鼠进行运动干预。从 mRNA、蛋白、细胞、骨量等层面对以下研究假设进行验证：① T2DM 小鼠骨形成代谢被抑制；② 下坡跑可激活 T2DM 小鼠骨中 cAMP/CREB/Atf4 途径进而促进成骨细胞分化产生及成骨能力，提高 BMD，且其作用效果优于游泳。

1. 研究材料与方法

1）实验动物及分组

4 周龄雄性 C57BL/6 小鼠 40 只［购自上海西普尔—必凯公司，生产许可证号：SYXX（沪）2015－0011］，适应性喂养 1 周后随机分为正常对照组（ZC，$n=$ 10 只）和 T2DM 造模组（30 只）。T2DM 造模组小鼠造模成功后随机分组，并进行 8 周游泳和下坡跑运动训练。T2DM 小鼠继续予以高脂膳食，ZC 小鼠喂以普通饲料，均自由饮水，昼夜比为 1∶1（实验动物伦理编号：M20150311）。

2）T2DM 造模及训练

T2DM 小鼠前 6 周给予高脂膳食（繁殖鼠料 54.6%、猪油 16.9%、蔗糖 14.0%、酪蛋白 10.2%、预混料 2.1% 和麦芽糊精 2.2%，购自上海斯莱克公

司）。6 周高脂膳食结束后空腹 12 h，按 80 mg/kg 标准一次性注射 STZ，ZC 组小鼠按体重标准注射柠檬酸/柠檬酸钠溶液。2 周后再空腹 12 h，采用 Roche 血糖仪检测血糖，凡血糖≥8 mmol/L 为 T2DM 小鼠，27 只造模成功，将造模成功的小鼠随机分为 T2DM 对照组（TC 组，$n=9$ 只）、T2DM+游泳组（TS 组，$n=9$ 只）和 T2DM+下坡跑组（TD 组，$n=9$ 只）。T2DM 小鼠造模成功且分组结束后，分别利用游泳和下坡跑对 TS 组和 TD 组小鼠进行运动干预，具体方案如下。游泳：水温（31±1）℃，每次 50 min，每天 1 次，每周 6 天，共 8 周；下坡跑：每次 50 min，坡度−9°角，每天 1 次，每周 6 天，共 8 周。

3）实验动物取材

小鼠摘除眼球后用 1.5 mL EP 管收集全血，4 ℃过夜后按 1 000 次/min×10 min 进行离心，取血清以备 ELISA 检测 cAMP 浓度；取小鼠右侧后肢（清除肌肉等软组织），股骨用于检测相关因子 mRNA 表达，胫骨用于检测相关因子蛋白表达；取小鼠 BMSCs 并诱导其向成骨细胞分化，利用碱性磷酸酶（alkaline phosphatase，ALP）染液检测成骨细胞活性；取小鼠左后肢并将肌肉等软组织去除干净，以备利用 micro‑CT 检测股骨远端 BMD。

4）指标检测

（1）血清中 cAMP 浓度检测：取小鼠血清，按 cAMP 试剂盒（购自 R&D 公司）步骤要求对其浓度进行检测，按照酶标仪读取数据进行处理。步骤如下：准备好 1×PBS、双蒸水等；将抗体和血清样本进行稀释，再按标准步骤进行 cAMP 浓度检测（每个样本做一个副孔），利用酶标仪对酶标板的每个孔的吸光值（在 450 nm 波长处读数）进行检测。

（2）骨中相关因子 mRNA 表达检测：取小鼠右侧股骨研磨后，按标准步骤提取 RNA，按反转试剂盒（购自 Takara Bio）标准步骤将 RNA 反转为 cDNA，再按定量试剂盒（购自 Takara Bio）标准步骤对相关靶基因的 mRNA 表达进行检测。相关引物序列利用 Primer premer 软件进行设计（见表 4‑17）并由上海生工生物工程有限公司进行合成。

表 4‑17　引物序列一览表

引物名称		序列（5′→3′）
CREB	正向	5′‑ CTGGGTCTCTGGCAGTCTTC‑3′
	反向	5′‑ TATTGCCCTCCGTGAAAAAG‑3′

引物名称		序列($5'\rightarrow3'$)
ATF4	正向	$5'$ - TACAGACTAGAGGAGCTCTACAGG - $3'$
	反向	$5'$ - TAAAAGTGGTTATTCAGTCAGTAGC - $3'$
OCN	正向	$5'$ - GATGCCCCAGCAGGCTTT - $3'$
	反向	$5'$ - GAAACTGTTGTGGAGGGGCT - $3'$
BGP	正向	$5'$ - GTGAGGTTCCTTTCCCGCC - $3'$
	反向	$5'$ - CCCGTCACTTGGCATGAGTA - $3'$
BSP	正向	$5'$ - CAACGCCCTGACCACCGATAG - $3'$
	反向	$5'$ - GGCTGCCTTCCGTCTCATAGT - $3'$
β - actin	正向	$5'$ - ACCCAGAAGACTGTGGATGG - $3'$
	反向	$5'$ - TTCAGCTCAGGGATGACCTT - $3'$

（3）骨中相关因子蛋白表达检测：组织研磨后，提取蛋白并检测其浓度（利用 BCA 法），利用 PBS 将蛋白调到同一浓度后加等量 Loading buffer，于 95 ℃水浴锅中 5 min 变性。结束后，$12\,000\times g$ 离心 2 min，混匀，再重复一次。配制分离胶和浓缩胶（需提前配制），加样并进行电泳。结束后，将 PVDF 膜于甲醇中浸泡并进行转膜。将膜于 0.2% 丽春红中 50 s 后，用 ddH_2O 洗膜，随后 5% 脱脂奶粉封闭 1~2 h。然后，孵 I 抗（购自 CST，兔源，稀释 1 000 倍）且 4 ℃过夜。TBST 洗膜，每次 10 min，共 4 次。孵 II 抗（购自 Jackson）2 h，TBST 洗膜 4 次，每次 10 min。将 PVDF 膜置于显影液中用 Alpha 凝胶成像系统进行显影拍照，并用自带软件进行数据分析。

（4）BMSCs 分化产生的成骨细胞活性检测：小鼠处死后置于 75% 酒精中灭菌，转无菌操作台中，取小鼠 BMSCs 制成单细胞悬液，并利用血细胞计数板进行计数。按 50 万/孔接于 24 孔板中，细胞均匀地铺于孔中后置于培养箱（37 ℃，5% CO_2 浓度）中进行培养，每隔 2~3 天换液（同时观察细胞的生长状况）。6 天后培养基中加入维生素 C（×1000）和 β - 甘油磷酸（×100）诱导 BMSCs 向成骨细胞分化，2~3 天换一次液。分化在第 7 天，取 24 孔板吸除培养基后，用 4% PFA 固定，利用 ALP 染液（配制方法：0.002 g AS - MAX 和 0.006 g Fast Red Violet LB Salt 溶于 5 mL pH 值 8.3 的 Tris - Hcl 和 5 mL ddH_2O 中）对成骨细胞进行染色，结束后利用 Canon 数码相机进行拍照。

（5）BMD 检测：取小鼠左侧后肢骨，采用 4% PFA 固定 24 h 后，用

Skyscan Micro‑CT 系统(型号：1076)按每帧 18 μm 规格对股骨远端 BMD 进行扫描,利用 CT An 软件获取松质骨和皮质骨 BMD 数据进行分析。

5) 数据分析

采用 Excel、GraphPad Prism 5 和 SPSS18.0 对实验检测的数据进行统计、分析(ZC 组和 TC 组进行独立样本 T 检验,TC 组、TS 组和 TD 组进行单因素方差分析),$P<0.05$ 和 $P<0.01$ 分别表示差异具有显著性和差异具有非常显著性。

2. 研究结果

1) 不同运动对 T2DM 小鼠 cAMP 的影响

分析表 4‑18 可知,与 ZC 组相比,TC 组 cAMP 浓度显著下降($P<0.01$);与 TC 组相比,TD 组 cAMP 浓度显著升高($P<0.01$);与 TS 组相比,TD 组 cAMP 浓度显著升高($P<0.05$)。

表 4‑18　不同运动对 T2DM 小鼠血清中 cAMP 浓度的影响($\bar{x}\pm s, n=6$)

指　标	ZC 组	TC 组	TS 组	TD 组
cAMP(nmol/L)	15.29±2.46	8.27±1.16**	9.48±1.33	12.39±1.77**△

注：与 ZC 组相比,** $P<0.01$;与 TC 组相比,** $P<0.01$;与 TS 组相比,△ $P<0.05$。

2) 不同运动对 T2DM 小鼠骨中相关因子 mRNA 表达的影响

分析表 4‑19 可知,与 ZC 组相比,CREB、ATF4、OC、OCN 和 GBP 的 mRNA 表达均显著下调($P<0.05$ 或 $P<0.01$)。与 TC 组相比,TS 组 OCN 和 BGP 的 mRNA 表达显著上调($P<0.05$ 或 $P<0.01$),TD 组 CREB、ATF4、OCN 和 BGP 的 mRNA 表达均显著上调($P<0.05$ 或 $P<0.01$)。与 TS 组相比,TD 组 CREB、ATF4 和 OCN 的 mRNA 表达均显著上调($P<0.05$ 或 $P<0.01$)。

表 4‑19　不同运动对 T2DM 小鼠骨中相关因子 mRNA 表达影响($\bar{x}\pm s, n=6$)

mRNA	ZC 组	TC 组	TS 组	TD 组
CREB	4.13±1.01	1.76±0.81**	2.13±0.47	3.73±0.93**△△
ATF4	3.61±0.59	2.08±0.83**	2.43±0.61	3.25±0.63*△
OC	0.36±0.14	0.15±0.08*	0.27±0.06*	0.37±0.04**△△

续　表

mRNA	ZC 组	TC 组	TS 组	TD 组
OCN	1.68 ± 0.78	$0.80 \pm 0.18^*$	$1.31 \pm 0.35^{**}$	$1.36 \pm 0.28^{**}$
BSP	3.69 ± 0.96	$2.42 \pm 0.81^*$	$2.90 \pm 0.0.46$	3.02 ± 1.18

注：与 ZC 组相比，$^*P < 0.05$，$^{**}P < 0.01$；与 TC 组相比，$^*P < 0.05$，$^{**}P < 0.01$；与 TS 组相比，$^{\triangle}P < 0.05$，$^{\triangle\triangle}P < 0.01$。

3）不同运动对 T2DM 小鼠骨中 CREB 蛋白表达的影响

由图 4-20 和表 4-20 可知，与 ZC 组相比，TC 组 CREB 蛋白表达显著下调（$P < 0.01$）。与 TC 组相比，TD 组 CREB 蛋白表达显著上调（$P < 0.05$）。

图 4-20　不同运动对 T2DM 小鼠骨中 CREB 蛋白表达影响

注：CREB 为 cAMP 反应元件结合蛋白；GAPDH 为 3-磷酸甘油醛脱氢酶。

表 4-20　不同运动对 T2DM 小鼠骨中 CREB 蛋白表达影响（$\bar{x} \pm s$，$n = 6$）

指标	ZC 组	TC 组	TS 组	TD 组
CREB	$1.63 \pm 0.27^{**}$	0.74 ± 0.15	0.85 ± 0.35	$0.99 \pm 0.12^*$

注：与 TC 组相比，$^*P < 0.05$，$^{**}P < 0.01$。

4）不同运动对 T2DM 小鼠 BMSCs 分化产生成骨细胞活性的影响

由图 4-21（彩图见附录）所示为利用 ALP 染液对 BMSCs 分化产生的成骨细胞染色后发现，与 ZC 组相比，TC 组成骨细胞活性显著下降。与 TC 组相比，TS 组和 TD 组成骨细胞活性显著升高。与 TS 组相比，TD 组成骨细胞亦显著升高。

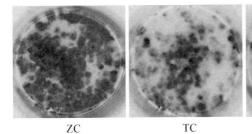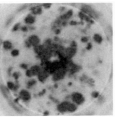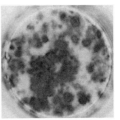

图 4-21　不同运动对 T2DM 小鼠成骨细胞活性的影响

5）不同运动对 T2DM 小鼠 BMD 的影响

分析表 4-21 可知,与 ZC 组相比,TC 组 BMD 显著下降($P<0.01$);与 TC 组相比,TD 组 BMD 显著升高($P<0.01$)。

表 4-21   不同运动对 T2DM 小鼠股骨松质骨 BMD 的影响($\bar{x}\pm s$, $n=6$)

指　标	ZC 组	TC 组	TS 组	TD 组
BMD(g/cc)	0.37±0.01	0.22±0.02**	0.26±0.04	0.33±0.02**

注：与 TC 组相比，** $P<0.01$；与 TC 组相比，** $P<0.01$。

3. 分析讨论

T2DM 为一种受多因素影响的代谢综合征,其并发症骨质疏松的发生与骨形成被抑制密切相关。T2DM 骨形成被抑制的过程受多因素调控,如激素、信号通路等。而调控骨形成代谢的关键途径——cAMP/CREB/ATF4,可调控成骨细胞分化产生及骨形成能力,进而影响骨形成代谢。体内和体外研究均证实,T2DM 通过抑制 cAMP/CREB/ATF4 途径,使得成骨细胞分化及骨形成能力下降。本研究中,T2DM 小鼠 cAMP 浓度下降,骨中 CREB 的 mRNA 和蛋白表达及 ATF4、OCN、BGP 和 BSP 的 mRNA 表达均显著下调。说明,T2DM 小鼠骨中 cAMP/CREB/ATF4 途径被抑制并下调其靶基因表达。究其原因,与 T2DM 小鼠骨中 BMP-9 和 BMP-10 表达下调有关,研究证实,BMP-9/10 氨基酸序列 2792-2887 位点和 2864 位点半胱氨酸与 CREB 的 bZip 功能域结合,激活 cAMP/CREB/ATF4 途径及靶基因 Runx2、OCN、BGP 等表达。

运动改善 T2DM 小鼠的骨形成,且因运动方式不同对骨产生的力学刺激方式存在较大的差异,故运动对促进骨形成的作用亦不同。在体育科学领域内,探究运动改善 T2DM 小鼠骨形成的相关研究集中在骨表型上,其分子机制尚不清晰。本研究中,游泳组小鼠 cAMP 浓度及 CREB、ATF4 和 BSP mRNA 或蛋白表达均不显著,但 OCN 和 BGP 的 mRNA 表达均上调,表明游泳运动不能激活 T2DM 小鼠骨中 cAMP/CREB/ATF4 途径,可能存在另外途径激活靶基因 OCN 和 BGP 的表达。另外,OCN 和 BGP 仅为 mRNA 表达上调,而其蛋白表达水平仍不清楚。有研究发现,OCN 和 BGP 是在翻译后发挥作用的。下坡跑可显著提高 T2DM 小鼠 cAMP 浓度,骨中 CREBmRNA 和蛋白及 ATF4、OCN 和 BGP 的 mRNA 表达均上调,而 BSP mRNA 表达不显著。表明下坡跑激活 T2DM 小鼠骨中 cAMP/CREB/ATF4 途径及靶基因表达。分析两组结果的差

异，与游泳和下坡跑对 T2DM 小鼠骨产生的力学刺激方式不同有关。与游泳对
T2DM 小鼠骨产生的间接作用力(即肌肉对骨的牵拉力)相比，下坡跑产生的直
接作用力(地面对骨产生的反作用力)可激活 T2DM 小鼠骨中磷酸二酯酶 4
(phosphodiesterase 4，PDE－4)和细胞外调节激酶(extracellular signal
regulating kinase，ERK)，进而活化核糖体 S6 激酶和 N－甲基－D－天冬氨酸激
酶，激活 cAMP/CREB/ATF4 途径及靶基因表达。并且激活 PGE2 后，通过作
用于前列腺素 E 受体 2(prostaglandin E receptor 2，EP2)，亦可激活 T2DM 小
鼠骨中 cAMP/CREB/ATF4 途径。T2DM 小鼠骨中腺苷 A1 和 A2A 受体被激
活后，下游 Gi/o 蛋白偶联受体及 A2AR－Gs－AC－cAMP 通道活化，进而激活
cAMP/CREB/ATF4 途径及靶基因 OCN 和 BGP 等表达。

成骨细胞为主导骨形成的细胞，其由 BMSC 分化产生。成骨细胞分化增多
时，骨形成能力及骨形成代谢增强。研究发现，患 T2DM 后，分化产生成骨细胞
的数量显著减少，骨形成能力下降。目前相关研究较多，在此不再赘述。本研究
中，T2DM 小鼠分化产生成骨细胞数量减少，骨形成能力下降，这与前人研究结
果相一致。究其原因，与本研究中 T2DM 小鼠骨中 cAMP/CREB/ATF4 途径
被抑制密切相关，Kim 等和 Yang 等研究均证实，cAMP/CREB/ATF4 途径中
ATF4 表达下调，抑制 BMSCs 向成骨细胞的分化及活性。运动作为改善骨代谢
的有效手段，可促进成骨细胞分化及骨形成能力。Menuki 等研究证实，自主爬
梯训练促进 C57BL/6 小鼠成骨细胞分化产生。David 等研究亦证实，力学刺激
促进小鼠骨原细胞向成骨细胞分化产生。本研究中，游泳和下坡跑均可显著促
进 T2DM 小鼠成骨细胞分化产生及活性，且与游泳运动相比，下坡跑促 T2DM
小鼠成骨细胞分化产生及活性作用更好。说明游泳和下坡跑均可提高成骨细胞
骨形成能力，以下坡跑作用效果更好。与游泳相比，下坡跑产生的直接作用力显
著激活 T2DM 小鼠骨中 cAMP/CREB/ATF4 途径及靶基因 OCN、BGP 等表
达，促进前成骨细胞(即骨祖细胞)向成骨细胞分化并提高其成骨能力。另外，与
直接作用力可激活 T2DM 小鼠骨中 BMP－2、Smad1/5 和 Runx2 表达有关。Li
等研究发现，激活 BMP/Smad 途径及下游靶基因 Runx2 高表达，促进 T2DM 大
鼠骨原细胞向前成骨细胞和成骨细胞的分化产生。

BMD 是评价骨代谢的最经典指标，患 T2DM 后，骨量和 BMD 显著下降，这
已被很多研究证实。在本研究中，T2DM 小鼠 BMD 也显著下降，与前人研究结
果相一致。当 T2DM 小鼠成骨细胞数量及骨形成下降时，使得 BMD 减少。
James 等研究证实，当成骨细胞骨形成能力下降时，Col1、OCN、BSP 等有机质合
成减少，钙、磷等矿物质不能沉积，使得 BMD 下降。也与 T2DM 小鼠骨吸收代

谢增强,破骨细胞蚀骨功能提高有关。运动作为提高 T2DM 小鼠 BMD 的有效手段。研究证实,运动可显著提高 T2DM 小鼠 BMD。在本研究中,游泳改善 T2DM 小鼠 BMD 的作用不显著,而下坡跑却可显著提高 BMD。这与不同运动对 T2DM 小鼠骨产生的力学刺激方式不同,而下坡跑对 T2DM 小鼠产生的直接作用力促进成骨细胞分化产生及骨形成能力,使得骨中 Col1 等有机质增多,便于矿物质沉积有关。直接作用力亦可激活 T2DM 小鼠骨中 Wnt/β-catenin 通路,该通路被激活可促进成骨细胞分化、成熟,同时抑制破骨细胞分化产生、融核及骨吸收,使得 T2DM 小鼠松质骨 BMD 增加。

4. 结论

T2DM 小鼠骨形成代谢被抑制,通过下坡跑可激活 T2DM 小鼠骨中 cAMP/CREB/Atf4 途径,促进成骨细胞分化及骨形成能力,提高 BMD,且下坡跑作用效果优于游泳。

第三节　运动对 T2DM 小鼠骨吸收代谢的作用机制研究

一、运动对 T2DM 小鼠骨中 GPR48/RANKL 途径、CN/NFAT 途径及骨吸收代谢作用的影响

患 T2DM 后,对小鼠骨组织新陈代谢会产生重要的负向调控作用,在使得小鼠骨形成代谢受到显著抑制的同时也会显著促进骨吸收代谢,而导致骨质疏松发生。目前,生物学研究中,有的发现患 T2DM 后,会使得机体内破骨细胞分化显著增多且骨吸收能力显著增强,而有的研究却发现 T2DM 对破骨细胞分化及其骨吸收能力的影响并不显著。研究发现,T2DM 造模成功 8 周后,小鼠骨中 GPR48 表达下调,并且 OPG/RANKL/RANK 分子轴及其下游 CN/NFAT 信号通路被激活,从而使得分化产生的破骨细胞显著增多,骨吸收代谢显著增强。在骨代谢中,骨形成代谢与骨吸收代谢之间既相互联系又相互作用。运动训练可显著促进 T2DM 小鼠的骨形成代谢,那么运动训练是否可显著抑制 T2DM 小鼠的骨吸收代谢呢? 其生物学机制是否与骨中 GPR48、OPG/RANKL/RANK 分子轴及其下游 CN/NFAT 信号通路有关呢? 基于以上问题,本节研究利用高脂膳食加注射 STZ 的方法进行 T2DM 小鼠造模并利用游泳和下坡跑两种不同方式运动对 T2DM 小鼠进行为期 8 周的运动训练,训练结束利用颅骨 TRAP 染

色、RT - PCR、Western-blotting、破骨细胞原代培养等方法,对 GPR48 在不同方式运动调控 T2DM 小鼠骨吸收代谢中的生物学作用进行探究,从骨吸收这一方面解释运动训练调控 T2DM 小鼠骨代谢的生物学机制。

1. 材料与方法

实验动物同第二章第四节;实验动物造模和训练同本章第一节;主要试剂、仪器、试剂配制方法以及实验指标检测同第三章第二节。

2. 实验结果

1) 不同方式运动对 T2DM 小鼠骨组织中 GPR48 表达的影响

由图 4 - 22 和表 4 - 22 可知,与 TC 组相比,TS 组和 TD 组 GPR48 mRNA 和蛋白表达均显著上调($P<0.05$ 或 $P<0.01$);与 TS 组相比,TD 组 GPR48 蛋白表达显著上调($P<0.05$)。

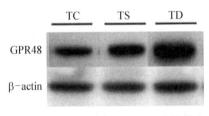

图 4 - 22　不同运动组 T2DM 小鼠骨中 GPR48 蛋白表达条带图

表 4 - 22　不同运动组 T2DM 小鼠骨中 GPR48 表达的比较($\bar{x}\pm s$)

GPR48	TC 组	TS 组	TD 组
mRNA	1.038± 0.17	1.84± 0.29**	1.8± 0.21**
蛋白	0.71± 0.22	1.04± 0.28*	1.46± 0.25**△

注:与 TC 组相比,* $P<0.05$,** $P<0.01$;与 TS 组相比,△ $P<0.05$。

2) 不同方式运动对 T2DM 小鼠 IP3 和 Ca^{2+} 浓度的影响

由表 4 - 23 可知,与 TC 组相比,TS 组 Ca^{2+} 浓度均显著下降($P<0.05$),而 IP3 浓度虽下降但差异不具有显著性($P>0.05$);TD 组 IP3 和 Ca^{2+} 浓度均显著下降($P<0.05$)。与 TS 组相比,TD 组 IP3 和 Ca^{2+} 浓度均显著下降($P<0.05$)。

表 4 - 23　不同运动组 T2DM 小鼠 IP3 和 Ca^{2+} 浓度的比较($x\pm s$)

指　标	TC 组	TS 组	TD 组
IP3	149.75±14.45	139.75±9.64	123.25±6.55*△
Ca^{2+}	209.75±33.40	170.50±5.45*	156.50±9.98*△

注:与 TC 组相比,* $P<0.05$;与 TS 组相比,△ $P<0.05$。

3) 不同方式运动对 T2DM 小鼠骨中骨吸收相关细胞因子 mRNA 表达的影响

由表 4-24 可知,与 TC 组相比,TS 组 OPG、RANKL、TRAF6、CN、PLC、NFATc2、TRAP、c-fos、CTSK 和 PU.1 的 mRNA 表达均出现显著变化($P<0.05$ 或 $P<0.01$),而 RANK、Src-1、Src-3、NFATc1 和 AP-1 的 mRNA 表达呈变化趋势但差异不具有显著性($P>0.05$);TD 组 OPG、RANKL、RANK、TRAF6、CN、Src-3、PLC、NFATc2、NFATc1、TRAP、c-fos、AP-1、CTSK 和 PU.1 的 mRNA 表达均出现显著变化($P<0.05$ 或 $P<0.01$),而 Src-1 的 mRNA 表达却不具有显著性差异($P>0.05$)。与 TS 组相比,TD 组 OPG、TRAF6、Src-3、PLC、TRAP、c-fos、CTSK 和 PU.1 的 mRNA 表达变化具有显著性差异($P<0.05$ 或 $P<0.01$),而 RANK、RANKL、CN、Src-1、NFATc2、NFATc1 和 AP-1 的 mRNA 表达虽有变化但差异不具有显著性($P>0.05$)。

表 4-24　不同运动组 T2DM 小鼠骨中骨吸收细胞因子 mRNA 表达的比较($x\pm s$)

基因名称	TC 组	TS 组	TD 组
OPG	2.72±0.27	3.78±0.63**	4.67±0.65**△
RANKL	3.13±0.46	3.79±0.40*	4.63±1.08**
RANK	1.68±0.25	1.37±0.40	1.24±0.22**
TRAF6	0.95±0.15	0.73±0.15*	0.60±0.11**△
CN	0.79±0.12	1.05±0.23*	1.04±0.18*
Src-1	3.70±0.83	3.46±0.43	3.44±0.73
Src-3	1.84±0.25	1.75±0.19	1.33±0.27**△
PLC	4.41±0.49	3.15±0.67**	1.98±0.45**△△
NFATc2	2.01±0.37	1.55±0.28*	1.37±0.29*
NFATc1	4.58±0.46	3.91±0.63	3.53±0.89*
TRAP	5.11±0.47	3.34±0.65**	2.82±0.58**△
c-fos	3.75±0.82	3.14±0.16*	2.64±0.62*△
AP-1	2.60±0.69	2.00±0.37	1.65±0.42*
CTSK	1.42±0.23	1.16±0.13*	0.99±0.11**△
PU.1	2.42±0.56	1.84±0.15*	1.67±0.32*△

注: 与 TC 组相比,$^*P<0.05$,$^{**}P<0.01$;与 TS 组相比,$^△P<0.05$,$^{△△}P<0.05$。

4）不同方式运动对 T2DM 小鼠骨组织中骨吸收相关细胞因子蛋白表达的影响

由图 4-23 和表 4-25 可知,与 TC 组相比,TS 组 RANKL、c-fos 和 c-Src 的蛋白出现显著变化($P<0.05$ 或 $P<0.01$),而 RANK 和 TRAF6 虽出现变化但差异不具有显著性($P>0.05$);TD 组 RANKL、c-fos、c-Src、RANK 和 TRAF6 的蛋白出现显著变化($P<0.05$ 或 $P<0.01$)。与 TS 组相比,TD 组 RANK 和 TRAF6 的蛋白出现显著变化($P<0.01$),而 RANKL、c-fos 和 c-Src 的蛋白表达虽出现变化但差异不具有显著性($P>0.05$)。

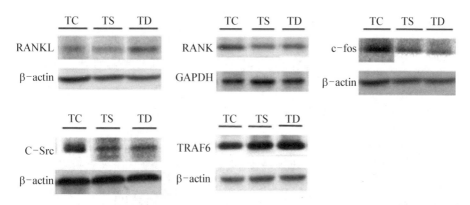

图 4-23　不同运动组 T2DM 小鼠骨中骨吸收细胞因子蛋白表达条带图

表 4-25　不同运动组 T2DM 小鼠骨吸收相关细胞因子蛋白表达的比较($\bar{x}\pm s$)

蛋　　白	TC 组	TS 组	TD 组
RANKL	0.61±0.11	0.84±0.19*	0.85±0.19*
RANK	1.25±0.31	1.14±0.10	0.90±0.14*△△
c-fos	1.46±0.24	1.07±0.31*	1.06±0.28*
c-Src	1.78±0.45	1.03±0.13**	1.06±0.29**
TRAF6	2.13±0.40	1.82±0.16	1.44±0.22**△△

注:与 TC 组相比,* $P<0.05$,** $P<0.01$;与 TS 组相比,△ $P<0.05$,△△ $P<0.05$。

5）不同方式运动对 T2DM 小鼠破骨细胞分化及相关因子表达的影响

由图 4-24 所示可知,与 TC 组相比,TS 组破骨细胞数量显著减少且 3 个核以上的破骨细胞数量显著减少;TD 组破骨细胞数量显著减少且 3 个核以上的破骨细胞数量显著减少。与 TS 组相比,TD 组破骨细胞数量以及核为 3 个以上的破骨细胞数量也出现显著下降。

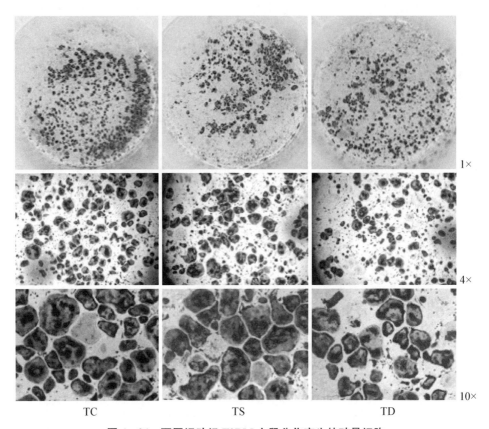

TC   TS   TD

图 4 - 24   不同运动组 T2DM 小鼠分化产生的破骨细胞

由表 4 - 26 可知,与 TC 组相比,TS 组小鼠 BMSCs 分化产生的成骨细胞中 GPR48 的 mRNA 均出现显著变化($P < 0.05$),但 TRAP、PU.1、NFATc1、c - fos 和 c - Src 的 mRNA 表达下调但差异不具有显著性($P > 0.05$);TD 组 GPR48、TRAP、NFATc1 和 c - Src 的 mRNA 均出现显著变化($P < 0.05$ 或 $P < 0.01$),而 PU.1 和 c - fos mRNA 表达不具有显著性($P > 0.05$)。与 TS 组相比,TD 组 GPR48 的 mRNA 均出现显著变化($P < 0.05$),而 TRAP、NFATc1、PU.1、c - fos 和 c - Src 的 mRNA 表达虽出现变化但差异不具有显著性($P < 0.05$)。

6)不同方式运动对 T2DM 小鼠颅骨和股骨 TRAP 染色的影响

由图 4 - 25(彩图见附录)所示可知,与 TC 组相比,TS 组和 TD 组小鼠颅骨人字缝和股骨骺线位置的 TRAP 活性显著降低。与 TS 组相比,TD 组小鼠颅骨人字缝和股骨骺线位置的 TRAP 活性亦出现显著下降。

表 4-26　不同运动组 T2DM 小鼠破骨细胞中相关因子 mRNA 表达的比较($\bar{x}\pm s$)

基因名称	TC 组	TS 组	TD 组
GPR48	0.87 ± 0.13	$1.20\pm0.16^*$	$1.64\pm0.15^{*\triangle}$
TRAP	2.46 ± 0.32	2.13 ± 0.21	$1.83\pm0.08^*$
NFATc1	1.67 ± 0.14	1.31 ± 0.03	$1.14\pm0.13^*$
PU.1	3.08 ± 0.66	2.63 ± 0.22	2.67 ± 0.43
c-fos	3.20 ± 0.37	2.53 ± 0.23	3.12 ± 0.59
c-Src	3.12 ± 0.37	2.86 ± 0.55	$2.29\pm0.24^*$

注：与 TC 组相比，$^*P<0.05$，$^{**}P<0.01$；与 TS 组相比，$^{\triangle}P<0.05$，$^{\triangle\triangle}P<0.05$。

3. 讨论分析

1) 不同方式运动对 T2DM 小鼠骨中 GPR48 表达的影响

骨组织中分化产生的破骨细胞数量多少以及功能强弱与骨吸收代谢存在着密切的关系。影响骨吸收代谢的因素很多，包括各种信号通路、细胞因子、激素等。GPR48 是调控骨代谢的重要膜上蛋白 GPR48，当敲除 GPR48 后，小鼠出现骨量和 BMD 下降，使得骨生长发育受到显著抑制。说明 GPR48 在小鼠骨吸收代谢中起着重要的调控作用。但是，其在研究中并没有对 GPR48 调控骨吸收代谢的相关生物学机制进行探讨。目前，在 GPR48 调控骨吸收代谢方面的相关研究尚未见报道。T2DM 是一种代谢性疾病，患 T2DM 后会导致骨质疏松的发生。目前国内外相关研究较多，T2DM 使得大鼠骨量显著下降，导致骨质疏松发生。研究也发现，T2DM 小鼠在骨形成代谢受到抑制的同时也会促进骨吸收代谢，使得骨量显著下降。本研究也发现，T2DM 小鼠的股骨远端骨密度显著下降。然而目前有关 T2DM 骨中 GPR48 表达的研究还鲜有报道，本研究发现 T2DM 骨中 GPR48 表达显著下调。运动是一种可以改善 T2DM 骨代谢的有效方式，研究证实运动训练可显著促进 T2DM 骨健康。

本研究中，TS 组和 TD 组 GPR48 表达显著上调，说明运动训练可显著上调 T2DM 骨中 GPR48 表达。究其原因，与运动训练促进 T2DM 患者体内胰岛素浓度增加有关。由于体育领域内有关调控 T2DM 骨中 GPR48 表达的相关研究尚未见报道，其生物学机制尚待深入研究。与 TS 组相比，TD 组 T2DM 小鼠骨中的 GPR48 表达显著上调，说明与游泳运动相比，下坡跑可更好地激活 T2DM 小鼠骨中 GPR48 表达。这与下坡跑对 T2DM 小鼠骨产生较大强度的直接作用力存在密切关系。

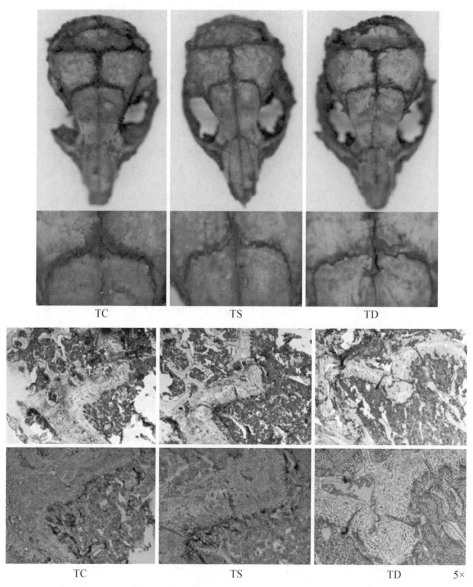

图 4‑25　不同运动组 T2DM 小鼠颅骨和股骨 TRAP 染色结果

2) 不同方式运动对 T2DM 小鼠骨组织中 OPG/RANKL/RANK 分子轴相关细胞因子 mRNA 表达的影响

研究发现,RANKL 是到目前研究发现的调控破骨细胞分化、发育和骨吸收能力的唯一细胞因子。RANK 为膜上跨膜受体,是 RANKL 发挥其生物学作用的膜上唯一受体。OPG 是肿瘤坏死因子(TNF)家族的成员之一,亦被称为破骨细胞抑制因子,其可 RANKL 竞争性地与 RANK 结合,从而抑制破骨细胞分化和骨吸收功能以及促进骨形成代谢。研究发现,OPG/RANKL/RANK 分子轴在调控破骨细胞分化、成熟及骨吸收功能上扮演着重要的角色。即使在体外条件下,OPG/RANKL/RANK 分子轴仍是破骨细胞分化的潜在激活因素。破骨细胞前体细胞不仅需要生长因子 M-CSF 来维持其生长,而且也需要 RANKL 来诱导其分化,并诱导转录因子 c-fos、NFATc1/NFATc2 和 NF-κB 成员 p50 及 p52 的表达,RANK 也可通过激活破骨细胞前体细胞中的 c-fos 和 NFATc1/NFATc2 以促进破骨细胞分化、成熟。另外,有很多细胞因子如 IL-1、IL-6 和 IL-11 等被很多研究证实,它们可通过诱导成骨细胞表达 RANKL 从而作用于破骨细胞形成。细胞因子 TNF-α 不仅可通过直接刺激破骨细胞前体细胞,而且还可通过诱导干细胞表达 RANKL 和破骨细胞前体细胞表达 RANK 来促进破骨细胞的形成。调控骨吸收代谢的另一重要细胞因子——TRAF6。研究发现,敲除 TRAF6 后会导致严重的骨质疏松,这证实 TRAF6 与 OPG/RANKL/RANK 信号通路之间存在密切的关系。另一研究检测了 RANK 受体上的 TRAF 结合位点,说明 TRAF6 可能在破骨细胞功能发挥和正常的 F-actin 指环形成上起着重要的作用,并且其他 TRAF 参与信号通路可能对 RANK 调控破骨细胞形成起着重要的作用。研究证实,破骨细胞中 RANK 信号通路的下游 TRAF6 可激活 JNK1、Akt/PKB、p44/42ERK、p38MAPK 和经典 NF-κB 通路。c-Src 通过调控的 RANK 激活,而参与正常的破骨细胞发育中。在一项有关破骨细胞分化的研究中,发现了一个对 RANK 信号通路的共刺激信号通路,该通路包括含有 12 kDa(DAP12)和 Fc 受体 g 亚基(FcRg)的 DNAX 免疫受体酪氨酸活化基序(immunoreceptor tyrosine based activation motif, ITAM)。这个共刺激信号通路通过激活下游蛋白酶(Syk)以激活磷酸化酶 Cg(PLCg)、BTK 和 Tec 激酶等来参与 RANK 调控破骨细胞的形成,甚至导致 NFATc1/NFATc2 的钙离子调控的相关通路激活。综上所述,OPG/RANKL/RANK 分子轴可通过调控其下游的相关靶基因的表达,从而通过不同的途径影响破骨细胞分化、成熟以及骨吸收功能进而影响骨吸收代谢。目前有关 T2DM 调控骨中 OPG/RANKL/RANK 分子轴相关细胞因子表达的研究发现,在 T2DM 大鼠牙槽骨中 OPG 表达下调,而 RANK 和 RANKL 表达显著上调。人体研究中,曾晓燕的学位论文中论述了 T2DM 患者血清中 RANKL 表达升高,而 OPG/RANKL 比值下降相关内容。动物和人体研究均发现 T2DM 会影响骨组织中 OPG、RANKL 和 RANK 的表达。而在国内外体育领域内,有关运动训练调控 T2DM 骨中 OPG、RANKL 和 RANK 表达的相关研究尚鲜有报道。

本研究中，TS 组和 TD 组的 OPG、RANKL 和 RANK 的 mRNA 表达均出现显著变化，说明游泳和下坡跑可显著抑制 OPG/RANKL/RANK 分子轴从而抑制骨吸收代谢。究其原因，与本研究中游泳和下坡跑可激活 GPR48 表达有关。因为 GPR48 与 OPG/RANKL/RANK 分子轴之间存在密切的调控关系，当该基因激活后会竞争性地与 RANKL 结合从而显著抑制骨吸收代谢。本研究观察到，运动训练可显著促进成骨细胞分化产生及其成骨能力有关，当分化产生的成骨细胞数量增多且成骨能力增强时，由其分泌产生的 RANKL 和 OPG 也都会显著增多。运动训练可促进小鼠机体内胰岛素分泌增加。Wędrychowicz 等研究证实，当胰岛素浓度增加时会显著抑制 OPG/RANKL/RANK 分子轴中相关细胞因子表达。小鼠机体内激素水平的变化可能是抑制 OPG/RANKL/RANK 分子轴的重要原因之一，当 PTH 分泌增加时可显著上调成骨细胞分泌的 RANKL 和 OPG。再者可能与运动抑制炎症因子 IL-6 的表达有关，当 IL-6 表达下调后 gp130 信号因子调节 RANKL 和 OPG 表达，进而影响 RANK。而与 TS 组相比，TD 组 OPG/RANKL/RANK 分子轴表达出现显著变化，说明与游泳运动相比，下坡跑能更好地抑制该信号通路从而抑制骨吸收代谢。究其原因，与下坡跑能促进胰岛素和 PTH 等激素分泌增加有关，也与其能抑制 IL-6 表达有关。

3) 不同方式运动对 T2DM 小鼠骨组织中 CN/NFAT 信号通路相关细胞因子 mRNA 表达的影响

CN/NFAT 信号通路是破骨细胞中 OPG/RANKL/RANK 分子轴的下游信号通路之一。NFAT 是一种钙离子调节性转录因子，CN 活化后，迅速转录进入细胞核内并与相应的靶基因结合，调控其转录进而影响破骨细胞的分化、成熟以及骨吸收功能。目前有关 CN/NFAT 信号通路调控破骨细胞分化、成熟以及骨吸收代谢的相关研究较少。研究证实，CN/NFAT 信号通路调控破骨细胞分化及骨吸收能力。目前国内外有关 CN/NFAT 信号通路调控 T2DM 骨代谢的相关尚鲜有报道。很多生物学机制尚不是很清楚，需要在以后的相关研究中继续进行深入探究。研究发现，运动训练可调控 T2DM 骨代谢，改善 T2DM 骨质疏松。而有关运动通过 CN/NFAT 信号通路调控 T2DM 骨代谢的相关研究鲜有报道。

本研究中，与 TC 组相比，TS 组和 TD 组 CN/NFAT 信号通路及其下游相关细胞因子表达均受到显著抑制，说明运动训练可显著抑制 T2DM 小鼠骨中 CN/NFAT 信号通路及其下游相关细胞因子表达。这与本研究中，运动训练可限制抑制 OPG/RANKL/RANK 分子轴有关，因为 CN/NFAT 信号通路作为其下游信号通路,当 OPG/RANKL/RANK 分子轴被抑制后也会抑制其下游 CN/NFAT 信号通路及相关细胞因子的表达。CN/NFAT 信号通路及相关细胞因子的表达变化与肌球蛋白重链(MyHC)有关,激活 MyHC 表达可显著抑制 CN/NFAT 信号通路表达。也可能与运动上调 TAK1(TGF-β 激酶-1)表达有关,TAK1 表达上调会抑制其下游 NFAT 等细胞因子表达。与 TS 组相比,TD 组 CN/NFAT 信号通路及其下游相关细胞因子表达都出现显著下调,说明与游泳运动相比,下坡跑运动能更显著地抑制该信号通路及其下游细胞因子表达。这与下坡跑可能显著抑制 OPG/RANKL/RANK 分子轴、MyHC 及 TAK1 等细胞因子表达密切相关。由于目前相关研究较少,其生物学机制尚不清晰,缺少直接的研究证据。

4) 不同方式的运动对调控 T2DM 小鼠 BMM 向破骨细胞分化的细胞因子表达的影响

破骨细胞主要由 BMM 分化产生,其分化过程分为:① 早起分化阶段,即 HSC 分化为向某特定细胞分化的造血祖细胞;② 造血祖细胞向破骨细胞前体分化;③ 造血祖细胞向 TRAP 阳性的单核前破骨细胞分化;④ 单核破骨细胞融核形成多核破骨细胞。在破骨细胞分化产生的每个阶段都受到很多细胞因子的调控,如 PU.1 在 HSC 向破骨前体细胞分化中起着重要调控作用,TRAF6、NFATc1 和 c-fos 在破骨前体细胞向单核破骨细胞分化并且在后期的融核形成多核破骨细胞中均起重要调控作用,c-Src 在破骨细胞的骨吸收功能调节上具有重要的作用等。GPR48 为众多信号通路或细胞因子的上游,在破骨细胞分化及骨吸收功能发挥重要的调控作用。而 TRAP 是评价破骨细胞骨吸收功能重要标志物。生物学领域内,有关以上细胞因子在调控破骨细胞分化及骨吸收功能上的相关研究较多,在此不再赘述。患 T2DM 会促进分化产生的破骨细胞的数量及骨吸收功能和骨吸收代谢显著增强,而导致骨质疏松甚至骨折的发生。然而在体育领域内,有关运动训练调控 T2DM 小鼠分化产生的破骨细胞中相关细胞因子表达的相关研究尚鲜有报道。

本研究中,与 TC 组相比,TS 组和 TD 组破骨细胞中的相关细胞因子 mRNA 表达均显著下调。说明游泳和下坡跑这两种运动方式均可显著抑制调控破骨细胞分化产生及其功能相关细胞因子的表达。究其原因,可能与本研究中游泳和下坡跑可显著上调 GPR48 表达有关,GPR48 为很多信号通路或细胞因子上游的膜上七次跨膜受体,其激活后会显著抑制其下游调控破骨细胞分化及骨吸收功能的相关因子表达。也可能与游泳和下坡跑可显著抑制 OPG/RANKL/RANK 分子轴有关,当该分子轴受到显著抑制时会下调其下游相关细胞因子表达。与 TS 组相比,TD 组破骨细胞中的相关细胞因子 mRNA 表达均显著下调。说明下坡跑运动抑制 T2DM 小鼠体外培养的破骨细胞中相关细胞因子表达作用的影响优于游泳运动。这与下坡跑运动强度较大且对小鼠骨组织形成的力学刺激为直接力学刺激有关,较大强度的直接力学刺激可显著抑制 OPG/RANKL/RANK 分子轴及其下游 CN/NFAT 信号通路,从而抑制小鼠的破骨细胞分化,使得分化产生的破骨细胞相关调控因子 mRNA 表达显著下降。

5) 不同方式的运动对 T2DM 小鼠破骨细胞分化的影响

破骨细胞与成骨细胞为骨中最重要的两种细胞,破骨细胞在骨组织中主导骨吸收代谢。破骨细胞主要由 HSC 分化产生,为多核细胞,在一定程度上细胞核的数量越多表明其骨吸收能力越强。研究发现,破骨细胞分化受到很多因素的影响,T2DM 使得骨组织新陈代谢出现紊乱,而使骨吸收代谢显著增强。目前国外有关 T2DM 影响破骨细胞分化的相关研究鲜有报道。国内研究发现,T2DM 大鼠骨髓 HSC 分化产生的破骨细胞数量显著增多。王燕在研究中发现,体外培养的 T2DM 大鼠破骨细胞数量显著增多。目前国内有关 T2DM 破骨细胞分化及其骨吸收功能的相关研究较多,均证实 T2DM 可显著促进破骨细胞分化并使得其数量显著增多。然而目前体育领域内有关运动训练调控 T2DM 小鼠破骨细胞分化的相关研究鲜有报道。

本研究中,8 周训练后取 T2DM 小鼠骨髓 HSC 进行原代培养并利用 M - CSF 和 RANKL 诱导其向破骨细胞进行分化。结果发现,与 TC 组相比,TS 和 TD 组破骨细胞数量显著减少,说明运动训练抑制 T2DM 小鼠破骨细胞的分化产生。究其原因,可能与运动训练可显著促进 T2DM 小鼠成骨细胞分化有关,研究发现,当成骨细胞分化增多时会抑制破骨细胞的分化产生及骨吸收功能。这有可能与运动训练可抑制 PI3K/Akt 信号通路有关,当该信号通路受到抑制时会下调其下游 GSK - 3β、NFATc1 等细胞因子从而抑制破骨细胞分化。还可能与运动训练促进 RANKL 表达有关,因为 RANKL 可通过抑制下游的 PI3K/Akt、ERK 信号通路和 DAP12,以抑制破骨细胞分化。与 TS 组相比,TD 组分化产生的破骨细胞数量显著减少,说明下坡跑抑制破骨细胞分化产生的作用大于游泳。分析其原因,与下坡跑运动可显著促进成骨细胞分化有关,也与运动训练可显著抑制 PI3K/Akt 和 ERK 信号通路以及 DAP12 有关。

6) 不同方式运动对 T2DM 小鼠骨吸收能力的影响

TRAP 是由破骨细胞分泌产生的,是评价骨吸收代谢的重要生化标志物之一。当骨吸收代谢增强时骨组织中的 TRAP 活性会显著提高。骨吸收代谢受到很多因素的影响,如激素水平、疾病等。研究证实,T2DM 机体在骨形成代谢受到显著抑制的同时也会使得骨吸收代谢显著增强,而导致骨质疏松症甚至是骨折的发生。研究发现,T2DM 小鼠因骨量显著下降,而出现骨质疏松症状。高海宁等研究发现,6 周游泳运动可显著抑制 T2DM 大鼠血清中的 TRAP 活性,说明运动训练可显著抑制 TRAP 活性。

本研究中,与 TC 组相比,TS 组和 TD 组小鼠颅骨和股骨的 TRAP 活性受到显著抑制,说明游泳和下坡跑可显著抑制 T2DM 小鼠 TRAP 活性及破骨细胞活性。这可能与本研究中游泳和下坡跑可显著提高小鼠机体内的胰岛素水平有关,因为胰岛素浓度提高后在提高骨形成代谢的同时也会抑制骨吸收代谢,还可显著抑制 OPG/RANKL/RANK 分子轴及其下游的 CN/NFAT 信号通路有关,以上信号通路被激活会抑制破骨细胞分化及骨吸收功能,使得破骨细胞分泌产生的 TRAP 酶显著减少,并使其活性下降。而与 TS 组相比,TD 组的 TRAP 活性也出现显著下降。说明下坡跑可显著抑制 T2DM 小鼠 TRAP 活性及其骨吸收能力,且其作用效果优于游泳运动。这可能与下坡跑对 T2DM 小鼠骨组织产生的较大强度的直接力学刺激更能显著的抑制破骨细胞分化及其功能有关,分化产生的破骨细胞数量减少及其功能降低使得分泌产生的 TRAP 显著减少,TRAP 活性显著降低。也可能与下坡跑能更好地促进胰岛素分泌并抑制 OPG/RANKL/RANK 分子轴及下游的 CN/NFAT 信号通路有关,因为抑制 OPG/RANKL/RANK 分子轴及其下游的 CN/NFAT 信号通路可显著抑制破骨细胞的分化并使得骨吸收功能显著下降,从而导致 T2DM 小鼠颅骨和股骨 TRAP 活性显著下降。综上所述,下坡跑可显著抑制 T2DM 小鼠骨组织 TRAP 活性且其作用优于游泳运动。

4. 结论

(1) 8 周运动训练可显著抑制 T2DM 小鼠的骨吸收代谢,其生物学机制可能与运动激活 GPR48 表达而抑制 OPG/RANKL/RANK 分子轴及其下游 CN/NFAT 信号通路中相关细胞因子表达,从而抑制破骨细胞分化产生及骨吸收代谢。

(2) 下坡跑运动抑制 T2DM 小鼠骨吸收代谢的作用优于游泳。

二、运动对 T2DM 小鼠骨中 JAK2/STAT3 途径及骨吸收代谢作用的影响

当骨髓巨噬细胞分化产生的破骨细胞及融核后多核破骨细胞数目及活性异常增高时,骨吸收代谢显著升高,导致骨质疏松发生。T2DM 破骨细胞分化及骨吸收能力显著增高,导致骨组织微细结构退化和骨密度(BMD)下降。该过程

受众多信号通路调控,如酪氨酸蛋白激酶 2(JAK2)/信号转导子和转录激活子 3 (STAT3)途径等。研究发现,JAK2/STAT3 途径参与调控细胞增殖、分化及凋亡等,并且介导破骨细胞分化、融核和骨吸收能力。JAK2 是酪氨酸激酶的 Janus 家族一员,外部刺激诱导 JAK 受体的聚合反应并引起 Tyr350 位点的交互磷酸化,活化 JAK 能磷酸化 STAT3 结构域 SH2 中的酪氨酸残基,并通过酪氨酸-磷酸化活化 T 细胞核因子 c1(activated T nuclear factor c1,NFATc1)及下游靶基因 c‑fos、抗酒石酸酸性磷酸酶(tartrate-resistant acid phosphatase, TRAP)、CTSK 等表达。在利用高糖环境模拟 T2DM 并探究其对 RAW264.7 细胞分化影响时,发现 JAK2 表达上调后磷酸化 STAT3 进而促进 RAW264.7 向破骨细胞分化、融核。但生命医学领域内,有关 JAK2/STAT3 途径介导 T2DM 小鼠破骨细胞分化和骨吸收代谢的相关研究亟待补充。

　　运动是改善骨吸收代谢的重要手段,其可显著抑制 T2DM 的破骨细胞分化及骨吸收。然而,因运动中对骨产生的力学刺激(分为地面反作用力和肌肉牵拉力)不同,发现地面反作用力抑制骨吸收的作用优于肌肉牵拉力。然而,有关 JAK2/STAT3 途径在不同力学刺激影响 T2DM 小鼠破骨细胞分化及骨吸收中作用机制的相关研究尚待补充。由此,本研究拟利用下坡跑和游泳对 T2DM 小鼠进行运动干预并用于模拟对骨组织产生的地面反作用力和肌肉牵拉力。利用 Western‑blotting、RT‑PCR、破骨细胞原代培养等技术,从基因表达、细胞分化及功能变化、骨表型等不同层面探究 JAK2/STAT3 途径在不同力学刺激抑制 T2DM 小鼠破骨细胞分化及骨吸收代谢中的作用机制。

　　1. 材料与方法

　　1) 实验动物的造模与分组

　　4 周龄雄性 C57BL/6 小鼠,由上海西普尔-必凯公司提供。小鼠分笼饲养,自然光照,适应一周后,随机分为正常对照组(ZC,10 只)和 T2DM 建模组(TJ, 30 只)。采用 6 周高脂膳食结合注射链脲佐菌素(STZ,6 周高脂膳食结束后仅注射一次,标准为 80 mg/kg)进行 T2DM 小鼠造模,ZC 组小鼠按同等标准注射柠檬酸-柠檬酸钠溶液。STZ 注射结束两周后测量 T2DM 造模组空腹 12 h 后血糖浓度,血糖浓度≥8 mmol/L 的为 T2DM 小鼠,结果显示 27 只小鼠造模成功,并随机平均分为 T2DM 对照组(TC,9 只)、T2DM 游泳组(TS,9 只)和 T2DM 下坡跑组(TD,9 只)。TC 组、TS 组和 TD 组继续给予高脂膳食,ZC 组给予普通饲料。

　　2) 实验动物训练方案

　　对 TS 组和 TD 组小鼠进行游泳和下坡跑训练,每次 50 min、每周 6 天、共 8

周。第一周进行适应性训练,具体安排如下:第 1~2 天为每次 30 min,第 3~4 天为每次 40 min,第 5~6 天为每次 50 min。游泳采用 42 cm(长)×40 cm(宽)×36 cm(深)的容器;下坡跑的速率为 0.8 km/h,坡度为−9°角。

3) 实验动物取材

8 周运动干预结束后的 24~48 h 内,处死四组小鼠并进行相应取材,具体如下:取小鼠右侧后肢骨的股骨和胫骨(利用纱布剔除肌肉等软组织),PBS 清洗后保存于−80 ℃ 冰箱,以备用于 RT - PCR 和 Western-blotting 检测;取小鼠 BMM 用于细胞原代培养,并利用 M - CSF 和 RANKL 诱导其向破骨细胞分化,进行 TRAP 染色;取分化产生的破骨细胞,利用 RT - PCR 检测相关因子 mRNA 表达;取后肢左侧胫骨,以备利用石蜡切片和 TRAP 染液检测 TRAP 活性;取左侧股骨(剔除肌肉等软组织),PBS 清洗后置于−80 ℃ 冰箱保存,以备用于 micro - CT 检测股骨远端 BMD 变化。

4) 指标检测

(1) 骨和破骨细胞中相关因子 mRNA 表达检测:取超低温保存右侧股骨(利用 PBS 进行清洗)和 Trizol 裂解破骨细胞,利用 Trizol 法提取 RNA。按照 Takara 反转试剂盒标准步骤将 RNA 反转为 cDNA,稀释后按 25 μL 体系对 JAK2/STAT3 途径和破骨细胞中相关因子进行定量检测。引物序列是利用 Primer premer 软件进行设计(见表 4 - 27),并由生工生物工程(上海)股份有限公司合成并检测引物特异性。

表 4 - 27 引物序列

引物名称		序列(5'→3')	碱基数
NFATcl	正向	5'- CCCGTCACATTCTGGTCCAT - 3'	27
	反向	5'- CAAGTAACCGTGTAGCTGCACAA - 3'	29
c - fos	正向	5'- CGGCATCATCTAGGCCCAG - 3'	19
	反向	5'- TCTGCTGCATAGAAGGAACCG - 3'	21
TRAP	正向	5'- TAGGTGCCAAGGTCAAAAGG - 3'	26
	反向	5'- CATGTAACAGCCCCCTGTCT - 3'	24
CTSK	正向	5'- CAGCTTCCCCAAGATGTGAT - 3'	26
	反向	5'- AAGCACCAACGAGAGGGAGAA - 3'	27
β - actin	正向	5'- ACCCAGAAGACTGTGGATGG - 3'	26
	反向	5'- TTCAGCTCAGGGATGACCT - 3'	26

续　表

引物名称		序列(5′→3′)	碱基数
PU.1	正向	5′- GTGAGGTTCCTTTCCCGCC - 3′	25
	反向	5′- CCCGTCACTTGGCATGAGTA - 3′	26
c - src	正向	5′- TACAGACTAGAGGAGCTCTCAGG - 3′	30
	反向	5′- TAAAAGTGGTTATTCAGTCAGTAGC - 3′	31
JAK2	正向	5′- CAAAGCGCTACTGTTGAGGC - 3′	26
	反向	5′- TTACTGCCATTGCTGTCCGT - 3′	26
STAT3	正向	5′- TCGCAAGCTCGTGCCTCTT - 3′	25
	反向	5′- GGCCAGTGAGTTCAGACGGT - 3′	26

表中：NFATcl 为活化 T 细胞核因子 c1；c - fos 为原癌基因；TRAP 为抗酒石酸酸性磷酸酶；CTSK 为组织蛋白酶 K；β - actin 为 β - 肌动蛋白；PU.1 为 Spi - 1 原致肿瘤基因；c - src 为酪氨酸激酶；JAK2 为酪氨酸蛋白激酶 2；STAT3 为信号转导子和转录激活子 3。

(2) 小鼠骨中相关因子蛋白表达检测：利用 Western - blotting 技术检测相关因子蛋白表达，取小鼠右侧胫骨，进行研磨提取蛋白，并检测蛋白浓度，利用 PBS 将浓度调到一致，进行变性、电泳、转膜和 I、II 抗孵育，最后一次 TBST 洗膜后，利用 Alpha 凝胶成像系统对 PVDF 膜进行显影、拍照并利用 Fluor Chem FC2 软件进行行数据分析。

(3) BMM 分化产生破骨细胞的骨吸收能力检测：断颈椎处死小鼠并用 75%酒精灭菌 2 min，取小鼠四肢骨(去除肌肉等软组织)。于超净台中，剪除股两端暴露骨髓腔，并利用吸有 α - MEM 的注射器将骨髓吹出，制备单细胞悬液，以 800 次/min、离心 5 min，重悬后加红细胞裂解液再次离心后加 1 mL 培养基(含 M - CSF)重悬。然后将细胞转移至 6 cm 培养皿中并补到 3 mL，置培养箱中培养 24 h 后去上清，对贴壁细胞进行消化、计数。按 3 万细胞标准接于 48 孔板中，培养 24 h 后利用 M - CSF 和 RANKL 诱导 BMM 向破骨细胞分化。利用 TRAP 染液对分化至第 5 天且已用 4% PFA 固定的破骨细胞进行染色，利用 Leica 显微镜拍照并利用 Blindness 法进行计数。

(4) 股骨 TRAP 染色：取小鼠股骨，用 4%的 PFA 进行 24～36 h 固定，PBS 清洗后进行为期 14 天的脱钙，脱钙结束后，利用双蒸水进行清洗，PBS 浸泡 2 h 后，进行酒精梯度脱水、透化、浸蜡、包埋、切片、复烤、脱蜡、水化，然后利用 0.1%的 Triton - X100 和 PBST 分别进行 5 min 和 10 min 的处理，结束后用 TRAP 染液进行染色并用显微镜拍照。

（5）小鼠股骨远端骨密度（BMD）检测：取右侧股骨，PBS 清洗后用 4% PFA 固定 24 h，PBS 再次清洗后置于 75% 酒精中保存，利用 Skyscan Micro - CT 系统（按 18 μm/帧标准）对股骨远端进行扫描。结束后，采用 micro - CT 软件对松质骨 BMD 进行分析。

6）数据统计

利用 Excel 和 SPSS20.0 对数据进行统计分析，ZC 组和 TC 组行独立样本 T 检验，TC 组、TS 组和 TD 组行单因素方差分析。$P < 0.05$ 表示差异具有统计学意义。

2. 研究结果

1）不同运动对 T2DM 小鼠骨中相关因子 mRNA 表达的影响

由表 4 - 28 可知，与 ZC 组相比，TC 组 JAK2 mRNA 表达显著下调，STAT3、NFATc1、CTSK 和 c - fos mRNA 表达均显著上调（$P < 0.05$ 或 $P < 0.01$）。与 TC 组相比，TS 组 CTSK mRNA 表达显著下调（$P < 0.05$），JAK2、STAT3、NFATc1 和 c - fos mRNA 表达呈下调趋势但差异不具有显著性（$P > 0.05$）；TD 组 JAK2 mRNA 表达显著上调（$P < 0.01$），STAT3、NFATc1、CTSK 和 c - fos mRNA 表达均显著下调（$P < 0.05$）。与 TS 组相比，TD 组 JAK2 mRNA 表达显著上调（$P < 0.05$），而 STAT3、NFATc1、CTSK 和 c - fos mRNA 表达均显著下调（$P < 0.05$）。

表 4 - 28　各组小鼠骨中相关因子 mRNA 表达变化（$\bar{x} \pm s$）

基因名称	ZC 组	TC 组	TS 组	TD 组
JAK2	$2.78 \pm 0.57^*$	2.46 ± 0.32	2.13 ± 0.21	$2.83 \pm 0.08^{**\triangle}$
STAT3	$1.10 \pm 0.15^{**}$	1.60 ± 0.22	1.31 ± 0.03	$1.21 \pm 0.06^{*\triangle}$
NFATc1	$2.25 \pm 0.36^{**}$	3.87 ± 0.84	3.37 ± 0.54	$3.02 \pm 0.47^{*\triangle}$
CTSK	$2.25 \pm 0.38^{**}$	3.16 ± 0.75	$2.74 \pm 0.41^*$	$2.33 \pm 0.53^{*\triangle}$
c - fos	$2.91 \pm 0.68^{**}$	3.17 ± 0.56	3.01 ± 0.49	$2.85 \pm 0.54^{*\triangle}$

注：与 TC 组相比，$^* P < 0.05$，$^{**} P < 0.01$；与 TS 组相比，$^\triangle P < 0.05$。

2）不同运动对 T2DM 小鼠骨中相关因子蛋白表达的影响

由图 4 - 26 和表 4 - 29 可知：与 ZC 组相比，TC 组 NFATc1、CTSK 和 c - fos 蛋白表达明显上调（$P < 0.01$）。与 TC 组相比，TS 组 NFATc1 蛋白表达显著下调（$P < 0.05$），但 CTSK 和 c - fos 蛋白表达呈下调趋势但差异不具显著性

$(P>0.05)$；TD 组 NFATc1、CTSK 和 c‐fos 蛋白表达均显著下调$(P<0.05$ 或 $P<0.01)$。与 TS 组相比，TD 组 NFATc1、CTSK 和 c‐fos 蛋白表达亦显著下调$(P<0.05)$。

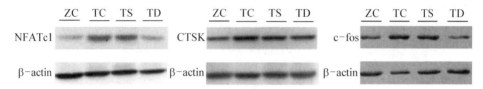

图 4‐26　各组小鼠骨中蛋白表达变化示意图

表 4‐29　各组小鼠骨中相关因子蛋白表达变化$(x\pm s)$

蛋白名称	ZC 组	TC 组	TS 组	TD 组
NFATc1	0.89±0.18**	1.41±0.30	1.21±0.11*	1.04±0.11*△
CTSK	1.72±0.53**	2.28±0.46	2.17±0.43	2.02±0.61*△
c‐fos	1.62±0.41**	2.35±0.58	2.24±0.39	1.87±0.52**△

注：与 TC 组相比，* $P<0.05$，** $P<0.01$；与 TS 组相比，△ $P<0.05$。

3）不同运动对 T2DM 小鼠分化产生破骨细胞的影响

多核破骨细胞是指细胞核经融核后形成的不少于 3 个核的破骨细胞，由图 4‐27 和表 4‐30 可知：与 ZC 组相比，TC 组破骨细胞数量和多核破骨细胞（指≥3 个核的破骨细胞）数量均显著增多$(P<0.01)$。与 TC 组相比，TS 组破骨细胞数量和多核破骨细胞数量呈减少趋势但差异不具有显著性$(P>0.05)$；TD 组破骨细胞数量和多核破骨细胞数量均显著下降$(P<0.05，P<0.01)$。与 TS 组相比，TD 组破骨细胞数量和多核破骨细胞数量均明显减少$(P<0.05)$。

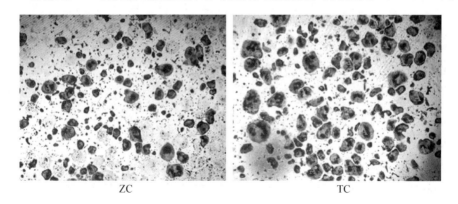

ZC   TC

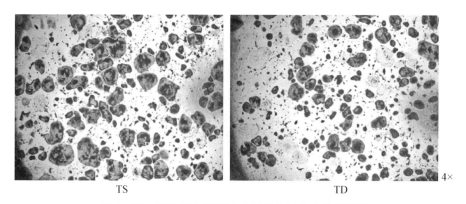

4×

TS　　　　　　　　　　　　　TD

图 4 - 27　运动影响 T2DM 小鼠破骨细胞分化示意图

注：A 表示≥3 个核的多核破骨细胞。

表 4 - 30　各组小鼠分化产生破骨细胞数量变化($\bar{x}\pm s$)

指　标	ZC 组	TC 组	TS 组	TD 组
破骨细胞	72.84±7.53**	119.62±10.21	105.42±15.51	90.74±8.14*△
多核破骨细胞	53.56±7.31**	81.25±8.74	79.17±8.82	61.56±6.18**△

注：与 TC 组相比，* $P<0.05$，** $P<0.01$；与 TS 组相比，△ $P<0.05$。

4）不同运动对 T2DM 小鼠分化产生破骨细胞中相关因子 mRNA 表达的影响

由表 4 - 31 可知：与 ZC 组相比，TC 组 TRAP、NFATc1、PU.1、c - fos（$P<0.01$）和 c - Src mRNA 表达均显著上调（$P<0.01$）。与 TC 组相比，TS 组 c - fos mRNA 表达显著下调（$P<0.05$），而 NFATc1、TRAP、PU.1 和 c - Src mRNA 表达呈下调趋势但差异不具有显著性（$P>0.05$）；TD 组 TRAP、NFATc1、PU.1、c - fos 和 c - Src mRNA 表达均显著下调（$P<0.05$ 或 $P<0.01$）。与 TS 组相比，TD 组 TRAP、NFATc1、PU.1、c - fos 和 c - Src mRNA 的表达亦均明显下调（$P<0.05$）。

表 4 - 31　各组小鼠分化产生破骨细胞中相关因子 mRNA 表达变化($\bar{x}\pm s$)

基因名称	ZC 组	TC 组	TS 组	TD 组
TRAP	1.66±0.38**	2.46±0.32	2.13±0.21	1.83±0.08*△
NFATc1	1.10±0.15**	1.60±0.22	1.31±0.03	1.21±0.06**△
PU.1	2.16±0.30**	3.08±0.66	2.63±0.22	2.67±0.43**△

续　表

基因名称	ZC 组	TC 组	TS 组	TD 组
c‐fos	2.83±0.77**	3.20±0.37	2.53±0.23*	3.12±0.59**△
c‐Src	1.74±0.94**	3.12±0.37	2.86±0.54	2.29±0.24**△

注：与 TC 组相比，* $P<0.05$，** $P<0.01$；与 TS 组相比，△ $P<0.05$。

5）不同运动对 T2DM 小鼠骨组织 TRAP 活性的影响

TRAP 染液可与骨骺线处破骨细胞分泌的 TRAP 结合并呈紫红色，颜色越强表示 TRAP 活性越强，颜色越弱表示 TRAP 活性越弱。由图 4‐28 可见：与 ZC 组相比，TC 组股骨骺线处 TRAP 活性显著增强。与 TC 组相比，TS 组 TRAP 活性下降不显著；TD 组 TRAP 活性显著下降。与 TS 组相比，TD 组 TRAP 活性明显下降。

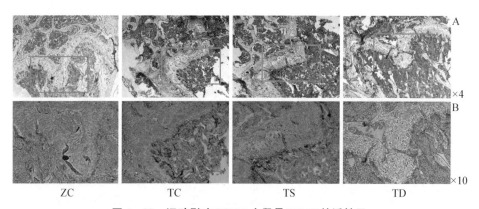

图 4‐28　运动影响 T2DM 小鼠骨 TRAP 的活性示

图 A 为切片 TRAP 染色后于骨骺线处 4X 拍照；图 B 为切片 TRAP 染色后于骨骺线处局部 10X 镜下拍照。

6）不同运动对 T2DM 小鼠 BMD 的影响

分析表 4‐32 可知，与 ZC 组相比，TC 组 BMD（$P<0.01$）显著降低。与 TC 组相比，TS 组 BMD（$P>0.05$）增加不显著，而 TD 组 BMD（$P<0.01$）显著升高。TS 组和 TD 组 BMD（$P>0.05$）比较发现差异不具有显著性。

表 4‐32　各组小鼠股骨远端松质骨 BMD 变化（$\bar{x}\pm s$）

指　标	ZC 组	TC 组	TS 组	TD 组
BMD(g/cc)	0.37±0.01**	0.22±0.02	0.26±0.04	0.33±0.02**

注：与 TC 组相比，** $P<0.01$。

3. 讨论分析

骨稳态是成骨细胞形成新骨且破骨细胞吸收旧骨的动态平衡过程,当骨吸收异常升高引起代谢失衡时将导致骨量丢失和骨组织微细结构退化,引发骨质疏松。而破骨细胞由 BMM 分化产生,T2DM 机体内的能量代谢紊乱、氧化应激、炎症反应等导致破骨细胞分化、融核及骨吸收功能异常增高,骨稳态失衡,骨表型呈现骨组织形态结构退化、BMD 下降等表征,并首先表现在松质骨。在利用瘦素缺陷型小鼠作为 T2DM 模型探究创伤后异位骨化的病理发展时,发现其异位骨化中心骨吸收增强与分化产生的破骨细胞数量及骨吸收功能显著升高密切相关。本研究中,与 ZC 组相比,TC 组小鼠 BMD 显著下降。表明 T2DM 小鼠骨量出现显著下降,出现骨质疏松。这与本研究中 T2DM 小鼠分化产生的破骨细胞和多核破骨细胞数量显著增多,进而引起骨吸收异常升高密切相关。当破骨细胞骨吸收能力增强后,导致 T2DM 小鼠股骨远端骺线处 TRAP(骨吸收生化标志物)活性升高。并且,此过程受关键因子调控,如 NFATc1、转录因子 PU. 1[spleen focus-forming virus(SFFV)proviral integration 1]等。本研究中,诱导 BMM 分化产生破骨细胞过程中 NFATc1、PU. 1、c - fos 和 c - Src 的 mRNA 表达均显著上调。这在一定程度上从分子层面揭示了 T2DM 促进破骨细胞分化及融核的生物机制,因核内基因 NFATc1 活化后可激活下游 PU. 1、c - fos、c - Src 和 TRAP 的级联反应,从而促进 BMM 向破骨细胞前体细胞和成熟破骨细胞分化以及后期的多个破骨细胞融核。破骨细胞和多核破骨细胞显著增多导致蚀骨作用显著增强,造成骨组织微细结构退化和骨量流失,引发骨质疏松。信号网络作为调控骨代谢的深层机制,其在调节破骨细胞分化及骨吸收中亦不可少。JAK2/STAT3 信号通路作为调节细胞增殖、分化和凋亡过程中的重要途径,但有关其调控 T2DM 小鼠骨吸收代谢的相关研究亟待补充。本研究中,与 ZC 组相比,TC 组 JAK2 mRNA 表达下调,STAT3、NFATc1、PU. 1、组织蛋白酶 K(cathepsin K,CTSK)和 c - fos mRNA 表达均上调,表明 T2DM 小鼠骨中 JAK2/STAT3 信号通路被激活。分析原因,T2DM 小鼠骨中炎性因子(如 IL - 20 和 IL - 24 等)与其受体结合后会激活 JAK2,活化的 JAK2 激酶磷酸化 gp130 胞内侧的络氨酸残基,招募并活化信号转导与 STAT3,进而激活 RANKL 的基因转录从而导致成纤维细胞样滑膜细胞(fibroblast-like synovial cells,FLS)大量表达 RANKL,进而调控破骨细胞分化、融核。RANKL 是破骨细胞分化过程中的必需细胞因子,它与核因子 κB 受体激活因子(nuclear factor κ B,RANK)相互作用以调节核因子 κB(nuclear factor-kappa B,NF - κB)、丝裂原活化蛋白酶(mitogen-activated protein kinase,MAPK)和破骨细胞中的钙信号转导,然后调控 JAK2/STAT3 信号通路及其靶基因 NFATc1、c‑fos 和 CTSK 表达,调控破骨细胞介导骨吸收。

运动中,肌肉收缩产生的张力刺激和地面对骨产生的反作用力可调控成骨细胞和破骨细胞主导的骨形成和骨吸收,改善骨组织微细结构和 BMD,且不同力学刺激对骨代谢,尤其是骨吸收产生的作用效果亦是不同。下坡跑作为一离心运动,运动中相较于肌肉牵拉力,骨受到的地面反作用力更大;游泳过程中因无地面接触,仅有肌肉牵拉力。运动改善骨代谢已成共识,并且首现于松质骨的骨组织微细结构,BMD 退化是反映骨代谢紊乱的经典指标。T2DM 因胰岛素抵抗、能量代谢紊乱等使骨吸收异常升高,导致股骨远端松质骨骨组织形态计量学指标、骨组织形态结构和 BMD 等显著退化,而 8 周跑台运动可显著改善以上骨表型指标。经过 8 周运动后,T2DM 小鼠股骨远端 BMD 显著升高,且下坡跑对骨组织产生的地面反作用力在增加 BMD 上的作用显著优于游泳产生的肌肉牵拉力,这与前人研究结果相一致。分析其机制,与下坡跑对 T2DM 小鼠骨产生的地面反作用力显著促进其成骨细胞分化及其活性有关,当其活性升高后促进骨形成,增加 BMD。分化产生的破骨细胞和多核破骨细胞增多是 T2DM 小鼠 BMD 下降的另一主因。本研究中,与游泳运动对骨产生的肌肉牵拉力相比,下坡跑产生的地面反作用力可显著抑制 T2DM 小鼠破骨细胞分化、融核。以上结果变化不仅揭示了本研究中 TS 和 TD 两组的 BMD 变化,也解释了两组小鼠股骨远端骺线处的 TRAP 活性变化。并且,关键细胞因子介导运动抑制破骨细胞分化和骨吸收。8 周运动后,TS 组破骨细胞中仅 c‑fos mRNA 表达下调,而 TD 组 TRAP、NFATc1、PU.1、c‑fos 和 c‑Src mRNA 表达均下调。并且与 TS 组相比,TD 组众细胞因子 mRNA 表达均下调。表明,地面反作用力抑制 T2DM 小鼠分化产生的破骨细胞中 TRAP 等因子表达。NFATc1 作为调控破骨细胞分化、成熟的特异性基因,NFATc1 基因缺失胚胎干细胞在 RANKL 诱导下不能分化为破骨细胞。在力学刺激下,核内 PU.1 不能与 NFATc1 的 N 端启动子结合,表达下调后导致 c‑fos 和 c‑Src 均在色氨酸/羟胺酸位点失活,引起 BMM 数量减少并抑制其分化为破骨细胞。然而,作为 NFATc1 靶基因的 TRAP 是破骨细胞标志基因,在分化及成熟破骨细胞中高表达,并调控骨吸收。

JAK2/STAT3 途径通过激活 T2DM 小鼠骨中 NFATc1 及下游 CTSK、c‑fos 表达,促进破骨细胞分化、融核,导致骨质疏松发生。作为调控骨代谢重要手段的运动,可显著抑制 T2DM 的破骨细胞分化及骨吸收代谢,但是 JAK2/STAT3 途径在此过程中具有什么调控作用、扮演什么角色尚待研究证实。利用不同力学刺激对 T2DM 小鼠干预 8 周后,TS 组仅 CTSK mRNA 和 NFATc1 蛋白表达下调,其他因子表达不显著,而 TD 组 JAK2/STAT3 途径相关因子 mRNA 和 NFATc1、CTSK 和 c-fos 蛋白表达均显著下调;并且,与 TS 组相比, TD 组 JAK2 表达显著上调,其下游相关基因 STAT3、NFATc1 等 mRNA 和 NFATc1、CTSK、c-fos 蛋白表达均显著下调。表明,下坡跑显著抑制 T2DM 小鼠骨中 JAK2/STAT3 途径,而游泳却不能。分析其调控机制,与下坡跑对骨产生的较大强度地面反作用力影响 T2DM 小鼠骨中 RANKL 表达有关。当其被激活后与 RANK 结合,使其与下游肿瘤坏死因子受体相关因子 6(TRAP6)结合,抑制 JAK2/STAT3 途径,使 c-fos 基因失活进而不能与 NFATc1 结合并抑制 c-Src,抑制破骨细胞分化及融核。再者,力学刺激改善 T2DM 雄性激素表达,激活雄性激素受体 SOCS3 后磷酸化 JAK2,活化 JAK2 能磷酸化细胞因子受体胞浆结构域中的酪氨酸残基,而募集含 SH2 结构域信号分子 STAT3 及下游 NFATc1 等靶基因。受限于相关研究较少,更多分子机制尚待揭示。

4. 结论

下坡跑对骨产生的地面反作用力通过 JAK2/STAT3 途径抑制 T2DM 小鼠破骨细胞分化及骨吸收,增加骨量,而游泳对骨产生的肌肉牵拉力作用不明显。

第四节　实验研究总结

一、研究结论

(1) T2DM 小鼠骨组织形态结构和骨量出现显著下降,导致骨质疏松的发生。

(2) T2DM 抑制小鼠骨形成代谢,其机制可能与骨中 GPR48 和 TGF-β/ BMP 信号通路中相关细胞因子表达下调,抑制 BMSC 向成骨细胞分化并促进其向脂肪细胞分化,从而使得骨形成能力显著下降有关。

(3) T2DM 增强小鼠的骨吸收代谢,其机制可能与骨中 GPR48 表达下调进而激活 OPG/RANKL/RANK 分子轴及下游 CN/NFAT 信号通路中相关细胞因子表达,促进 BMM 向破骨细胞分化,TRAP 活性增强有关。

(4) 下坡跑可显著改善 T2DM 小鼠骨组织形态计量学指标和骨健康状况,且其作用效果优于游泳运动

(5) 下坡跑可显著促进 T2DM 小鼠的骨形成代谢,其生物学机制可能与运

动可激活 GPR48 和 TGF－β/BMP 信号通路及其下游靶基因表达,从而促进成骨细胞分化及成骨能力

二、研究创新点

(1) 理论上,目前国内外有关运动影响 T2DM 小鼠骨代谢的研究集中在骨表型上,探究其分子机制的相关研究尚鲜有报道。本论文在探讨运动影响 T2DM 小鼠骨表型的基础上,对其分子机制进行了较为深入的研究。

(2) 思路上,本研究从骨形成和骨吸收两个方面对运动影响 T2DM 小鼠骨代谢的分子生物学机制进行较为详细的探讨。

(3) 方法上,本研究中所采用的很多研究方法,如 micro－CT、颅骨 ALP、茜素红和 TRAP 染色、石蜡切片 Van Gieson 染色、成骨细胞茜素红染色等均是在运动与骨代谢领域内的首次使用。

三、研究局限性与展望

1. 局限性

(1) 本研究没有利用相关仪器对游泳和下坡跑两种运动方式对 T2DM 小鼠骨产生的力学刺激方式和力学刺激强度大小进行量化,以上均是从理论上进行分析的。

(2) 本研究缺少体外研究(即利用 siRNA 对 RAW264.7 和 MC3T3 细胞进行体外转染,研究 GPR48、TGF－β_1、BMP－2 等敲除后对 RAW264.7 和 MC3T3 细胞向破骨细胞和成骨细胞分化的影响)来进行体内研究验证。并缺少利用该技术对 GPR48 与 TGF－β/BMP 信号通路之间的相互关系进行研究。

(3) 本研究探讨了 GPR48 与 TGF－β/BMP、OPG/RANKL/RANK 以及 CN/NFAT 信号通路在运动调控 T2DM 骨代谢中的作用,而调控骨代谢的信号通路还有很多,是否还存在其他信号通路途径来影响 T2DM 骨代谢呢?

2. 展望

本研究发现,T2DM 小鼠造模成功后,小鼠骨量和骨组织形态计量学指标出现显著下降且导致骨质疏松的发生。而运动训练可通过上调 T2DM 小鼠骨中 GPR48 和 TGF－β/BMP 信号通路以及抑制 OPG/RANKL/RANK 分子轴和 CN/NFAT 信号通路表达从而促进骨形成代谢并抑制骨吸收代谢,使得骨量和骨组织形态结构得到显著改善,且下坡跑改善 T2DM 小鼠骨代谢的作用优于游泳。虽然国内外有关运动训练调控 T2DM 小鼠骨代谢的研究已有报道,本研究也发现 GPR48、TGF－β/BMP 信号通路、OPG/RANKL/RANK 分子轴和

CN/NFAT 信号通路在运动调控 T2DM 骨代谢的过程中起着重要的生物学调控作用。在 G 蛋白偶联受体和运动调控 T2DM 小鼠骨代谢上,仍存在较多的未知领域。如果 T2DM 发病机制与肥胖导致的胰岛素抵抗存在密切关系,那么 T2DM 与肥胖之间存在什么样的生物学相互调控关系呢? T2DM 骨代谢紊乱又与免疫系统、骨组织血管再生等存在如何的生物学关系呢? T2DM 会引起一系列的并发症,那么其引起并发症的具体生物学机制又是什么呢? 成骨细胞与破骨细胞之间相互作用、相互影响,那么 T2DM 机体内成骨细胞与破骨细胞之间是如何相互作用影响的呢? 运动方式较多,哪种运动方式改善 T2DM 骨代谢的作用效果最好,其生物学调控信号通路之间又存在着什么样的相互关系呢? GPR48 除了可作用于 TGF - β/BMP 信号通路和 OPG/RANKL/RANK 分子轴外,还可作用于哪些信号通路或细胞因子从而在 T2DM 骨代谢以及运动调控 T2DM 骨代谢中起着重要调控作用呢? 除了 GPR48,作为 G 蛋白偶联受体家族,还有哪些 GPCR 在 T2DM 骨代谢以及运动调控 T2DM 骨代谢中发挥着重要调控作用? 等等。以上存在问题将是我们以后科研的主要方向,希望以上问题的解决能揭示 T2DM 骨代谢变化较为详细的生物学机制,为治疗 T2DM 骨质疏松症药物的研发提供一定的理论依据。为运动训练防治 T2DM 骨质疏松症以及骨折发生提供一定的理论依据及最佳运动方案。

参考文献

［1］ 陈祥和,李世昌,孙朋,等.下坡跑对生长期雌性去卵巢小鼠 OB 分化和骨形成的影响 [J].中国运动医学杂志,2014(02):130 - 134.

［2］ 陈祥和,李世昌,孙朋,等.下坡跑对生长期去卵巢小鼠骨 BMP - 2、Smad1/5 和 Runx2 表达的影响[J].中国运动医学杂志,2013,32(7):609 - 614.

［3］ 陈祥和,李世昌,孙朋,等.小鼠生长期下坡跑改善去卵巢后骨中 Ⅰ 型胶原蛋白表达和骨形成[J].天津体育学院学报,2013(05):427 - 430.

［4］ 陈祥和,李世昌,孙朋,等.游泳和下坡跑通过 CN/NFAT 信号通路对 2 型糖尿病小鼠骨吸收代谢的影响[J].中国体育科技,2018,54(4):113 - 119.

［5］ 陈祥和,李世昌,严伟良,等.不同方式运动对生长期雄性小鼠骨形成和骨吸收代谢影响的研究[J].西安体育学院学报,2015,32(2):205 - 211.

［6］ 陈祥和,彭海霞,孙朋,等.不同力学刺激对 T2DM 小鼠中 TGF-β/Smad 途径及骨形成的影响[J].上海体育学院学报,2018,42(3):95 - 102.

［7］ 陈祥和,孙朋,陈爱国,等.不同运动对 2 型糖尿病小鼠骨中 cAMP/CREB/Atf4 途径及骨形成的影响[J].中国运动医学杂志,2017,36(11):977 - 983.

［8］ 房冬梅,常波.持续跑台运动对雌性大鼠长骨生长的影响[J].沈阳体育学院学报,2010,29(3):58 - 60.

［9］ 高海宁,常波,柳春.运动和药物干预对 Ⅱ 型糖尿病大鼠血清骨代谢生化指标的影响

[J].沈阳体育学院学报,2013(03)：77-80.

[10] 高海宁,王艳杰,赵丹玉,等.2 型糖尿病发病不同阶段的运动干预对大鼠骨代谢及骨髓瘦素和瘦素受体蛋白表达的影响[J].沈阳体育学院学报,2015(01)：73-77.

[11] 宋涛,刘跃亮,赵艳芳,等.cAMP-PKA-CREB 信号通路在骨形态发生蛋白 9 诱导小鼠间充质干细胞成骨分化中的作用[J].中国生物制品学杂志,2014,27(2)：189-196.

[12] 王和.腺苷 A1 和 A2A 受体介导的 cAMP-PKA-CREB 信号通路在大鼠酒精性肝纤维化 HSC 模型中的作用[D].合肥：安徽医科大学硕士学位论文,2014：54.

[13] 王倩,张珊,牛燕媚,等.高强度间歇运动与中等强度持续运动对小鼠代谢表型及骨骼肌自噬影响的对比研究[J].中国运动医学杂志,2018,37(2)：138-142.

[14] 王燕.2 型糖尿病骨质疏松症的基础与临床研究[D].石家庄：河北医科大学,2011.

[15] 王祎萍.Runx1 及其共转录因子 Cbfβ 在 OB 分化及骨发育中作用的研究[D].杭州：浙江大学,2014.

[16] 徐飞.2 型糖尿病对小鼠骨髓微环境中成骨与破骨细胞生成的影响[D].武汉：华中科技大学博士学位论文,2013：6.

[17] 杨夏,彭生,刘功俭.cAMP/PKA/CREB 信号通路及相关调控蛋白 PDE-4 和 ERK 对学习记忆的影响[J].医学综述,2011,17(15)：2241-2243.

[18] 杨正峰.RANKL 新受体 LGR4 负调控破骨细胞分化与功能[D].上海：华东师范大学,2014：135.

[19] 张翠苹.运动对 2 型糖尿病大鼠脂肪 PI3K/AKT/GLUT4 信号转导通路的影响[D].沈阳：沈阳体育学院,2012.

[20] 张娜娜.不同方式运动对 2 型糖尿病小鼠骨形成代谢和骨髓间充质干细胞分化的影响[D].上海：华东师范大学硕士学位论文,2016：7.

[21] 张沙骆,瞿树林,陈嘉勤.BMP-2 的生物学作用及其在体育领域应用的思考与展望[J].北京体育大学学报,2006(03)：361-362.

[22] 张雯雯,张艳玲,王杰,等.促甲状腺激素对破骨细胞分化的影响[J].山东大学学报(医学版),2013,51(4)：6-10+17.

[23] 赵剑.有氧运动对 2 型糖尿病大鼠骨密度和骨生物力学指标的影响[D].上海：上海体育学院,2010.

[24] 赵荣梅.更年安怡方对围绝经期大鼠骨质疏松影响作用的实验研究[D].武汉：湖北中医学院,2007.

[25] ALMEIDA M, LAURENT M R, DUBOIS V, et al. Estrogens and androgens in skeletal physiology and pathophysiology[J]. Physiol Rev, 2017, 97(1)：135-187.

[26] BALKAN W, MARTINEZ A F, FERNANDEZ I, et al. Identification of NFAT binding sites that mediate stimulation of cathepsin K promoter activity by RANK ligand[J]. Gene, 2009, 446(23)：90-98.

[27] BAZZONI R, BENTIVEGNA A. Role of Notch signaling pathway in glioblastoma pathogenesis[J]. Cancers (Basel), 2019, 11(3)：292-303.

[28] BERIT G, MIRANDA AC, KATHARINE M I, et al. Overexpression of miRNA-25-3p inhibits Notch1 signaling and TGF-β-induced collagen expression in hepatic stellate cells[J]. Sci Rep, 2019, 9(2)：8541-8552.

[29] BOYLE W J, SIMONET W S, LACEY D L. Osteoclast differentiation and activation [J]. Nature, 2003, 423: 337 – 42.

[30] CATALFAMO D L, BRITTEN T M, STORCH D I, et al. Hyperglycemia induced and intrinsic alterations in type 2 diabetes-derived osteoclast function[J]. Oral Dis, 2013, 19(3): 303 – 312.

[31] CENTI A J, BOOTH S L, GUNDBERG C M, et al. Osteocalcin carboxylation is not associated with body weight or percent fat changes during weight loss in post-menopausal women[J]. Endocrine, 2015, 50(3): 627 – 632.

[32] CHABRIER G, HOBSON S, YULDASHEVA N, et al. SUN-084 aged insulin resistant macrophages reveal dysregulated cholesterol biosynthesis, pro-inflammatory gene expression, and reduced foam cell formation[J]. J Endocr Soc, 2019, 15(3): 84 – 96.

[33] CHEN J, RYZHOVA LM, SEWELL-LOFTIN MK, et al. Notch1 mutation leads to valvular calcification through enhanced myofibroblast mechanotransduction [J]. Arterioscler Thromb Vasc Biol, 2015, 35(7): 1597 – 1605.

[34] CLAUDIA P S, ANDRE G D, FELLYPE C B. The impact of type 2 diabetes on bone metabolism[J]. Diabetol Metab Syndr, 2017, 13(9): 85 – 100.

[35] CUDEJKO C, WOUTERS K, FUENTES L, et al. p16INK4a deficiency promotes IL-4 induced polarization and inhibits proinflammatory signaling in macrophages[J]. Blood, 2011, 118(9): 2556 – 2566.

[36] DAVID V, MARTIN A, LAFAGE-PROUST M H, et al. Mechanical loading down-regulates peroxisome proliferator-activated receptor gamma in bone marrow stromal cells and favors osteoblastogenesis at the expense of adipogenesis[J]. Endocrinology, 2007, 148(5): 2553 – 2562.

[37] DE LUIS R D, ALLER R, PEREZ C J, et al. Effects of dietary intake and life style on bone density in patients with diabetes mellitus type 2[J]. Ann Nutr Metab, 2004, 48 (3): 141 – 145.

[38] DIANE R W, SONALI K, ZACHARY J G, et al. Dysfunctional stem and progenitor cells impair fracure healing with age[J]. World J Stem Cells, 2019, 11(6): 281 – 296.

[39] DONG X, BI L, HE S, et al. FFAs-ROS-ERK/P38 pathway plays a key role in adipocyte lipotoxicity on osteoblasts in co-culture[J]. Biochimie, 2014, 101(5): 123 – 131.

[40] DONG X L, LI C M, CAO S S, et al. A high-saturated-fat, high-sucrose diet aggravates bone loss in ovariectomized female rats[J]. J Nutr, 2016, 146(6): 1172 – 1179.

[41] ELISE SH, NATALIYA R, THERESA M K, et al. Notch and mTOR signaling pathways promote human gastric cancer cell proliferation1[J]. Neoplasia, 2019, 21 (7): 702 – 712.

[42] FU C, ZHANG X, YE F, et al. High insulin levels in KK-Ay diabetic mice cause increased cortical bone mass and impaired trabecular micro-structure[J]. Int J Mol Sci,

2015, 16(4): 8213 – 8226.

[43] GAIANO N, ALBERI L, LIU S X. Expression of Notch proteins in pyramidal neurons in vivo[J]. JBiol Chem, 2012, 287(29): 24595 – 24603.

[44] GIBBS J C, MACINTYRE N J, PONZANO M, et al. Exercise for improving outcomes after osteoporotic vertebral fracture[J]. Cochrane Database Syst Rev, 2019, 19(7): 18 – 27.

[45] GUSHIKEN M, KOMIYA I, UEDA S, et al. Heel bone strength is related to lifestyle factors in Okinawan men with type 2 diabetes mellitus[J]. J Diabetes Investig, 2015, 6(2): 150 – 157.

[46] HAN X H, JIN Y R, TAN L, et al. Regulation of the follistatin gene by RSPO-LGR4 signaling via activation of the WNT/beta-catenin pathway in skeletal myogenesis[J]. Mol Cell Biol, 2014, 34(4): 752 – 764.

[47] HAN Y J, YOU X L, XING W H, et al. Paracrine and endocrine actions of bone the functions of secretory proteins from osteoblasts, osteocytes, and osteoclasts[J]. Bone Res, 2018, 15(6): 16 – 25.

[48] HOU Y, CAO X M, HU X N, et al. CMHX008, a PPARγ partial agonist, enhances insulin sensitivitywith minor influences on bone loss[J]. Genes Dis, 2018, 5(3): 290 – 299.

[49] HUANG C, GENG J, WEI X, et al. MiR-144-3p regulates osteogenic differentiation and proliferation of murine mesenchymal stem cells by specifically targeting Smad4[J]. FEBS Lett, 2016, 590(6): 795 – 807.

[50] ISHIKAWA Y, GOHDA T, TANIMOTO M, et al. Effect of exercise on kidney function, oxidative stress, and inflammation in type 2 diabetic KK-A(y) mice[J]. Exp Diabetes Res, 2012, 2012: 702948.

[51] JAMES A W, CHIANG M, ASATRIAN G, et al. Vertebral implantation of NELL-1 enhances bone formation in an osteoporotic sheep model[J]. Tissue Eng Part A, 2016, 22(11 – 12): 840 – 849.

[52] JIANG C S, GUO Y X, YU H C, et al. Pleiotropic microRNA-21 in pulmonary remodeling: Novel insightsfor molecular mechanism and present advancements[J]. Allergy Asthma Clin Immunol, 2019, 15(6): 33 – 42.

[53] JIAN J, SUN L, CHENG X, et al. Calycosin-7-O-beta-d-glucopyranoside stimulates osteoblast differentiation through regulating the BMP/WNT signaling pathways[J]. Acta Pharm Sin B, 2015, 5(5): 454 – 460.

[54] JI Y T, KE Y X, GAO S. Intermittent activation ofnotch signaling promotes bone formation[J]. Am JTransl Res, 2017, 9(6): 2933 – 2944.

[55] KAMEDA Y, TAKAHATA M, KOMATSU M, et al. Siglec-15 regulates osteoclast differentiation by modulating RANKL-induced phosphatidylinositol 3-kinase/Akt and Erk pathways in association with signaling Adaptor DAP12[J]. J Bone Miner Res, 2013, 28(12): 2463 – 2475.

[56] KAMIYA N, YE L, KOBAYASHI T, et al. BMP signaling negatively regulates bone

mass through sclerostin by inhibiting the canonical Wnt pathway[J]. Development, 2008, 135(22): 3801 - 3811.

[57] KIM B G, LEE J H, YASUDA J, et al. Phospho-Smad1 modulation by nedd4 E3 ligase in BMP/TGF-beta signaling[J]. J Bone Miner Res, 2011, 26(7): 1411 - 1424.

[58] KIM J M, CHOI J S, KIM Y H, et al. An activator of the cAMP/PKA/CREB pathway promotes osteogenesis from human mesenchymal stem cells[J]. J Cell Physiol, 2013, 228(3): 617 - 626.

[59] KOBAYASHI N, KADONO Y, NAITO A. et al. Segregation of TRAF6-mediated signaling pathways clarifies its role in osteoclastogenesis[J]. EMBO J, 20: 1271 - 1280.

[60] KORPELAINEN R, KORPELAINEN J, HEIKKINEN J, et al. Lifestyle factors are associated with osteoporosis in lean women but not in normal and overweight women: a population-based cohort study of 1222 women[J]. Osteoporos Int, 2003, 14 (1): 34 - 43.

[61] LEE E J, KANG Y H. Scopoletin and coumarin attenuate aberrant bone remodeling in glucose-ex-posed osteoblasts and osteoclasts (P06 - 062 - 19)[J]. Curr Dev Nutr, 2019, 25(7): 76 - 87.

[62] LEE S Y, LONG F X. Notch signaling suppresses glucose metabolism in mesenchymal progenitors to restrict osteoblast differentiation[J]. J Clin Invest, 2018, 128(12): 5573 - 5586.

[63] LEONARD W J. Role of Jak kinases and STATs in cytokine signal transduction[J]. International journal of hematology, 2001, 73(3): 271 - 277.

[64] LEVY D E, DARNELL J E Jr. Stats: transcriptional control and biological impact [R]. Nat Rev Mol Cell Biol, 2002, 3(9): 651 - 62.

[65] LIANG Y L, LIU Y Z, LAI W X, et al. 1, 25-Dihy-droxy vitamin D3 treatment attenuates osteopenia, and improves bone muscle quality in Goto-Kakizaki type 2 diabetes model rats[J]. Endocrine, 2019, 64(1): 184 - 195.

[66] LI G F, ZHANG H, W U J D, et al. Hepcidin deficiency causes bone loss through interfering with the canonical Wnt/β-catenin pathway via Forkhead box O3a[J]. J Orthop Translat, 2020, 23(7): 67 - 76.

[67] LI H, JIANG L S, DAI L Y. High glucose potentiates collagen synthesis and bone morphogenetic protein-2-induced early osteoblast gene expression in rat spinal ligament cells[J]. Endocrinology, 2010, 151(1): 63 - 74.

[68] LI J, HE W, LIAO B, et al. FFA-ROS-P53-mediated mitochondrial apoptosis contributes to reduction of osteoblastogenesis and bone mass in type 2 diabetes mellitus [J]. Sci Rep, 2015, 31(5): 127 - 134.

[69] LIU P, PING Y L, MA M, et al. Anabolic actions of Notch on mature bone[J]. Proc Natl Acad Sci U SA, 2016, 113(15): 2152 - 2161.

[70] LI X, HE L, HU Y, et al. Sinomenine suppresses osteoclast formation and Mycobacterium tuberculosis H37Ra-induced bone loss by modulating RANKL

signaling pathways[J]. PLoS One, 2013, 8(9): e74274.

[71] LI X H, YANG L M, GUO Z P. MiR-193-3p ameliorates bone resorption in ovariectomized mice by blocking NFATc1 signaling[J]. Int J Clin Exp Pathol, 2019, 12(11): 4077 - 4086.

[72] LOSSDORFER S, GOTZ W, JAGER A. PTH(1-34)-induced changes in RANKL and OPG expression by human PDL cells modify osteoclast biology in a co-culture model with RAW 264. 7 cells[J]. Clin Oral Investig, 2011, 15(6): 941 - 952.

[73] LUAN H, YANG L, LIU L, et al. Effects of platycodins on liver complications of type 2 diabetes[J]. Mol Med Rep, 2014, 10(3): 1597 - 1603.

[74] LUO J, YANG Z, MA Y, et al. LGR4 is a receptor for RANKL and negatively regulates osteoclast differentiation and bone resorption[J]. Nat Med, 2016, 22(5): 539 - 546.

[75] LV X Y, GAO W, JIN C Y, et al. Divergently expressed RNA identification and interaction prediction of long non-coding RNA and mRNA involved in Hu sheep hair follicle[J]. Sci Rep, 2019, 21(9): 7283 - 7292.

[76] MA C W, GENG B, ZHANG X H, et al. Fluid shear stress suppresses osteoclast differentiation in RAW264. 7 cells through extracellular signal-regulated kinase 5 (ERK5) signaling pathway[J]. Med Sci Monit, 2020, 26(8): e918370.

[77] MANGIALARDI G, MCCOLLOUGH D F, MASELLI D, et al. Bone marrow pericyte dysfunction in individuals with type 2 diabetes[J]. Diabetologia, 2019, 62(7): 1275 - 1290.

[78] MARONGIU M, MARCIA L, PELOSI E, et al. FOXL2 modulates cartilage, skeletal development and IGF1-dependent growth in mice[J]. BMC Dev Biol, 2015, 15(3): 27.

[79] MEGHAN E M, WENGER K H, MISRA S, et al. Whole-body vibration mimics the metabolic effects of exercise in male leptin receptor-deficient mice[J]. Endocrinology, 2017, 158(5): 1160 - 1171.

[80] MENUKI K, MORI T, SAKAI A, et al. Climbing exercise enhances osteoblast differentiation and inhibits adipogenic differentiation with high expression of PTH/PTHrP receptor in bone marrow cells[J]. Bone, 2008, 43(3): 613 - 620.

[81] MICHAELA T, OKLA M, KASSEM M. Insulin signaling in bone marrow adipocytes[J]. Curr Osteoporos Rep, 2019, 17(6): 446 - 454.

[82] MOON J B, KIM J H, KIM K, et al. Akt induces osteoclast differentiation through regulating the GSK3beta/NFATc1 signaling cascade[J]. J Immunol, 2012, 188(1): 163 - 169.

[83] MORESI V, ADAMO S, BERGHELLA L. The JAK/STAT pathway in skeletal muscle pathophysiology[J]. Front Physiol, 2019, 10: 500 - 511.

[84] NAM S S, SUNOO S, PARK H Y, et al. The effects of long-term whole-body vibration and aerobic exercise on body composition and bone mineral density in obese middle-aged women[J]. J Exerc Nutrition Biochem, 2016, 20(2): 19 - 27.

[85] NA W J, KANG Y H. Aesculetin inhibits bone resorption through down-regulating differentiation and lysosomal formation in osteoclasts[J]. Curr Dev Nutr, 2020, 4(2): 442 – 450.

[86] NI J, YUAN X M, YAO Q, et al. OSM is overexpressed in knee osteoarthritis and Notch signaling isinvolved in the effects of OSM on MC3T3-E1 cell proliferation and differentiation[J]. Int J Mol Med, 2015, 35(6): 1755 – 1760.

[87] OGATA M, IDE R, TAKIZAWA M, et al. Association between basal metabolic function and bone metabolism in postmenopausal women with type 2 diabetes[J]. Nutrition, 2015, 31(11 – 12): 1394 – 1401.

[88] OSTLER J E, MAURYA S K, DIALS J, et al. Effects of insulin resistance on skeletal muscle growth and exercise capacity in type 2 diabetic mouse models[J]. Am J Physiol Endocrinol Metab, 2014, 306(6): E592 – E605.

[89] PAGNOTTI G M, STYNER M. Exercise regulation of marrow adipose tissue[J]. Front Endocrinol (Lausanne), 2019, 23(7): 87 – 94.

[90] PAN M X, HONG W, YAO Y, et al. Activated blymphocyte inhibited the osteoblastogenesis of bone mesenchymal stem cells by Notch signaling[J]. Stem Cells Int, 2019, 23(8): 1 – 14.

[91] POON C C, LI R W, SETO S W, et al. In vitro vitamin K (2) and 1α, 25-dihydroxyvitamin D(3) combination enhances osteoblasts anabolism of diabetic mice [J]. Eur J Pharmacol, 2015, 15(3): 30 – 40.

[92] PRISBY R D. Mechanical, hormonal and metabolic influences on blood vessels, blood flow and bone[J]. J Endocrinol, 2017, 235(3): 77 – 100.

[93] PUOLAKKAINEN T, MA HQ, KAINULAINEN H, et al. Treatment with soluble activin type Ⅱ B-receptor improves bone mass and strength in a mouse model of Duchenne muscular dystrophy[J]. BMC Musculoskelet Disord, 2020, 18(5): 20 – 31.

[94] REGINSTER J Y, COLLETTE J, NEUPREZ A, et al. Role of biochemical markers of bone turnover as prognostic indicator of successful osteoporosis therapy[J]. Bone, 2008, 42(5): 832 – 836.

[95] RENDINA-RUEDY E, GRAEF J L, DAVIS M R, et al. Strain differences in the attenuation of bone accrual in a young growing mouse model of insulin resistance[J]. J Bone Miner Metab, 2016, 34(4): 380 – 394.

[96] ROBERTSON M, GILLEY J, NICHOLAS R. Stress fractures of the distal femur involving small nonossifying fibromas in young athletes[J]. Orthopedics, 2016, 19 (2): 1 – 4.

[97] SANGPHECH N, KEAWVILAI P, PALAGA T. Notch signaling increases PPARγ protein stability and enhances lipid uptake through AKT in IL-4-stimulated THP-1 and primary human macrophages[J]. FEBS Open Bio, 2020, 10(6): 1082 – 1095.

[98] SEFTEL A D, KATHRINS M, NIEDERBERGER C. Critical update of the 2010 endocrine society clinical practice guidelines for male hypogonadism: A systematic analysis[J]. Mayo Clin Proc, 2015, 90(8): 1104 – 1115.

[99] SHI M J, LIN Z H, YE L H, et al. Estrogen receptor-regulated SOCS3 modulation via JAK2/STAT3 pathway is involved in BPF-induced M1 polarization of macrophages [J]. Toxicology, 2020, 23(2): 234 - 241.

[100] SHI T S, LU K, SHEN S Y, et al. Fenofibrate decreases the bone quality by down regulating Runx2 in high-fat-diet induced type 2 diabetes mellitus mouse model[J]. Lipids Health Dis, 2017, 16(5): 201 - 213.

[101] SONG H, LUO J, LUO W, et al. Inactivation of G-protein-coupled receptor 48 (Gpr48/Lgr4) impairs definitive erythropoiesis at midgestation through down-regulation of the ATF4 signaling pathway[J]. J Biol Chem, 2008, 283(52): 36687 - 36697.

[102] TU X, JOENG K S, NAKAYAMA K I, et al. Noncanonical Wnt signaling through G protein-linked PKCdelta activation promotes bone formation[J]. Dev Cell, 2007, 12(1): 113 - 127.

[103] VIANNA A G, SANCHES C P, BARRETO F C. Review article: effects of type 2 diabetes therapies on bone metabolism[J]. Diabetol Metab Syndr, 2017, 23(9): 75 - 83.

[104] WANG W, OLSON D, LIANG G, et al. Collagen XXIV (Col24alpha1) promotes osteoblastic differentiation and mineralization through TGF-beta/Smads signaling pathway[J]. Int J Biol Sci, 2012, 8(10): 1310 - 1322.

[105] WEDRYCHOWICZ A, SZTEFKO K, MAJKA M, et al. The role of insulin-like growth factor 1, receptor activator for nuclear factor kappaB ligand-osteoprotegerin system, interleukin 6 and 1beta in post-transplantation bone metabolic disease in childhood[J]. Endokrynol Pol, 2013, 64(4): 248 - 254.

[106] WEHNER D, WEIDINGER G. Signaling networks organizing regenerative growth of the zebrafish fin[J]. Trends Genet, 2015, 31(6): 336 - 343.

[107] XIAO Y M, ZHENG L, ZOU X F, et al. Extracellular vesicles in type 2 diabetes mellitus: Key roles in pathogenesis, complications, and therapy[J]. J Extracell Vesicles, 2019, 8(1): 1 - 12.

[108] XIE W, LOR S, DOLDER S, et al. Extracellular iron is a modulator of the differentiation of osteoclast lineage cells[J]. Calcif Tissue Int, 2016, 98(3): 275 - 283.

[109] YAMAZAKI S, ICHIMURA S, IWAMOTO J, et al. Effect of walking exercise on bone metabolism in postmenopausal women with osteopenia/osteoporosis[J]. J Bone Miner Metab, 2004, 22(5): 500 - 508.

[110] YOON S J, YOO Y B, NAM S E, et al. The Cocktail Effect of BMP-2 and TGF-β_1 loaded in visible lightcured glycol chitosan hydrogels for the enhancement of bone formation in a rat tibial defect model[J]. Mar Drugs, 2018, 16(10): 351 - 363.

[111] ZHANG L, ZHANG H, ZHU Z, et al. Matrine regulates immune functions to inhibit the proliferation of leukemic cells[J]. International Journal of Clinical and Experimental Medicine, 2015, 8(4): 5591 - 5600.

［112］ ZHANG X，CHANG A，LI Y，et al. miR-140-5p regulates adipocyte differentiation by targeting transforming growth factor-beta signaling［J］. Sci Rep，2015，5：18118.

［113］ ZHAO W，ZHANG W L，MA H D，et al. NIPA2 regulates osteoblast function by modulating mitophagy in type 2 diabetes osteoporosis［J］. Sci Rep，2020，10（4）：3078－3081.

［114］ ZHOU L，SONG F，LIU Q，et al. Berberine sulfate attenuates osteoclast differentiation through RANKL induced NF-kappaB and NFAT pathways［J］. Int J Mol Sci，2015，16(11)：27087－27096.

［115］ ZHOU Y B，ZHOU H，LI L，et al. Hydrogen Sulfide Prevents Elastin Loss and Attenuates Calcification Induced by High Glucose in Smooth Muscle Cells through Suppression of Stat3/Cathepsin S Signaling Pathway［J］. Int J Mol Sci，2019，20 (17)：4202－4213.

［116］ ZHU M，ZHANG J，DONG Z，et al. The p27 pathway modulates the regulation of skeletal growth and osteoblastic bone formation by parathyroid hormone-related peptide［J］. J Bone Miner Res，2015，30(11)：1969－1979.

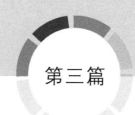

第三篇

运动改善 T2DM 骨代谢研究展望

第五章
表观遗传在运动改善 T2DM 骨代谢中的作用机制

除遗传、性别、体力活动等影响骨代谢稳态外,表观遗传修饰在参与调控骨代谢中也发挥了重要作用,其主要机制为富含 CpG 的启动子中的 DNA 甲基化、组蛋白修饰和非编码 RNA 三种类型。随着研究深入,表观遗传在 T2DM 骨代谢中的作用及相关信号转导机制也被逐渐挖掘,但其具体机制仍有待确定。目前确定了两种假定的候选机制:① DNA 甲基转移酶的易错性;② DNA 甲基化异常的机制与碱基切除修复 DNA 修复系统有关。运动能通过改变基因的表观遗传状态对疾病产生影响,这证明表观遗传可能是连接宏观力学刺激与微观变化的桥梁。由于骨组织是力学敏感组织,运动可通过改变骨形成和骨吸收相关基因的表观遗传状态来调节其表达,进而对骨量、骨微结构产生影响,最终改善骨代谢失衡。基于以上,该部分将综述、分析表观遗传学在运动中参与调控 T2DM 骨代谢紊乱的相关研究,对其潜在机制进行探讨,为表观遗传学在运动改善 T2DM 骨代谢提供理论依据。

第一节　表观遗传学在骨代谢中的作用机制

一、表观遗传学在骨形成中的作用机制

1. DNA 甲基化对骨形成作用的影响

DNA 甲基化是表观遗传学的研究热点,分为维持甲基化和从头甲基化,都呈现甲基在供体分子间级联反应的一碳代谢过程中。S-腺苷甲硫氨酸(S-adenosylmethionine, SAM)由 DNA 甲基转移酶(DNA methyltransferase, DNMT)催化反应中将其甲基基团供给胞嘧啶,此位点位于 CpG 岛二核苷酸胞嘧啶的 5 号碳原子(C5)。CpG 岛是基因中胞嘧啶(C)和鸟嘌呤(G)大量存在的二核苷酸重复序列,C 和 G 通过磷酸二酯(p)相连,CpG 岛与基因启动子的功能

高度相关。研究证实,基因启动子中 CpG 岛密度越高,DNA 甲基化程度对其转录水平的制约就越强。DNA 甲基化可以通过多种方式调控基因表达:① 发生甲基化的 DNA 与转录因子结合发生障碍。由于在 DNA 双螺旋结构的大沟内存在含有 CpG 位点的启动子序列,且该处是许多转录因子与 DNA 集合的位置,当此处发生甲基化后,一些对甲基化敏感的转录因子,如核转录因子(nuclear factor kappa B, NF-κB)、转录因子 2(E2 Factor, E2F2)等与识别位点结合发生障碍,而抑制转录过程,干扰基因表达。② 甲基 CpG 结合蛋白(methyl-CpG binding protein, MeCPs)对基因表达的抑制或沉默。MeCPs 是特异性转录抑制物,并以蛋白复合体的形式发挥作用,包括 MeCP1 和 MeCP2 两种甲基 CpG 结合蛋白复合体,而后者对单一的甲基化 CpG 位点高度亲和,当转录因子启动子识别序列中 CpG 位点发生甲基化时,其会与转录因子竞争甲基化结合位点,从而导致基因表达受影响。③ DNA 甲基化引起染色质结构改变,抑制基因表达。发生 DNA 甲基化后,组蛋白 H3,H4 氨基端赖氨酸残基出现去乙酰化,核小体结构受到影响,并改变组蛋白 H1 的连接活性来调节基因活性。另外,DNA 甲基化会阻止转录因子进入而诱导染色质失活,防止染色质活化。一般认为,高甲基化的 DNA 序列表达水平低;反之,表达水平高。DNA 甲基化水平在甲基化和去甲基化的共同作用下保持动态平衡,而衰老、饮食、运动、内分泌干扰物、细菌感染等外界环境因素都会引起 DNA 甲基化发生变化,从而引起各种疾病的发生。

1) 单基因水平中的 DNA 甲基化

成骨细胞来源于 MSC 分化,在 MSC 成骨分化过程中往往伴随着关键因子的 DNA 甲基化变化,目前研究较多的包括 Runx2、Osx、ALP、BMP-2 等。Runx2 在 MSC 成骨分化中起初始调节器的作用,随后通过 Osx 调节,ALP 与 OCN 分别代表早期与晚期的成骨标志物。Runx2 表达与其甲基化率呈负相关,该甲基化区域位于 Runx2 启动子-2.7 至-2.2 kb,是新发现的差异甲基化区域,在诱导 MSC 向成骨分化后,Runx2 此区域甲基化修饰程度降低且表达上升,这与其他研究相似,提示 Runx2 甲基化变化对成骨分化有重要作用。但 HAGH 等在人 BMSC 成骨分化中并未发现 Runx2 启动子出现甲基化,反观其下游靶点 Osx 启动子出现动态甲基化变化,这与上述研究相矛盾,但这是否说明 Osx 的 DNA 甲基化修饰在 MSC 成骨分化中起主要作用的论点仍有待研究,造成此差异的原因可能与实验对象、环境等有关。

此外,BMP-2 作为关键骨形成因子,能在体外刺激成骨细胞分化和成骨结节形成,以及在体内刺激成骨。研究表明,BMP-2 也受 DNA 甲基化调控。

RAJE 等发现，与健康人群相比，骨质疏松症患者 BMP-2 启动子区甲基化水平较高，使其转录活性降低，同时降低了骨形成标志物表达，在使用 DNA 甲基化抑制剂处理之后 BMP-2 表达上调。另外，一些其他的成骨特异性基因如远端缺失同源盒基因 5、OCN 等在脂肪源性干细胞成骨分化中，其启动子区发生去甲基化并伴随着基因表达上调，在此过程中还伴随着生长阻滞和 DNA 损伤诱导蛋白的表达增加，在降低 DNA 损伤诱导蛋白表达后，成骨特异性基因启动子甲基化水平升高，导致转录活性降低并抑制了脂肪源性干细胞向成骨分化，这说明 DNA 损伤诱导蛋白参与了 DNA 甲基化对基因表达的调控过程。

骨硬化蛋白是硬化蛋白基因编码由骨细胞通过旁分泌作用于成骨细胞的功能蛋白，对骨组织具有高度选择性，可负性调节骨形成。硬化蛋白基因也受 DNA 甲基化调控，其基因-581-+30 区富含 CpG，在成骨细胞中该区域呈现高甲基化，而随着向骨细胞转变其甲基化水平逐渐降低；通过使用 5-氮胞苷（甲基转移酶抑制剂）处理后，硬化蛋白基因表达增加并促进成骨细胞向骨细胞转变。研究表明，绝经后骨质疏松患者血浆硬化蛋白甲基化阳性率显著低于无骨质疏松者，且前者硬化蛋白 mRNA 相对表达量明显高于后者，表明硬化蛋白基因甲基化异常导致骨质疏松症产生。此外，Osx 等成骨转录因子可通过与硬化蛋白中 CG 富集点结合来活化硬化蛋白，对其进行正向调控进而影响骨形成过程，而 DNA 甲基化又在此过程中发挥重要作用。干扰素调节因子 8（interferon regulatory factor 8，IRF8）是调控破骨细胞分化的关键负性调节因子，DNA 甲基转移酶 3a 能通过增加 IRF8 远侧调节元件的甲基化进而抑制 IRF8，同时 S-腺苷蛋氨酸浓度增加能促进其甲基化。调节性 T 细胞可抑制破骨细胞分化及活性，影响骨代谢。调节性 T 细胞调节骨代谢依赖于 Foxp3 基因的正常表达，而 Foxp3 基因保守非编码序列 2 去甲基化有助于其稳定表达。研究表明，骨质疏松症患者调节性 T 细胞中 Foxp3 保守非编码序列 2 去甲基化水平远低于观察组。上述研究表明，DNA 甲基化在 MSC 成骨分化以及成骨细胞、破骨细胞增殖分化中起重要作用。

2) Wnt/β-catenin、Notch 信号通路与 DNA 甲基化

Wnt 信号通路在干细胞成骨分化以及骨形成代谢中发挥重要作用。在经典 Wnt/β-catenin 通路中，Wnt 蛋白与膜受体卷曲蛋白（Frizzled，Fz）结合，经过一系列蛋白的相互作用，使 β-catenin 稳定沉聚，并在细胞核内对 T 细胞转录因子和淋巴增强因子发生作用，通过启动 Runx2 及下游基因 Osx、远端缺失同源盒基因 5（distal-less homeobox genes 5，Dlx-5）等的表达来促进成骨细胞分化、成熟。研究表明，Wnt 信号通路相关基因受到 DNA 甲基化调控。在对骨质

疏松性髋部骨折患者和髋骨关节炎患者 Wnt 相关基因表达及其甲基化水平进行检测时,发现骨折患者 Wnt 通路中的 FZD10、TBL1X、CSNK1E、WNT8a、CSNK1A1L、SFRP4 基因甲基化水平高于后者,导致 Wnt 通路活性降低并抑制了成骨细胞分化成熟。β-catenin 是 Wnt 信号通路靶基因,通过建立 BMSC 成骨分化诱导体系,发现在成骨诱导 3 天后 β-catenin 基因表达明显上调,经甲基化特异性 PCR 法检测发现 β-catenin 基因甲基化水平明显下降,而 β-catenin 基因表达增加促进了 BMSC 向成骨分化。Wu 等研究发现,股骨头坏死患者的 MSC 中 Wnt 受体 Frizzled1 基因转录水平较低,同时伴有 Frizzled1 基因启动子异常高甲基化,这使得 Wnt/β-catenin 信号通路功能被抑制并直接影响 MSC 成骨分化及骨形成。另外,在该过程中 Wnt 信号通路共受体酪氨酸激酶样孤核受体 2 可通过诱导成骨转录因子 Osx 改变干细胞分化表型,而其自身表达增加并伴随 DNA 甲基化水平降低。综上所述,Wnt/β-catenin 信号通路相关基因甲基化水平改变,会影响其表达进而对骨形成产生影响。

Notch 信号通路广泛存在于哺乳动物细胞内,由 5 种配体(Delta-like-1,Delta-like-3,Delta-like-4,Jagged-1 和 Jagged-2)、4 种受体(Notch1~4)、下游传导靶基因和调节分子组成,当其受体与配体结合后,Notch 受体释放部分胞外片段,胞内部分经 γ-促分泌酶(γ-secretase)酶切后释放可溶性的 NICD。NICD 转移至细胞核内,与转录抑制因子结合后即成为转录活化因子,最终影响细胞的分化、增殖和凋亡。研究表明,Notch 信号通路对成骨分化具有抑制和促进的双重作用,且 Notch1、Notch4、Delta-like-1 等受体或配体受 DNA 甲基化调控。Notch1 可抑制 MSC 成骨分化,Zhou 等在研究中发现,诱导成骨分化 14 天后,钙化性主动脉瓣疾病和人主动脉瓣间质细胞中 Notch1 启动子甲基化水平显著升高,导致 Notch1 表达下调进而促进成骨分化,增加钙化程度,而使用 5-氮胞苷处理之后则抑制了成骨分化。另一研究中,Hadji 等在钙化性主动脉瓣疾病中观察到长链非编码 RNAH19 表达增加,且启动子区甲基化降低,进一步分析表明,H19 通过阻止 P53 募集其启动子区进而沉默 Notch1,以促进成骨分化。

目前,关于 DNA 甲基化通过 Notch 信号通路来调节骨代谢的研究较少。研究表明,Notch1、Notch4 基因均存在甲基化,且 Delta-like-1 基因启动子的超甲基化可调控其表达,当这些配体或受体启动子甲基化水平改变时会激活 Notch 信号通路,引起下游信号分子 HES1 上调,进而对骨形成产生影响。此外,Wnt 和 Notch 信号通路并不完全独立,Wnt 信号通路中的糖原合成酶激酶 3β(glycogen synthase kinase 3β, GSK-3β)和 Notch 信号通路可相互作用,通过结合和磷酸化 Notch2 来调节 Notch 的活化。Wnt 信号通路在成骨调控中其目的基因的表达依赖 Runx2 的活性,Notch 信号通路目的基因 HEY1 编码的蛋白质可对抗并降低 Runx2 的转录活性,进而抑制 Wnt 目的基因的表达,而当 Notch1 启动子 DNA 甲基化水平升高时,会导致其表达降低而使 NICD 释放减少,进而促进 Wnt/β-catenin 信号通路激活,促进成骨分化。基于以上分析,作者认为 Notch1 基因甲基化水平降低时会促进其表达,发挥其对 Wnt 信号通路的抑制作用,从而抑制成骨分化;当 Notch1 基因甲基化水平升高时则会抑制其表达,从而对骨形成产生积极作用,另外,LncRNA 在其中也发挥一定作用。

3) OPG/RANKL/RANK 系统与 DNA 甲基化

OPG/RANKL/RANK 系统是调节骨吸收代谢的关键途径分子轴。成骨细胞分泌的 RANKL 可以激活破骨细胞上的 RANK 并与其结合,在肿瘤坏死因子(TNF)受体相关因子参与下激活信号转导,从而促进破骨细胞成熟,增强骨吸收作用,而骨保护素可以抑制 RANKL 与 RANK 的结合,降低骨吸收。目前研究表明,TNF 受体相关因子参与骨保护素(osteoprotegerin, OPG)/RANKL/RANK 系统调节骨代谢的可能途径为:① 核转录因子 κB 途径,首先 RANK 会与肿瘤坏死因子受体相关因子 6(TRAP6)结合,激活核转录因子 κB 诱导激酶并使得核转录因子 κB 转移至细胞核上调 c-fos 的表达,使得破骨细胞生成基因开始转录,并诱导破骨细胞成熟;② c-Jun 氨基末端激酶(c-Jun N-terminal kinase, JNK)途径,RANK 与 TRAP6 结合后激活 ERK、MAPK、JNK,并诱导 c-Jun/Fos 活化蛋白 1(AP-1)活化,使 c-Jun 磷酸化,c-Fox 表达增加,最终使破骨前体细胞功能活跃,分化生成破骨细胞;③ 蛋白激酶 B(protein kinase B, PKB,又称为 Akt)途径,RANK 与 TRAP6 结合,激活磷脂酰肌醇,活化 Akt,参与 NF-κB 活化,促进破骨细胞成熟。

DNA 甲基化可以调控 OPG/RANKL/RANK 系统影响骨代谢。在对小鼠 ST2 的 BMSC 研究中发现,诱导分化的 BMSC 中 RANKL 基因转录起始位点周围的 CpG 出现甲基化,导致启动子沉默,抑制了 RANKL 基因表达,影响成骨细胞分化。进一步实验表明,仅 RANKL 基因启动子 TATA-box 上游的单一 CpG 位点的甲基化就可调节其表达,进而影响破骨细胞分化。DELGADO-CALLE 等使用 5-氮胞苷处理高甲基化的 HEK-293 细胞,发现 RANKL 和骨保护素表达明显上调,而此变化会影响破骨细胞形成,影响骨稳态。另外,DNMT3a 能够通过 SAM 介导的代谢途径,抑制抗破骨细胞形成基因的表达,调节破骨细胞分化,且此代谢过程涉及 RANKL 通路相关基因甲基化的改变。虽然 Husain 等曾表示在人体研究中尚未发现骨质疏松症患者组之间 RANKL 基因的甲基化差异,但 Wang 等通过分离非骨质疏松/骨质疏松性骨折组织,对骨保护素和 RANKL 启动子的 CpG 岛中 CpG 位点甲基化状态进行检测,结果发现,骨质疏松症组 RANKL 表达显著高于非骨质疏松症组,而 RANKL 基因启动子的甲基化水平远低于非骨质疏松症组。以上分析表明,RANKL 基因甲基化水平降低会促进其表达,使 OPG/RANKL 降低并提高破骨细胞活性,促进了骨吸收,导致骨流失加速并产生骨质疏松症。

综上所述,在经典的 Wnt/β‐catenin、Notch 信号通路、OPG/RANKL/RANK 系统中,部分受体或配体及下游因子存在 DNA 甲基化,如 β‐catenin、Frizzled、Notch1、Jag‐1、RANKL 以及 Runx2、Osx、OPN 等众多下游基因,在骨质疏松症体内往往出现甲基化异常,导致骨形成受阻以及骨吸收增加,骨代谢失衡。而除了 Wnt/β‐catenin 与 Notch 信号通路之间的交互影响外,Notch 信号通路中的 Notch1 也可促进骨保护素表达,进而抑制破骨细胞形成,减少骨吸收。

2. 组蛋白修饰对骨形成作用的影响

组蛋白有 5 种类型,包括 H1、H2A、H2B、H3、H4。它们富含带正电荷的碱性氨基酸(精氨酸和赖氨酸),能够与 DNA 中带负电荷的磷酸基团相互作用,是一类小分子碱性蛋白质,而且组蛋白是已知蛋白质中最保守的蛋白质。组蛋白化学修饰发生在组蛋白 N 端尾部,尤其是组蛋白 H3 和 H4 的修饰促进染色质结构的变化。组蛋白尾部由 20 个氨基酸组成,从 DNA 转弯处的核小体间延伸出来。

真核细胞染色质形成核小体,核小体是多个组蛋白亚单位和 DNA 的复合体,它保护着 DNA 和表观遗传信息。组蛋白翻译后修饰是表观遗传调控的关键环节,影响谱系提交和基因表达。可复性的共价组蛋白修饰最常发生在化学结构不稳定的氨基酸残基(如赖氨酸、精氨酸、丝氨酸、苏氨酸、酪氨酸和组氨酸)的氨基端和羧基端,也可发生在核小体核的组蛋白反折或球状结构域内。每个修饰后组蛋白残基都承载着特异性信息。例如,H3K4me3 甲基化是广泛研究中的组蛋白修饰,它通常提示基因转录处于稳定或活跃状态。信息传递可通过多种机制,包括改变组蛋白间或组蛋白‐DNA 间的相互作用,募集能够影响组蛋白修饰和重构过程的结合因子。修饰组蛋白甲基化的最常见位点包括赖氨酸:H3K4、H3K9、H3K27、H3K36、H3K79 和 H4K20;精氨酸(R):H3R2、H3R8、H3R17、H3R26 和 H4R3。然而,位于组蛋白 H1 和核组蛋白 H2A、H2B、H3 和 H4 上的几种其他残基,会以不同的方式进行修饰。尽管组蛋白修饰表现各异,以此来提供特定基因的表达信息,但细胞内总的蛋白修饰展现了涉及个体细胞表观遗传状态的复合型组蛋白编码。由于特异性修饰会产生协同或拮抗效果，而且不同核小体或群落中不同细胞的修饰类型不同，因此这种编码信息变得愈加复杂。例如，胚胎干细胞的许多增强子同时有 H3K4me3 和 H3K27me3 标志，它们相互拮抗，这些标志分子与转录活化或抑制状态有关。亚单位复合体中含有众多组蛋白修饰酶。修饰后的残基产生出与核小体相锚合的酶所必需的结合位点。例如，指南针样组蛋白修饰复合体能识别、去甲基化 H3K27me3（通过 UTX 作用），同时甲基化 H3K4（通过 MLL3/4 作用），乙酰化 H3K9 和 H4K16（通过 WDR5 作用）。

相对而言，组蛋白的甲基化修饰方式是最稳定的，因此最适合作为稳定的表观遗传信息。而乙酰化修饰具有较高的动态，另外还有其他不稳定的修饰方式，如磷酸化、腺苷酸化、泛素化、ADP 核糖基化等。这些修饰更为灵活地影响染色质的结构与功能，通过多种修饰方式的组合发挥其调控功能，所以有人称这些能被专门识别的修饰信息为组蛋白密码。这些组蛋白密码组合变化非常多，因此组蛋白共价修饰可能是更为精细的基因表达方式。另外，研究发现 H2B 的泛素化可以影响 H3K4 和 H3K79 的甲基化，这也提示了各种修饰间也存在着相互的关系。

促进骨形成的组蛋白编码或表观遗传活动呈现相对非特异性。最近有学者研究了人类 BMSC 和 MC-3T3-E1 前成骨细胞成骨分化中，组蛋白修饰在 Runx2 蛋白结合活动中的作用。

促进骨形成的基本表观遗传修饰正在研究当中，大量研究致力于明确骨形成过程中组蛋白修饰活动的调控机制。成骨细胞或 BMSC 模型中甲基转移酶和去甲基化酶功能已经直接获得评估。有学者通过基因敲除/转基因的互补试验，证实精氨酸甲基转移酶 PRMT4（arginine methyltransferase PRMT4, CARM1）通过 Sox9 甲基化在软骨内成骨和软骨细胞增殖中发挥作用。人类 Wolf-Hirschhorn 综合征是包括颅面缺陷在内的骨发育和生长异常，WHSC1 基因最初获得研究是源于它在这种疾病中的作用。WHSC1 基因也称为 NSD2 基因，编码 KMT，后者能够甲基化 H3K36。在大鼠模型中敲除此基因，会影响 Runx2 和 P300 的相互作用，严重影响骨发育。除此之外，NSD1 蛋白是 H3K36 的特异性甲基转移酶，这种酶与 Soto 综合征有关，这种综合征包括巨头畸形和骨骼加速老化。PRC2 相关 H3K27 甲基转移酶 Ezh2（H3K27 methyltransferase Ezh2, KMT6）直接抑制成骨过程，这可能是通过促进脂源性分化或阻断成骨基因表达实现。但中央脊细胞向骨软骨源性前体细胞分化过程，还可能需要 Ezh2 参与。

有研究评估了去甲基化酶在成骨细胞呈递和分化中的作用。间充质细胞呈递中 H3K27 去甲基化酶 UTX(H3K27 Demethylase UTX，KDM6A)高表达，使该细胞骨源性分化超过脂源性分化。Jmjd3(KDM6B)或 Jmjd2B(KDM4B)表达降低，会分别增加 H3K27 或 H3K9 甲基化水平，进而抑制成骨分化，降低成骨基因表达。组蛋白去甲基化酶 NO66 使 H3K4 和 H3K36 去甲基化，调控包括 Osx 在内的成骨基因表达，抑制成骨分化。

成骨相关信号分子也能诱导表观遗传修饰。Wnt5a 诱导 BMSC 中组蛋白甲基转移酶的磷酸化。SETDB1(KMT1E)利于组蛋白 H3K9 甲基化，抑制过氧化物酶体增殖物激活受体 γ 表达和脂源性分化，利于成骨分化。

已经证实乙酰转移酶在成骨分化或骨形成中具有重要作用。CREB 结合蛋白(CBP/KAT3A)是非特异性组蛋白乙酰转移酶，编码它的基因产生突变会导致 Rubinstein-Taybi 综合征，这是一种使脸部和肢体发育异常的常染色体显性遗传疾病。CBP 使组蛋白残基乙酰化，促进成骨过程中骨相关基因增强子的乙酰化和活化，是骨相关基因表达的直接或共调控因子。还有几种乙酰转移酶在骨形成、成骨细胞相关基因表达或下调骨性关节炎等表观遗传调控方面发挥作用，包括 PCAF(KAT2B)、MOZ/MORF(KAT6A/KAT6B)和具有昼夜节奏规律的特异性乙酰转移酶 Clock(specific acetyltransferase，KAT13D)。

在骨科领域，研究最多的组蛋白修饰酶是组蛋白去乙酰化酶。有研究已经明确特异性组蛋白去乙酰化酶能够调控骨相关基因，影响成骨细胞分化功能。另外，组蛋白去乙酰化酶也能调控细胞外信号通路，在微环境中影响骨源性呈递和分化。

正如许多乙酰转移酶一样，组蛋白去乙酰化酶功能具有多样性、复杂性，它可作用于非组蛋白上的乙酰化赖氨酸。许多组蛋白去乙酰化酶能使多种蛋白去乙酰化，包括骨形成相关转录因子 Runx2，它能通过去除 Runx2 蛋白乙酰基或直接通过物理作用调控其功能。因为大多数组蛋白去乙酰化酶蛋白本身不具有染色质结合能力，它们常作为染色质的转录共抑制因子出现。特异性组蛋白去乙酰化酶常与几种骨相关转录调控因子组成复合体，在微环境中调控成骨细胞相关基因表达，包括 Runx2、NFATc1、锌指蛋白 521(Zinc finger protein 521，Zfp521)和 PBX1。Runx2 转录蛋白与 DNA 链直接结合，调控 DNA 链中 ALP、Ⅰ型胶原、OCN 等目的基因的成骨表达，在成骨发育中具有不可替代的作用。组蛋白去乙酰化酶 6 结合于 Runx2 蛋白的羧基端，构成组蛋白去乙酰化酶 6/Runx2 转录复合体，能够调控 Runx2 蛋白的促成骨活性。组蛋白去乙酰化酶不仅与成骨细胞成骨过程直接相关，还与骨性关节炎疾病有密切关系。

3. 非编码 RNA 对骨形成作用的影响

非编码单链 RNA(non-coding single-stranded RNA，miRNA)是非编码单

链 RNA，是长度为 20～25 bp 的高度保守的小分子 RNA，广泛存在于真核生物中 。miRNA 在进化上具有高度的保守性，能够通过与靶 mRNA 特异性的碱基互补配对，引起靶 mRNA 降解或者抑制其翻译，从而对基因进行转录后的表达调控。尽管 miRNA 基因不编码蛋白质，但其编码的 RNA 在生物的整个生命过程中发挥着重要作用。并且在各类小分子 RNA 中，miRNA 具有最广泛的基因调节功能。

miRNA 的生成必须通过 Dicer 酶（双链 RNA 专一的 RNA 内切酶）对从折叠的发夹状转录前体的一条臂上切割得来。体外实验发现，破骨细胞特异性 Dicer 酶的缺失可抑制破骨细胞介导的骨吸收过程，提示 miRNA 在破骨细胞生成及骨吸收过程中发挥了正性调控作用。

干细胞的成骨分化是骨形成的前提，受多种转录因子和信号通路的调控。转录因子如 Runx2、Osx 和 Smad 家族成员蛋白（Smad family proteins，Smads）等与成骨分化密切相关。其中，Runx2 作为成骨早期阶段负责成骨分化的关键转录因子，参与了 BMP、转化生长因子 β 和 Wnt/β - catenin 等多条通路介导的成骨分化过程。同样，Smads 可以通过参与转化生长因子 β（TGF - β）和 BMP 信号通路调控成骨分化过程。而 Osx 作为 Runx2 下游的一个重要转录因子，受 Runx2 的调控，影响成骨细胞的成熟。

信号通路如 Wnt/β - catenin、BMP、转化生长因子和 MAPK 等参与成骨分化信号转导，其中 Wnt/β - catenin 信号通路是成骨分化中的一条重要信号通路，主要是胞外 Wnt 蛋白与膜蛋白受体结合，形成二聚体促使 β - catenin 在胞内积累，而后 β - catenin 进入细胞核与 T 细胞转录因子、淋巴增强因子结合形成复合体，激活下游 Runx2 和 Osx 等转录因子，进而发挥对成骨分化的调控作用。而 BMP 介导的成骨分化途径为：首先 BMP 与跨膜受体结合，随后通过 Smad 或 MAPK 信号通路传递信号，磷酸化 Runx2 和 Osx 等下游转录因子而调控成骨分化过程。MAPK 信号通路可以通过保守的三级酶促级联反应激活特定转录因子，从而调控相关基因表达，进而在干细胞成骨分化过程中发挥重要的作用，其中研究最广泛的 3 条通路为 ERK、c - Jun 氨基末端激酶和 p38MAPK。

近年来，涉及骨相关疾病的非编码 RNA 的分子机制已被大量研究，越来越多的研究表明，非编码 RNA 是维持骨稳态的重要调控因子，其在干细胞分化中发挥关键作用。已证实许多非编码 RNA 是参与调节复杂的成骨分化过程中的信号转导网络节点，其用作骨组织工程生物活性因子的研究也日益深入。

miRNA：研究表明越来越多的 miRNA 通过调控其靶基因的表达，影响各信号通路上游或下游调控因子的表达水平，进而影响成骨分化过程。Runx2 受到许多 miRNA 的直接或间接调控,包括 miR-221、miR-467g、miRNA-133a-5p 等。Osx 的表达可被一些 miRNA 下调,进而抑制成骨分化过程,如 miR-145 和 miR-143 等。

另外,miRNA 的差异性表达对成骨分化相关信号通路起着重要的调控作用。Dickkopf 相关蛋白 1(Dickkopf, DKK1)和 frizzled 相关蛋白 1(secreted frizzled-related protein-1, SFRP1)是 WNT 信号通路典型的强效拮抗因子,miR-433-3p 和 miR-542-3p 分别通过靶向下调 DKK1 和 SFRP1 的表达水平,增强 Wnt/β-catenin 信号通路的传导,从而促进成骨分化。ACVR1(激活素 A 受体)是 BMP 信号通路中的重要调控因子,负责骨髓系统的发育和修复,miR-208a-3p 过表达将降低 ACVR1 的翻译水平,从而下调 BMP-2 及其下游靶标 Smad1/5 和 Smad4 的表达,使骨形成受到抑制。此外,转化生长因子 β 信号通路对 Smad 蛋白(Smad2、Smad3)有关键的调控作用。研究发现 miR-140 可靶向结合 Smad3 进而抑制转化生长因子 β 信号通路,而转化生长因子 β 信号通路也可抑制 miR-140 的积累,表明 miR-140/Smad3/转化生长因子 β 信号通路 3 者以负反馈形式调节 BMSC 的成骨分化。

LncRNA 已被证实可以通过表观遗传修饰与 miRNA 相互作用,以及与转录因子结合等方式参与调控成骨分化。表观遗传水平调控成骨分化的研究主要集中在组蛋白修饰方面,包括组蛋白的甲基化、乙酰化和泛素化等。哺乳动物的 LncRNA 中大约有 20% 可结合多梳抑制复合物 2,EZH2 是多梳抑制复合物 2 的核心亚基,可通过诱发组蛋白 H3K27 的甲基化来抑制基因转录。研究发现 LncRNA-HoxA-AS3 和 LncRNA ANCR 均可与 EZH2 结合引发组蛋白 H3K27 的甲基化,使 Runx2 表达降低,进而抑制人 MSC 的成骨分化能力。

另外,LncRNA-miRNA-mRNA 调节模式在成骨分化中起着关键作用,即 LncRNA 可作为 miRNA 的竞争性内源 RNA 竞争 miRNA 的结合位点,从而减弱其对 mRNA 的直接影响。LncRNA MALAT1 可竞争性地与 miR-30 结合,抑制 miR-30 与 Runx2 的 3'UTR 相互作用,进而上调 Runx2 的转录水平,促进脂肪 MSC 成骨分化。研究发现 LncRNA TUG1、LncRNA PCAT1、LncRNA HIF1A-AS2 同样是通过吸附 miRNA 的方式来间接调节成骨相关信号分子的活性,进而调控成骨分化。

LncRNA 也可直接与转录因子结合形成 LncRNA-蛋白质复合物,且通过调节转录因子的表达水平在成骨分化中发挥作用。p38 是 MAPK 通路的主要调控因子之一,LncRNA DANCR 通过下调 p38 表达水平,致使 p38-MAPK 信号通路的失活,进而抑制人 BMSCs 的增殖和成骨分化。另一种 LncRNA

MEG3 则从 BMP‑4 启动子解离转录因子 SOX2 以增加 BMP‑4 基因的表达，证实 MEG3 过表达可通过靶向 BMP‑4 的转录促进多发性骨髓瘤中 MSC 的成骨分化。

二、表观遗传学在骨吸收中的作用机制

1. DNA 甲基化对骨吸收作用的影响

DNA 甲基化是研究最多的表观遗传特征，由于它的共价化学键而使其高度稳定，因此可以在一系列组织和细胞中进行定量。在人类基因组中，大概存在 29 000 个 CpG 岛，启动子区的 DNA 甲基化能通过影响转录因子结合或招募甲基 CpG 结合蛋白来诱导或抑制转录，调控成骨细胞/破骨细胞分化、成熟，进而影响骨形成/骨吸收平衡，并介导相关骨疾病产生，如骨质疏松、骨关节炎、股骨头坏死等。

在骨吸收过程中，DNA 甲基转移酶 3a 介导 SAM 发生的 DNA 甲基化可通过抗破骨细胞生成基因的表观遗传抑制来调节破骨细胞生产。IRF8 是调控破骨细胞分化的关键负性调节因子，DNA 甲基转移酶 3a 通过其自身生物学作用提高 IRF8 远侧调节元件甲基化从而抑制其发挥作用，促进破骨细胞分化，而当破骨细胞中 DNA 甲基转移酶 3a 特异性缺失或使用 DNA 甲基转移酶 3a 抑制剂处理均会减少骨丢失。在对多发性骨髓瘤患者的研究中发现，多发性骨髓瘤分泌的胸苷磷酸化酶可上调 IRF8 甲基化并抑制其表达，从而减弱对破骨细胞分化的负性调节作用并促进骨吸收过程，而这直接导致多发性骨髓瘤患者产生溶骨性改变。骨保护素/RANKL/RANK 系统主要由 RANKL、RANK、骨保护素组成，在调节骨代谢中也受 DNA 甲基化影响。在对由高同型半胱氨酸血症导致骨丢失而形成的骨质疏松小鼠研究中发现，机体在高同型半胱氨酸血症条件下 DNA 甲基转移酶 1 表达升高，活化后的 c‑Jun 氨基末端激酶与 DNA 甲基转移酶 1 启动子结合使骨保护素出现超甲基化，在抑制骨保护素转录同时促进 RANKL 表达激活，最终加速破骨细胞形成及骨吸收。另一项研究发现，诱导分化的 BMSC 中 RANKL 基因启动子附近的 CpG 出现甲基化，导致基因沉默并抑制 RANKL 表达，使用 5‑氮胞苷处理高甲基化的 HEK‑293 细胞后，发现 RANKL 和骨保护素表达明显上调，这会影响破骨细胞形成从而导致骨稳态失衡。

2. 组蛋白修饰对骨吸收作用的影响

组蛋白修饰在破骨细胞分化中发挥作用。DOT1L 蛋白是少有的不含 SET 结构域的组蛋白赖氨酸甲基转移酶之一，能特异性催化组蛋白 H3K79 发生单甲

基化、二甲基化、三甲基化,可以在抑制破骨细胞分化同时又不影响成骨细胞分化。用 DOT1L 甲基酶活性抑制剂处理后,H3K79me1/2 水平被抑制并伴随 NFATc1 和 NF-κB 转录活性升高,导致破骨细胞表面积增加进而提高骨吸收能力。另一种组蛋白甲基转移酶—混合连锁白血病因子 1 可通过招募 DOT1L,导致 H3K79 异常高甲基化,而 EPZ5676 作为一种小分子药物可通过与 S-腺苷甲硫氨酸竞争性地结合 DOT1L 从而抑制 H3K79 甲基化。含 Jumonji 结构域蛋白 3 是一种组蛋白去甲基化酶,不仅可以通过转录因子核心结合因子 2 和 Osx 来调节骨涎蛋白和 OCN 表达进而调控成骨细胞分化,而且对破骨细胞也有重要作用,JUMONJI 结构域蛋白 3 可以去除破骨细胞中 NFATc1 启动子区 H3K27 的甲基化,活化后的 NFATc1 使得 RANKL 通路激活进而促进破骨细胞分化。除了组蛋白甲基转移酶对破骨细胞活性的影响,组蛋白乙酰转移酶和 HDAC 及其抑制剂对破骨细胞也有重要作用。Kim 等研究发现,RANKL 可以和组蛋白乙酰转移酶相互作用提高破骨细胞中 NFATc1 乙酰化水平并促进其表达,增加骨吸收,而过表达 HDAC5 可以降低 NFATc1 乙酰化水平,进一步使用 HDAC 抑制剂丁酸钠处理后,NFATc1 乙酰化水平升高并促进破骨细胞分化,HDAC9 作用机制与 HDAC5 相似,均可通过减弱 NFTAc1 信号转导抑制破骨细胞分化。HDAC1 和 HDAC2 可通过复合其他蛋白体来发挥作用,MS-275 作为 HDAC1 的抑制剂可通过下调 c-fos 和 NFATc1 表达进而抑制破骨细胞形成,降低骨吸收,HDAC1/2 抑制剂 NW-21 可以下调 TRAP6 和 NFATc1 进而减弱破骨细胞功能。另外一些非选择性 HDAC 抑制剂也表现出强烈的破骨细胞抑制作用,如 1179.4b 可以通过抑制 TNF 受体相关因子,进而抑制 c-fos 来影响破骨细胞分化成熟,FR901228 可以抑制 NFATc1 等。综合来看,组蛋白修饰在影响成骨细胞、破骨细胞分化成熟中起重要的作用,组蛋白的甲基化、乙酰化既可以调节骨形成,也可以调节骨吸收,其中重要的一个点为靶向 HDAC 抑制剂的研究,通过研发新型靶向抑制剂,可以有效治疗不同情况骨破坏引起的疾病。

3. 非编码 RNA 对骨吸收作用的影响

除了 DNA 甲基化和组蛋白翻译后修饰,miRNA 在破骨细胞发生中也发挥了正性或负性的调控作用。miRNA 的生成必须通过 Dicer 酶(双链 RNA 专一的 RNA 内切酶)对初始 miRNA(pri-miRNA)的切割。体外实验发现,破骨细胞特异性 Dicer 酶的缺失可抑制破骨细胞介导的骨吸收过程,提示 miRNA 在破骨细胞生成及骨吸收过程中发挥了正性调控作用。还有研究发现,miR-21 和 miR-155 可下调一些破骨细胞分化抑制性基因的表达而促进破骨细胞的分化。

此外,不仅成骨细胞可调节破骨细胞的活性,破骨细胞也能影响成骨分化,其机制可能涉及 miRNA 调控。

LncRNA 可介导运动调控破骨细胞分化及骨吸收。由破骨细胞主导的骨吸收,一旦功能过度增强,骨骼内的动态平衡变化向骨吸收方向偏移,导致骨质疏松发生。mTOR 是骨代谢和骨自噬的主要途径。mTOR 细胞信号转导主要经由 PI3K/Akt/mTOR 和 ERK/mTOR 路径,通过这两条通路调节骨细胞代谢、增殖、存活与死亡,并与骨细胞自噬紧密相关。目前已有研究证明,在肿瘤细胞中,Lnc RNA 能对 mTOR 进行调控。Lnc RNA GAS5 基因是一种核仁小分子 RNA(sno RNA)的宿主基因,位于人类染色体 lq25,长度 630nt。Jafari Ghods 等研究发现,沉默 Lnc RNA GAS5 的雄激素依赖(Lncap)和雄激素敏感(22Rv1)可使其对 mTOR 抑制剂的敏感性下降,转染 LncRNA GAS5 的雄激素非依赖的 PC-3 和 DU145 可增加其对 mTOR 抑制剂的敏感性。此外,基因间长链非编码 RNA-P21(lincRNA-p21)lin-cRNA-p21 是瓦伯格效应的调节因子之一。有学者发现 mTOR 可在乳腺癌细胞中磷酸化热休克因子 1(HSF),提高 HSF1 依赖的 RNA 结合蛋白(HUR)表达,进而控制 lincRNA-p21 表达,而促进肿瘤发生。以上表明,Lnc RNA 可在肿瘤细胞中对 mTOR 进行调控,而此机制可能同样存在于骨组织细胞中。而 mTOR 抑制剂能抑制破骨细胞的活性与形成,阻止 OVX 引起的骨量丢失。因此,Lnc RNA 可能在运动影响下表达上调,增加其对 mTOR 抑制剂的敏感性以抑制破骨细胞生成此外,与 Lnc RNA 通过竞争结合 miRNA 靶细胞的结合位点,与调控成骨分化类似,Lnc RNA 能以相仿的方式影响破骨细胞。Krzeszinski 等在 OVX 小鼠模型中发现,miR-34a 相关处理能显著改善小鼠骨吸收过强引起的骨量丢失,Tgif2 可通过 RANKL 相关转录因子正反馈调节其本身及其相关因子的表达,加速破骨细胞的形成与分化。miR-34a 能够与 Tgif2 的 mRNA 的 3'-UTR 结合,抑制其促进破骨细胞分化的功能,从而减少骨吸收,达到改善骨质疏松的目的。与 RANKL 紧密关联 RANK-RANKL 通路在骨吸收和骨质疏松发生中发挥重要作用,RANK 与其受体 RANKL 在前体破骨细胞表面结合,会加速多核巨细胞向破骨细胞分化。miR-106b 能和 RANKL 的 3'-UTR,下调其表达,抑制前体破骨细胞聚合,减少破骨细胞分化。因此笔者推测,存在这样一条机制:运动降低部分 Lnc RNA 表达,使其减少与 miRNA 的竞争,加速 miR-34a 和 miR-106b 分别与 Tgif2 和 RANKL 的 3'端结合,进而抑制破骨细胞分化。

第二节　表观遗传学在 T2DM 骨代谢中的
作用机制

　　骨组织作为一个代谢活跃的器官,其重塑过程包括矿化骨的破坏、骨基质形成及矿化。近年来,已证明除了遗传、性别、生活习惯、体力活动等会影响骨代谢稳态外,表观遗传修饰在骨代谢平衡中也发挥重要作用,其主要机制为富含 CpG 的启动子中的 DNA 甲基化、组蛋白修饰和非编码 RNA。与遗传不同,表观遗传可以在不改变基因序列的前提下对基因表达进行调控进而影响骨代谢,这种方式灵活且可遗传,这种遗传过程主要由特定的 DNA 序列指纹图谱确定染色质景观以及由相关的表观遗传记忆因子组成,这些因子包括转录激活和抑制蛋白因子以及介导表观遗传转化和维持非编码 RNA。参与该过程的已知和仍待识别的表观遗传记忆因子包括表观遗传记忆擦除因子、表观遗传记忆保护因子、表观遗传记忆启动因子、表观遗传记忆解码因子、表观遗传记忆中介因子和表观遗传记忆固定因子等,这些表观遗传记忆因子是构成独特的"表观基因组记忆体"的必要因子。

　　DNA 甲基化是表观遗传调控最深入研究的机制。这种分子机制包括在胞嘧啶环的第 5 个位置添加一个甲基($-CH_3$)。DNA 甲基化/去甲基化的过程主要发生在 CpG 岛(富含胞嘧啶的短基因组区域,随后是鸟嘌呤核苷酸)中,该区域通常位于基因启动子区域的转录起始位点附近。CpG 岛的甲基化通常会导致转录沉默,尽管最近发现一些转录因子在发育过程中的细胞重编程中起着重要作用,它们倾向于与 CpG 甲基化序列结合。最近,在糖尿病患者中观察到胰腺,胰岛,脂肪组织,骨骼肌和肝脏等组织中 DNA 甲基化的显著改变,突显了这些过程在 2 型糖尿病(T2DM)发病机制中的作用。β 细胞无法补偿胰岛素抵抗是 T2DM 发病机制的关键,并涉及 β 细胞同一性,功能和生存的逐步损害。β 细胞稳态的这些方面受表观遗传机制控制,这表明由不利的代谢环境驱动的表观遗传变化可能会诱发 β 细胞衰竭。其中 DNA 甲基化正是在遗传-环境-骨质变化范畴内,由基因和外界环境的相互作用,引起生命周期内骨质改变的表观遗传调控方式之一,它通过抑制决定 β 细胞中转录因子 Arx 的 α 细胞谱系的表达来调节 α 对 β 细胞的分泌。DNA 甲基转移酶 1(Dnmt1)在 β 细胞复制过程中保持 Arx 基因座的甲基化和阻遏状态。因此,β 细胞中 Dnmt1 的缺失会由于启动子去甲基化而导致 Arx 表达的诱导,从而驱动 β 细胞向 α 细胞的反式分化。DNA

甲基化还有助于建立代谢过程,该过程允许在出生后的 β 细胞中向功能成熟的 β 细胞表型建立葡萄糖刺激的胰岛素分泌(glucose-stimulate insulin secretion, GSIS)。

　　DNA 甲基化可发生在早期胚胎发育过程中调节细胞特性和基因组稳定性的基因座中。其中,核心结合因子 2 极易受 DNA 甲基化影响,仅转录起始位点上游 0.6 kb 的序列就足以驱动核心结合因子 2 P1 启动子活性,在特定 CpG 位点去甲基化后,核心结合因子 2 过表达会显著提高未甲基化的基质金属蛋白酶 13 基因活性,增加深层软骨细胞中蛋白降解酶水平,在 T2DM 患者体内核心结合因子 2 表达水平较高,激活基质金属蛋白酶 13 基因,最终导致骨关节炎产生。骨硬化蛋白是由骨细胞通过旁分泌作用于成骨细胞的功能蛋白,对骨组织具有高度选择性,骨质疏松患者血浆骨硬化蛋白甲基化阳性率显著低于无骨质疏松者,且前者骨硬化蛋白 mRNA 相对表达量明显高于后者,T2DM 易引起骨硬化蛋白基因甲基化异常,从而引发骨质疏松。此外,因 T2DM 造成股骨头坏死患者的间充质干细胞中 Wnt 受体 Frizzled1 基因转录水平较低,同时伴有 Fizzled1 基因启动子异常高甲基化,这使得 Wnt/β - catenin 信号通路功能被抑制并直接影响间充质干细胞成骨分化及骨形成。总之,与骨形成相关的多个基因及信号通路受 DNA 甲基化调控且它们之间存在交互影响,共同作用调节骨形成。在骨吸收过程中,DNA 甲基转移酶 3a 介导 SAM 发生的 DNA 甲基化可通过抗破骨细胞生成基因的表观遗传抑制来调节破骨细胞生产,T2DM 的发生促进 DNA 甲基转移酶 3a 分化。IRF8 是调控破骨细胞分化的关键负性调节因子,DNA 甲基转移酶 3a 通过其自身生物学作用提高 IRF8 远侧调节元件甲基化从而抑制其发挥作用,促进破骨细胞分化,当破骨细胞中 DNA 甲基转移酶 3a 特异性缺失或使用 DNA 甲基转移酶 3a 抑制剂处理均会减少骨丢失。在对多发性骨髓瘤患者的研究中发现,多发性骨髓瘤分泌的胸苷磷酸化酶(thymidine phosphorylase, TP)可上调 IRF8 甲基化并抑制其表达,从而减弱对破骨细胞分化的负性调节作用并促进骨吸收过程,而这直接导致多发性骨髓瘤患者产生溶骨性改变。OPG/RANKL/RANK 通路在调节骨代谢中也受到 DNA 甲基化影响,T2DM 患者骨中 OPG/RANKL/RANK 通路受高糖内环境影响被激活。对高同型半胱氨酸血症导致骨丢失而形成骨质疏松的小鼠进行研究发现,机体在高同型半胱氨酸血症条件下,DNA 甲基转移酶 1 表达升高,活化后的 c - Jun 氨基末端激酶与 DNA 甲基转移酶 1 启动子结合使骨保护素出现超甲基化,在抑制骨保护素转录的同时促进 RANKL 表达激活,最终加速破骨细胞形成及骨吸收,易产生骨质疏松。另一项研究发现,T2DM 骨中诱导分化的骨髓间充质干细胞

(BMSCs)中 RANKL 基因启动子附近的 CpG 出现甲基化,导致基因沉默并抑制 RANKL 表达,使用 5 -氮胞苷处理高甲基化的 HEK - 293 细胞后,发现 RANKL 和骨保护素表达明显上调,这会影响破骨细胞形成从而导致骨稳态失衡。

核心组蛋白的翻译后修饰,包括组蛋白尾巴的乙酰化,甲基化,泛素化,磷酸化和 SUMO 化,是表观遗传调控的另一个关键机制。特别是组蛋白乙酰化与转录基因活性有关,而组蛋白去乙酰化则允许 DNA 与组蛋白尾巴之间相互作用,并导致染色质紧缩和转录沉默,标记功能染色质单位的组蛋白修饰的各种组合形成所谓的"组蛋白密码"。因此,募集了一些调节基因活性和染色质结构的共激活因子、共抑制因子和转录因子。组蛋白修饰通过两种主要机制影响转录活性。第一个机制是通过修饰染色质的结构和构象,第二个机制是通过提供具有特定酶活性的特定蛋白质和复合物的信号来募集转录阻遏物或激活物。组蛋白修饰的动态"书写"或"擦除"可以通过特定的酶来实现,该酶催化去除或添加乙酰基到组蛋白 N 末端尾巴上赖氨酸残基上的过程。主要的"书写者"包括组蛋白乙酰转移酶(histone acetyltransferase,HAT)和组蛋白甲基转移酶(histone methyltransferase,HMT),而"擦除者"包括组蛋白脱乙酰基酶(histone deacetylase,HDAC)和赖氨酸脱甲基酶(lysine demethylase,KDM)。DNA 甲基化和组蛋白修饰彼此紧密相关,DNA 甲基化会共同影响染色质对 RNA 聚合酶和转录因子的可及性,从而影响组蛋白修饰,反之亦然。

根据其对酵母蛋白的同源性可分为 5 类(Ⅰ类、Ⅱa 类、Ⅱb 类、Ⅲ类和Ⅳ类),与成骨分化相关的主要是Ⅰ类 HDAC(HDAC1/2/3/8)。T2DM 患者体内高糖环境会引起 HDAC1/3 过表达,在破坏成骨细胞功能的同时诱导大量促炎性细胞因子如 IL - 1β、IL - 6、TNF - α 和 COX2 等产生,激活 NF - κB 并活化破骨细胞,从而导致骨形成被破坏以及骨吸收增加。HDAC8 与膜内成骨密切相关,可通过使 H3K9 脱乙酰并抑制核心结合因子 2 转录活性进而抑制 BMSCs 成骨分化。周华等通过体外培养大鼠 BMSCs 并转染 HDAC8 过表达慢病毒载体,成骨诱导 7 天后发现核心结合因子 2、成骨细胞特异性转录因子 OSX、骨桥蛋白、骨钙素等成骨干细胞对成骨分化具有抑制作用。Ⅱa 类 HDAC(HDAC4/5/7/9)特异性地表达于骨骼肌、骨骼、心肌等细胞中,可通过靶向 Smad3 来抑制核心结合因子 2 基因表达,并且与骨发育密切联系。其中 HDAC7 与 HDAC3 相似,可以通过去乙酰化方式抑制核心结合因子 2 活性进而影响成骨细胞矿化,而骨形态发生蛋白 2 可激活蛋白依赖性激酶 1(cyclin-dependent protein kinases 1,CDK1),CDK1 的激活会磷酸化 HDAC7 并使其游离出细胞核,从而保护核心结合因子 2 不被 HDAC7 抑制。但目前对 HDAC7 抑制核心结合因子 2 的机制研究还不清晰，仍有待研究。HDAC4 的 N 端存在一个肌细胞增强因子 2 结合区，当其与肌细胞增强因子 2 结合以后会诱导 HDAC4 入核并乙酰化核心结合因子 2 特定位点赖氨酸残基，增加赖氨酸残基敏感性，这使得核心结合因子 2 更易受到 Smad 泛素化调节因子 1 降解，最终抑制核心结合因子 2 活性。Kim 等研究发现，RANKL 可以和组蛋白乙酰转移酶相互作用提高破骨细胞中 NFATc1 乙酰化水平并促进其表达，增加骨吸收，而过表达 HDAC5 可以降低 NFATc1 乙酰化水平，进一步使用 HDAC 抑制剂丁酸钠处理后，NFATc1 乙酰化水平升高并促进破骨细胞分化，HDAC9 作用机制与 HDAC5 相似，T2DM 的发生促进 RANKL 分化，提高破骨细胞中 NFATc1 乙酰化水平。HDAC1 和 HDAC2 可通过复合其他蛋白体来发挥作用，MS‐275 作为 HDAC1 的抑制剂可通过下调 c‐fos 和 NFATc1 表达进而抑制破骨细胞形成，降低骨吸收，HDAC1/2 抑制剂 NW‐21 可以下调 TRAP6 和 NFATc1 进而减弱破骨细胞功能。另外一些非选择性 HDAC 抑制剂也表现出强烈的破骨细胞抑制作用，如 1179.4b 可以通过抑制 TRAP6 进而抑制 c‐fos 来影响破骨细胞分化成熟，FR901228 可以抑制 NFATc1 等。

　　表观遗传调控的另一个关键组成部分是通过非编码 RNA 对基因活性的控制，该非编码 RNA 在转录和转录后水平上均调控基因表达。有些调节性 RNA 分子从 DNA 序列转录而未翻译成蛋白质。几种非编码 RNA 可能通过 RNA 干扰（RNAi）机制干扰信使 RNA（mRNA）分子，通过该机制可以以序列特异性方式调节基因表达而无须修饰靶序列。目前，microRNA（miRNA，18～25 个核苷酸）的 RNA 分子可能在转录后水平上负调控靶基因的表达，是对表观遗传调控过程做出最全面研究的非编码 RNA。越来越多的证据表明，miRNA 在 T2DM 和相关心血管疾病（CVD）的发病机制中的重要性。每个 miRNA 都能控制多个 mRNA，而每个 miRNA 可以被不同的 miRNA 靶向以精确控制各种细胞过程。因此，miRNA 调控的信号通路可能异常复杂。

　　在过去研究中发现了大量与骨形成/骨吸收相关的 miRNA。在小鼠 MC3T3‐E1 中，miR‐141 和 miR‐200 可通过靶向抑制远端缺失同源盒基因 5 来调节成骨细胞分化；Dickkopf 同源物 1 是 Wnt 信号通路的可溶性胞外抑制剂，miR‐335‐5p 通过与 Dickkopf 同源物 1 mRNA 3′UTR 结合下调 Dickkopf 同源物 1 表达，进而增加 β‐catenin 的转录活性并促进成骨分化；miR‐29a 还可靶向 HDAC4 3′UTR 来维持核心结合因子 2 乙酰化水平，同时逆转 HDAC4 介导的 β‐catenin 泛素化，促进成骨细胞分化并减少糖皮质激素诱导的骨量减少。T2DM 患者骨中 Dickkopf 同源物 1 表达上调,抑制 β-catenin 活性,同时核心结合因子 2 乙酰化水平降低,HDAC4 逆转量,减少成骨细胞分化。不同的 miRNA 对破骨细胞的作用不同,且其在 T2DM 骨细胞中的分泌水平不同。miR-218-5p 和 miR-124 通过负调控 NFATc1 来抑制破骨细胞形成;而作用于 NFATc1 上游的 miRNA-7-5p 和微小 RNA-26 则通过抑制树突状细胞特异性跨膜蛋白来阻止破骨细胞成熟。与上述 miRNA 作用相反,另一部分微小 RNA 可以促进破骨细胞生成。miR-148a 表达上升可以抑制 NFATc1 等破骨细胞促进因子的负调节因子,促进破骨细胞成熟,使用抑制剂特异性处理 miR-148a 后,骨吸收减弱,骨形成以及骨量增加;miR-214 兼具抑制成骨细胞/促进破骨细胞分化的功能,可以与 10 号染色体缺失的磷酸酶基因的 3′ 非编码区域结合,通过激活 PI3K/AKT/NFATc1 信号通路来促进破骨细胞分化。据此推测,非编码 RNA 对 T2DM 骨代谢有影响。

第三节　表观遗传学在运动改善 T2DM 骨代谢中的作用机制

体育活动和体育运动对人类的整体健康状况起着重要的作用。众所周知,经常运动有助于降低发生各种健康问题的风险,如心血管疾病,T2DM 和癌症等。目前,部分研究试图找出 DNA 甲基化与 T2DM 骨代谢之间的关系以及其中的机制,但由于研究较少,其具体机制仍不清楚。

随着研究深入,表观遗传在影响机体健康中的作用也被逐渐挖掘,但其分子机制仍有待确定,目前确定了几种假定的候选机制,一种是 DNA 甲基转移酶的易错性,它不能以 100% 的保真度将母代 DNA 链的甲基化模式复制到子代 DNA 链;另一种是导致 DNA 甲基化异常的机制,它与碱基切除修复 DNA 修复系统有关,该机制假定 hyper-methylated CpG 区可能逐渐或迅速失去其甲基化标记,而该过程要么是在复制中 DNA 甲基化维持受到损害而被动消失,要么是通过碱基切除修复促进 10-11-易位-甲基胞嘧啶双加氧酶(TET)主动氧化 5-甲基胞嘧啶(5-methylcytosine, 5mC),这种被动和主动的去甲基化在介导机体健康中均发挥重要的作用。研究表明,运动能通过改变基因的表观遗传状态对疾病产生影响,这证明表观遗传可能是将宏观刺激与微观变化联系起来的桥梁。由于骨组织是力学敏感组织,那么运动可能通过改变骨形成和骨吸收基因的表观遗传状态来调节其表达,进而对骨量、骨微结构产生影响,最终改善

T2DM 骨代谢失衡。田雪文分别采用低氧运动和常氧运动来处理肥胖大鼠后发现,低氧运动能有效降血脂、调节脂代谢进而降低体质量、体脂,对相关因子 mRNA 和蛋白表达进行检测后发现,与脂代谢相关的基因表达出现显著变化,并用 RRBS 技术检测到这两种运动方式使大鼠全基因组中 675 个基因的 CpG 岛发生显著的甲基化变化,其中 Wnt 信号通路相关基因的 mRNA 表达和甲基化最明显。T2DM 会引起高同型半胱氨酸血症,并伴随 DNA 甲基转移酶 3a 和 DNA 甲基转移酶 3b 的升高,同型半胱氨酸一方面能通过激活 PP2A/FoxO1/MAPK 级联反应,调控成骨细胞中的氧化还原机制并提高 RANKL/OPG 比值,增加破骨细胞活性;另一方面同型半胱氨酸还能通过刺激细胞内活性氧生成以直接刺激破骨细胞活性增加。小鼠进行 4 周游泳运动后 DNA 甲基转移酶 3a 和 DNA 甲基转移酶 3b 水平显著降低,并且同型半胱氨酸浓度降低,提示游泳运动能通过降低 DNA 甲基转移酶介导的甲基化水平来减少同型半胱氨酸生成,进而抑制 PP2A/FoxO1/MAPK 级联反应的激活,最终抑制骨吸收。但 DEMINICE 等研究表明,只有抗阻训练能有效降低同型半胱氨酸水平,而有氧运动并无作用,且同型半胱氨酸水平与运动量显著相关,与运动强度无关,造成两者研究结果矛盾的原因可能是运动时间的差异。另外,同型半胱氨酸可以增加 BMSCs 和成骨细胞中雌激素受体 α 基因启动子 A 区的甲基化程度,减少雌激素受体 α 基因转录,从而介导骨质疏松的产生。结合运动能有效降低同型半胱氨酸水平,推测运动能通过降低同型半胱氨酸来减少雌激素受体 α 基因甲基化水平,进而改善骨质疏松。

表观遗传中组蛋白修饰和非编码 RNA 介导运动对 T2DM 骨代谢影响的相关研究更少。Sirt1 作为第Ⅲ类去乙酰化酶,是细胞衰老、能量代谢、骨骼重塑等环节的交汇点,对骨代谢稳定有重要的作用。Sirt1 能直接或间接促进 β-catenin 在核内积累以激活 Wnt 通路进而促进骨形成:Sirt1 直接去乙酰化 β-catenin,使其大量聚集于细胞核并激活 Wnt 信号通路;Sirt1 去乙酰化 Fox O,减弱其对 β-catenin 的结合作用,使 β-catenin 积累并激活 Wnt 信号通路。运动通过 Sirt1 调控 T2DM 引起的骨代谢失衡。T2DM 患者体内的高糖环境会抑制 NF-κB 抑制蛋白的降解,使 NF-κB 抑制蛋白对 NF-κB 的抑制作用降低,促进 NF-κB 转移入核并促进破骨细胞形成,而运动能逆转这一过程。Boyle 等发现,T2DM 大鼠经 8 周运动后,其骨中 Sirt1 表达上调,在乙酰化 NF-κB 的同时抑制其穿梭入核,导致下游 RANKL/c-fos/NFATC1 途径无法激活,使破骨细胞分化受阻并抑制骨吸收。在体外对高糖环境下的 RAW264.7 施加力学刺激时,检测到 Sirt1 蛋白表达上调,同时观察到破骨细胞生成减少且骨吸收能力下降,说明运动可能通过 Sirt1/NF-κB/RANKL 途径来调节骨代谢。微小 RNA 作为与骨代谢密切相关的生物标志物,可受力学刺激调控进而影响骨代谢过程。miR-21 能通过下调程序性细胞死亡因子 4 蛋白并诱导 RANKL 表达进而促进 c-fos 的浓度升高,刺激破骨细胞生成,适当的体力活动可以抑制 miR-21 表达,减少 RANKL 的生成并促进 OPG 的生成,从而减少骨吸收。与 miR-21 促进骨吸收的作用不同,miR-214 是通过抑制活化转录因子 4、OSX、ALP、β-catenin 等成骨因子表达来抑制骨形成的,在对成骨细胞施加 3% 的牵张强度,0.5 Hz,在 4 小时的持续牵张刺激下,采用周期为 3 天或 7 天,能有效降低 miR-214 表达进而减弱其对上述成骨因子的抑制作用,增强成骨作用。除微小 RNA 外,长链非编码 RNA 也发挥着作用。长链非编码 RNA OGRU 是一种具有 1 816 个核苷酸的新型长链非编码 RNA,对力学刺激卸载非常敏感。研究表明,OGRU 过表达会竞争性地结合 miR-320-3p 进而促进同源盒 A10 蛋白表达,而同源盒 A10 又能通过活化核心结合因子 2 来直接调节 ALP、骨钙素等成骨基因表达,促进成骨细胞分化。因此,可推测微小 RNA 和长链非编码 RNA 介导运动对 T2DM 骨代谢产生影响。

参考文献

[1]　陈青骁,蔡真.组蛋白去乙酰化酶及其抑制剂在多发性骨髓瘤溶骨性病变中的研究进展[J].实用肿瘤杂志,2018,33(05):397-401.

[2]　邓亚军,解琪琪,李文洲,等.mi RNAs 在破骨细胞中的研究进展[J].生命科学研究,2019,23(1):54-58.

[3]　高延盼.组蛋白甲基转移酶 DOT1L 在骨质疏松发病中的作用机制研究[D].北京:北京协和医学院,2018:68-69.

[4]　黎彦璟,陈勇.组蛋白甲基转移酶 MLL1 的结构与功能研究进展[J].中国细胞生物学学报,2014,36(07):857-868.

[5]　李呈贞,韩振格,何东仪.Dot1 及其同源物的研究进展[J].复旦学报(医学版),2018,45(04):555-560.

[6]　李子祺,葛鸿庆,王君鳌,等.外周血 CD4~+T 细胞 Foxp3 基因 CNS2 去甲基化与绝经后骨质疏松症的关系[J].实用医学杂志,2018,34(14):2329-2332.

[7]　李子怡,李玉坤.OPG/RANK/RANKL 信号通路在骨质疏松症中的研究进展和应用[J].中华老年骨科与康复电子杂志,2017,3(02):124-128.

[8]　梁大伟,卫小春,魏垒.组蛋白去乙酰化酶 4 在软骨与骨发育中的调控机制[J].中华关节外科杂志(电子版),2015,9(3):394-399.

[9]　刘强,郑秀峰,辛永红.miRNA 研究进展[J].重庆医学,2009,38(15):1970-1972.

[10]　牛亚丹,林伊荷,张汉清,等.DNA 甲基化与骨代谢调节及骨质疏松症研究进展[J].生命科学,2020,32(02):162-169.

[11] 潘虹旭. Mi RNA 对成骨分化调控及骨质疏松发生的研究进展[J]. 中国骨质疏松杂志,2018,24(1)：121－124.

[12] 潘乐. 补肾药对 BMSCs 成骨与成脂分化及 β-catenin、PPARγ 甲基化的影响[D]. 陕西中医学院,2014.

[13] 王爱飞,王亮,徐又佳. Micro RNAs 对骨质疏松症发病机制的研究进展[J]. 中国骨质疏松杂志,2018,24(1)：135－140.

[14] 杨宜锜,汤亭亭. SIRT1 信号通路对于骨代谢的调节作用[J]. 上海交通大学学报(医学版),2019,39(11)：1335－1340.

[15] 元宇. Mi R－214 在机械应力促进成骨分化中的作用研究[D]. 上海：上海体育学院,2017.

[16] 张丽君,王艺璇,胡泽兵,等. 表观遗传学调控骨骼细胞功能的研究进展[J]. 解放军医学院学报,2019,40(12)：1199－1202.

[17] 张路遥. 能量代谢分子 SIRT1 在运动改善 2 型糖尿病骨代谢中的作用机制[J]. 中国组织工程研究,2020,24(2)：276－281.

[18] 张爽,高艳虹. sclerostin 在骨代谢中的作用和机制[J]. 上海交通大学学报(医学版),2015,35(4)：589－593.

[19] 周华,傅瑜,戈杰,等. 组蛋白去乙酰化酶 8 对大鼠骨髓间充质干细胞成骨分化的影响[J]. 口腔生物医学,2014,5(3)：113－117.

[20] BANNISTER A J, KOUZARIDES T. Regulation of chromatin by histone modifications [J]. Cell Res, 2011, 21：381－395.

[21] BANNISTER A J, KOUZARIDES T. Regulation of chromatin by histone modifications [J]. Cell Res, 2011, 21：381－395.

[22] BEHERA J, BALA J, NURU M, et al. Homocysteine as a pathological biomarker for bone disease[J]. J Cell Physiol, 2017, 232(10)：2704－2709.

[23] BEHERA J, GEORGE A K, VOOR M J, et al. Hydrogen sulfide epigenetically mitigates bone loss through OPG/RANKL regulation during hyperhomocysteinemia in mice[J]. Bone, 2018, 114：90－108.

[24] BEHERA J, GEORGE A K, VOOR M J, et al. Hydrogen sulfide epigenetically mitigates bone loss through OPG/RANKL regulation during hyperhomocysteinemia in mice[J]. Bone, 2018, 114：90－108.

[25] BOYLE W J, SIMONET W S, LACEY D L. Osteoclast differentiation and activation [J]. Nature, 2003, 423(6937)：337－342.

[26] CAO R, WANG L, WANG H, et al. Role of histone H3 lysine 27 methylation in Polycomb-group silencing[J]. Science (New York, N. Y.), 2002, 298(5595)：1039－1043.

[27] CAO Y, WANG B, WANG D, et al. Expression of sclerostin in osteoporotic fracture patients is associated with DNA methylation in the CpG island of the SOST gene[J]. Int J Genomics, 2019, 2019：7076513.

[28] CHENG P, CHEN C, HE H, et al. mi R-148a regulates osteoclastogenesis by targeting V-maf musculoaponeurotic fibrosarcoma oncogene homolog B[J]. J Bone

Miner Res，2013，28(5)：1180 - 1190.

[29]   CHEN R，REN L，CAI Q，et al. The role of epigenetic modifications in the osteogenic differentiation of adipose-derived stem cells[J]. Connective tissue research，2019，60 (6)：507 - 520.

[30]   CHEN W，BAO J，HU P，et al. Alleviation of osteoarthritis by Trichostatin A，a histone deacetylase inhibitor，in experimental osteoarthritis[J]. Mol Biol Rep，2010，37(8)：3967 - 3972.

[31]   DAVEGARDH C，GARCIA-CALZÓN S，BACOS K，et al. DNA methylation in the pathogenesis of type 2 diabetes in humans[J]. Mol Metab，2018，14：12 - 25.

[32]   DELGADO-CALLE J，SAÑUDO C，FERNÁNDEZ A F，et al. Role of DNA methylation in the regulation of the RANKL-OPG system in human bone[J]. Epigenetics，2012，7(1)：83 - 91.

[33]   DEMINICE R，RIBEIRO D F，FRAJACOMO F T T. The effects of acute exercise and exercise rraining on plasma homocysteine：a meta analysis[J]. PloS One，2016，11(3)：e151653.

[34]   DENG Y，WANG C C，CHOY K W，et al. Therapeutic potentials of gene silencing by RNA interference：principles，challenges，and new strategies[J]. Gene，2014，538：217 - 227.

[35]   DENHAM J. Exercise and epigenetic inheritance of disease risk[J]. Acta Physiologica (Oxf)，2018，222(1)：1 - 20.

[36]   DHAWAN S，GEORGIA S，TSCHEN S I，et al. Pancreatic beta cell identity is maintained by DNA methylation-mediated repression of Arx[J]. Dev Cell，2011，20 (4)：419 - 429.

[37]   DHAWAN S，TSCHEN S I，ZENG C，et al. DNA methylation directs functional maturation of pancreatic beta cells[J]. J Clin Invest，2015，125(7)：2851 - 2860.

[38]   DUDAKOVIC A，CAMILLERI E T，LEWALLEN E A，et al. Histone deacetylase inhibition destabilizes the multi-potent state of uncommitted adipose-derived mesenchymal stromal cells[J]. J Cell Physiol，2015，230(1)：52 - 62.

[39]   DU Y，WANG L，CHEN S，et al. lncRNA DLEU1 contributes to tumorigenesis and development of endometrial carcinoma by targeting mTOR[J]. Mol Carcinog，2018，57(9)：1197 - 1200.

[40]   ENSEN E D，GOPALAKRISHNAN R，WESTENDORF J J. Bone morphogenic protein 2 activates protein kinase D to regulate histone deacetylase7 localization and repression of Runx2[J]. J Biol Chem，2009，284(4)：2225 - 2234.

[41]   FAN X，LI L，YE Z，et al. Regulation of osteogenesis of human amniotic mesenchymal stem cells by sodium butyrate[J]. Cell Biol Int，2018，42(4)：457 - 469.

[42]   FARSHDOUSTI HAGH M，NORUZINIA M，MORTAZAVI Y，et al. Different methylation patterns of RUNX2，OSX，DLX5 and BSP in osteoblastic differentiation of mesenchymal stem cells[J]. Cell J，2015，17(1)：71 - 82.

[43] FERNANDEZ-TWINN D S, HJORT L, NOVAKOVIC B, et al. Intrauterine programming of obesity and type 2 diabetes[J]. Diabetologia, 2019, 62(10): 1789 – 1801.

[44] GUO C, XIE J, HONG R, et al. Puerarin alleviates streptozotocin (STZ)-induced osteoporosis in rats through suppressing inflammation and apoptosis via HDAC1/ HDAC3 signaling [J]. Biomed Pharmacother, 2019, 115: 108570.

[45] HADJI F, BOULANGER M, GUAY S, et al. Altered DNA methylation of long noncoding RNA H19 in calcific aortic valve disease promotes mineralization by silencing NOTCH1[J]. Circulation, 2016, 134(23): 1848 – 1862.

[46] HESSE E, SAITO H, KIVIRANTA R, et al. Zfp521 controls bone mass by HDAC3-dependent attenuation of Runx2 activity[J]. J Cell Biol, 2010, 191(7): 1271 – 1283.

[47] HUSAIN A, JEFFRIES M A. Epigenetics and bone remodeling[J]. Curr Osteoporos Rep, 2017, 15(5): 450 – 458.

[48] HYUN K, JEON J, PARK K, et al. Writing, erasing and reading histone lysine methylations [J]. Exp Mol Med, 2017, 49: e324.

[49] ITOH T, NOZAWA Y, AKAO Y. Micro RNA-141 and-200a are involved in bone morphogenetic protein-2-induced mouse pre-osteoblast differentiation by targeting distal-less homeobox 5[J]. J Biol Chem, 2009, 284(29): 19272 – 19279.

[50] JAFARI GHODS F, TOPAL SARIKAYA A, ARDA N, et al. MiRNA and mRNA profiling in systemic lupus reveals a novel set of cytokine-related miRNAs and their target genes in cases with and without renal involvement[J]. Kidney Blood Press Res, 2017, 42 (6): 1322 – 1337.

[51] JIN Z, WEI W, HUYNH H, et al. HDAC9 Inhibits osteoclastogenesis via mutual suppression of PPARγ/RANKL signaling[J]. Mol Endocrinol(Baltimore, Md.), 2015, 29(5): 730 – 738.

[52] KIM J H, KIM K, YOUN B U, et al. RANKL induces NFATc1 acetylation and stability via histone acetyltransferases during osteoclast differentiation[J]. Biochem J, 2011, 436(2): 253 – 262.

[53] KIM J H, KIM K, YOUN B U, et al. RANKL induces NFATc1 acetylation and stability via histone acetyltransferases during osteoclast differentiation [J]. Biochem J, 2011, 436(2): 253 – 262.

[54] KITAZAWA S, KITAZAWA R. Epigenetic control of mouse receptor activator of NF-kappa B ligand gene expression [J]. Biochem Biophys Res Commun, 2002, 293 (1): 126 – 131.

[55] KNEISSEL M, LUONGNGUYEN N H, BAPTIST M, et al. Everolimus suppresses cancellous bone loss, bone resorption, and cathepsin K expression by osteoclasts[J]. Bone, 2004, 35(5): 1144 – 1156.

[56] KO J, CHUANG P, KE H, et al. Micro RNA-29a mitigates glucocorticoid induction of bone loss and fatty marrow by rescuing Runx2 acetylation[J]. Bone, 2015, 81: 80 – 88.

[57]   KRZESZINSKI J Y, WEI W, HUYNH H, et al. miR-34a blocks osteoporosis and bone metastasis by inhibiting osteoclastogenesis and Tgif2[J]. Nature, 2014, 512 (7515): 431 - 435.

[58]   KUSHIOKA J, KAITO T, OKADA R, et al. A novel negative regulatory mechanism of Smurf2 in BMP/Smad signaling in bone[J]. Bone Res, 22020, 8(1): 41.

[59]   LEE J, SMITH E, SHILATIFARD A. The language of histone crosstalk[J]. Cell, 2010, 142(5): 682 - 685.

[60]   LIU H, LIU Z, DU J, et al. Thymidine phosphorylase exerts complex effects on bone resorption and formation in myeloma[J]. Sci Transl Med, 2016, 8(353): 113r - 353r.

[61]   LIU H, LIU Z, DU J, et al. Thymidine phosphorylase exerts complex effects on bone resorption and formation in myeloma[J]. Sci Trans Med, 2016, 8(353): 113r - 353r.

[62]   LIU W, KONERMANN A, GUO T, et al. Canonical Wnt signaling differently modulates osteogenic differentiation of mesenchymal stem cells derived from bone marrow and from periodontal ligament under inflammatory conditions[J]. Biochim Biophys Acta, 2014, 1840(3): 1125 - 1134.

[63]   LV H, MA X, CHE T, et al. Methylation of the promoter A of estrogen receptor alpha gene in h BMSC and osteoblasts and its correlation with homocysteine[J]. Mol Cell Biochem, 2011, 355(1 - 2): 35 - 45.

[64]   MA R, WANG M, GAO S, et al. miR-29a promotes the neurite outgrowth of rat neural stem cells by targeting extracellular matrix to repair brain injury[J]. Stem Cells Dev, 2020, 29(9): 599 - 614.

[65]   MEYER M B, BENKUSKY N A, PIKE J W. The RUNX2 cistrome in osteoblasts: characterization, down-regulation following differentiation, and relationship to gene expression. [J]. J Biol Chem, 2014, 289(23): 16016 - 16031.

[66]   MIZOGUCHI F, IZU Y, HAYATA T, et al. Osteoclast-specific Dicer gene deficiency suppresses osteoclastic bone resorption[J]. J Cell Biochem, 2010, 109(5): 866 - 875.

[67]   MORALES S, MONZO M, NAVARRO A. Epigenetic regulation mechanisms of microRNA expression[J]. Biomol Concepts, 2017, 8: 203 - 212.

[68]   MOURTADA-MAARABOUNI M, HEDGE V L, KIRKHAM L, et al. Growth arrest in human T-cells is controlled by the non-coding RNA growth-arrest-specific transcript 5 (GAS5) [J]. J Cell Sci, 2008, 121(7): 939 - 946.

[69]   NIMURA K, URA K, SHIRATORI H, et al. A histone H3 lysine 36 trimethyltransferase links Nkx2-5 to Wolf-Hirschhorn syndrome[J]. Nature, 2009, 460(7252): 287 - 291.

[70]   NISHIKAWA K, IWAMOTO Y, KOBAYASHI Y, et al. DNA methyltransferase 3a regulates osteoclast differentiation by coupling to an S-adenosylmethionine-producing metabolic pathway[J]. Nat Med, 2015, 21(3): 281 - 287.

[71]   PAIS H, NICOLAS F E, SOOND S M, et al. Analyzing mRNA expression identifies Smad3 as a microRNA-140 target regulated only at protein level[J]. RNA (New York, N. Y.), 2010, 16(3): 489 - 494.

[72] PAPIZAN J B, SINGER R A, TSCHEN S I, et al. Nkx2. 2 repressor complex regulates islet beta-cell specification and prevents beta-to-alpha-cell reprogramming[J]. Genes Dev, 2011, 25(21): 2291 - 2305.

[73] PHAM L, KAISER B, ROMSA A, et al. HDAC3 and HDAC7 have opposite effects on osteoclast differentiation[J]. J Biol Chem, 2011, 286(14): 12056 - 12065.

[74] RAJE M M, ASHMA R. Epigenetic regulation of BMP2 gene in osteoporosis: a DNA methylation study[J]. Mol Biol Rep, 2019, 46(2): 1667 - 1674.

[75] RODRIGUEZ-CARBALLO E, ULSAMER A, SUSPERREGUI A R G, et al. Conserved regulatory motifs in osteogenic gene promoters integrate cooperative effects of canonical Wnt and BMP pathways[J]. J Bone Miner Res, 2011, 26(4): 718 - 729.

[76] SCHUETTENGRUBER B, MARTINEZ A, IOVINO N, et al. Trithorax group proteins: switching genes on and keeping them active[J]. Nat Rev Mol Cell Biol, 2011, 12(12): 799 - 814.

[77] SINHA K M, YASUDA H, ZHOU X, et al. Osterix and NO66 histone demethylase control the chromatin of Osterix target genes during osteoblast differentiation[J]. J Bone Miner Res, 2014, 29(4): 855 - 865.

[78] TAKADA I, MIHARA M, SUZAWA M, et al. A histone lysine methyltransferase activated by non-canonical Wnt signalling suppresses PPAR-gamma transactivation[J]. Nat Cell Biol, 2007, 9(11): 1273 - 1285.

[79] THIAGALINGAM S. Epigenetic memory in development and disease: Unraveling the mechanism[J]. Biochim Biophys Acta Rev Cancer, 2020, 1873(2): 188349.

[80] WAKITANI S, YOKOI D, HIDAKA Y, et al. The differentially DNA-methylated region responsible for expression of runt-related transcription factor 2[J]. J Vet Med Sci, 2017, 79(2): 230 - 237.

[81] WANG K, WANG Y, HU Z, et al. Bone-targeted lnc RNA OGRU alleviates unloading-induced bone loss via mi R-320-3p/Hoxa10 axis[J]. Cell Death Dis, 2020, 11(5): 382.

[82] WANG P, CAO Y, ZHAN D, et al. Influence of DNA methylation on the expression of OPG/RANKL in primary osteoporosis[J]. Int J Med Sci, 2018, 15(13): 1480 - 1485.

[83] WANG R, ZHANG H, DING W, et al. mi R-143 promotes angiogenesis and osteoblast differentiation by targeting HDAC7 [J]. Cell Death Dis, 2020, 11(3): 179.

[84] WANG T, YIN H, WANG J, et al. MicroRNA-106b inhibits osteoclastogenesis and osteolysis by targeting RANKL in giant cell tumor of bone [J]. Oncotarget, 2015, 6 (22): 18980 - 18996.

[85] WILLMER T, JOHNSON R, LOUW J, et al. Blood-based dna methylation biomarkers for type 2 diabetes: potential for clinical applications[J]. Endocrinol, 2018, 9: 744.

[86] WU F, JIAO J, LIU F, et al. Hypermethylation of Frizzled1 is associated with Wnt/ β-catenin signaling inactivation in mesenchymal stem cells of patients with steroid-

associated osteonecrosis [J]. Exp Mol Med, 2019, 51(2): 1 - 9.

[87] WU R, RUAN J, SUN Y, et al. Long non-coding RNA HIF1A-AS2 facilitates adipose-derived stem cells (ASCs) osteogenic differentiation through miR-665/IL6 axis via PI3K/Akt signaling pathway[J]. Stem Cell Res Ther, 2018, 9(1): 348.

[88] YASUI T, HIROSE J, TSUTSUMI S, et al. Epigenetic regulation of osteoclast differentiation: possible involvement of Jmjd3 in the histone demethylation of Nfatc1 [J]. J Bone Miner Res, 2011, 26(11): 2665 - 2671.

[89] YENTRAPALLI R, AZIMZADEH O, SRIHARSHAN A, et al. The PI3K/Akt/ mTOR pathway is implicated in the premature senescence of primary human endothelial cells exposed to chronic radiation[J]. PLoS One, 2013, 8(8): e70024.

[90] YI J, LIU D, XIAO J. LncRNA MALAT1 sponges miR-30 to promote osteoblast differentiation of adipose-derived mesenchymal stem cells by promotion of Runx2 expression[J]. Cell Tissue Res, 2019, 376(1): 113 - 121.

[91] YI S, LEE H, LEE J, et al. Bone Remodeling: Histone modifications as fate determinants of bone cell differentiation [J]. Int J Mol Sci, 2019, 20(13): 3147.

[92] YIN Y, MORGUNOVA E, JOLMA A, et al. Impact of cytosine methylation on DNA binding specificities of human transcription factors[J]. Science, 2017, 356.

[93] YU M, HAZELTON W D, LUEBECK G E, et al. Epigenetic aging: more than just a clock when It comes to cancer[J]. Cancer Res, 2020, 80(3): 367 - 374.

[94] YUAN Y, GUO J, ZHANG L, et al. Mi R-214 attenuates the osteogenic effects of mechanical loading on osteoblasts[J]. Int J Sports Med, 2019, 40(14): 931 - 940.

[95] ZHANG W, WU Y, SHIOZAKI Y, et al. miRNA-133a-5p inhibits the expression of osteoblast differentiation-associated markers by targeting the 3′UTR of RUNX2[J]. DNA Cell Biol, 2018, 37(3): 199 - 209.

[96] ZHANG X, ZHU Y, ZHANG C, et al. miR-542-3p prevents ovariectomy-induced osteoporosis in rats via targeting SFRP1[J]. J Cell Physiol, 2018, 233(9): 6798 - 6806.

[97] ZHOU Y, LI J, ZHOU K, et al. The methylation of Notch1 promoter mediates the osteogenesis differentiation in human aortic valve interstitial cells through Wnt/β-catenin signaling[J]. J Cell Physiol, 2019, 234(11): 20366 - 20376.

[98] ZHOU Z, SUN B, LI X, et al. DNA methylation landscapes in the pathogenesis of type 2 diabetes mellitus[J]. Nutr Metab, 2018, 15: 47.

[99] ZHUANG W, GE X, YANG S, et al. Upregulation of lncRNA MEG3 promotes osteogenic differentiation of mesenchymal stem cells from multiple myeloma patients by targeting BMP4 transcription[J]. Stem Cells, 2015, 33(6): 1985 - 1997.

第六章
自噬在运动改善 T2DM 骨代谢中的作用机制

运动调节 T2DM 骨代谢的分子机制是多种途径联合调控，如激素分泌、表观遗传、能量代谢等。而研究证实，自噬也是影响 T2DM 骨代谢的重要因素。T2DM 的能量代谢紊乱、胰岛素分泌减少等会诱使细胞中自噬相关分子表达出现显著变化，进而导致骨代谢紊乱。自噬对 T2DM 骨代谢紊乱以及对骨质疏松的改善起着重要的调节作用，同时运动可影响骨自噬水平。基于此，本章节以自噬为切入点，探讨自噬对骨代谢及其在运动改善 T2DM 骨代谢中的作用机制，以期为运动改善 T2DM 骨代谢紊乱研究提供新的理论研究方向。

第一节　自噬与骨代谢

自噬即自我吞食，是细胞内物质周转和消化再利用的过程。在正常状态下，自噬水平是维持稳定的，营养缺乏、病原体感染、缺氧、饥饿和运动刺激等条件能导致自噬进程加速，在某种意义上可避免细胞凋亡。其通过 mTOR、PI3K/Akt、NF-κB/RANK/RANKL 等通路对细胞代谢施加影响，并广泛参与包括肿瘤细胞、心肌细胞、肌细胞、脑细胞和骨组织细胞等在内的代谢进程。研究表明，自噬在 BMSCs、成骨细胞和破骨细胞中均有发生，这种发生在骨组织内的自噬即骨自噬。越来越多的研究证明，骨自噬在维持骨代谢平衡中发挥重要作用，其在骨组织细胞中的水平变化是骨代谢紊乱及并发症发生的主要原因。例如，成骨细胞特异性自噬缺陷加速雌性小鼠因雌激素缺乏而引发骨量流失。敲除自噬相关基因，导致大鼠骨体积、皮质骨厚度和骨密度降低，自噬水平降低，引发骨质疏松症。

一、自噬与骨髓间充质干细胞(BMSCs)

BMSCs 具有自我更新和多向分化的特性和修复重建受损骨组织的功能，是治疗骨疾病的首选种子细胞,其自噬水平的变化直接影响成骨分化功能的发挥。有学者报道,骨自噬在提高 BMSC 氧化应激存活率的同时,还能保持 BMSC 活性的稳定。研究显示,5% 的低氧条件可通过抑制 MAPK、激活 PI3K/Akt/mTOR 等通路,联合成骨分化诱导液促进 BMSC 向成骨分化。在缺氧模型中,IL-8(interleukin 8,白介素 8)能通过 Akt/STAT3 通路提高人 BMSC 自噬和增殖能力,降低缺氧缺血对人 BMSC 造成的损伤。与之相反,通过 Western blot 分别检测年轻小鼠和衰老小鼠微管相关蛋白轻链 3Ⅱ、Beclin 1、p62 蛋白表达发现,与年轻组小鼠相比,老年组小鼠 BMSC 凋亡增加,微管相关蛋白轻链 3Ⅱ、Beclin 1 表达下降,p62 蛋白表达水平升高,自噬信号通路相关蛋白 p-Akt、Akt、p-mTOR、mTOR 表达升高,骨量减少。这表明在衰老和细胞器受损条件下,老年小鼠 BMSC 自噬活性下降,凋亡增加,抑制 BMSC 成骨分化。有学者研究发现,氧化应激对 BMSC 自噬具有双重作用,即在诱导其凋亡的同时亦诱导保护性自噬作用,抑制 BMSC 自噬可加速其凋亡,增强其自噬能提高其在 T2DM 移植治疗中的存活率。此外,mTOR 能提高自噬活性较低的 BMSC 自噬活性,减弱其向成骨细胞分化的潜力。以上均提示自噬可能在 BMSC 向成骨细胞分化的过程中扮演重要角色。

二、自噬与成骨细胞

成骨细胞由 BMSC 分化而来,通过分泌胶原、基质和酶类启动并主导骨形成过程。研究证明,自噬能正向调控成骨细胞分化和成熟。如糖尿病因高糖环境过度产生活性氧,加速成骨 MC3T3-E1 细胞中的蛋白氧化和自噬,而自噬缺陷会导致线粒体形态学缺陷,抑制成骨细胞在高糖环境中分化。表明自噬是维持成骨细胞在高糖环境下活性和功能的重要机制。在观察颅骨成骨分化时发现,自噬流增加显著,这提示在自噬参与颅骨早期成骨分化。此外,成骨细胞中核因子 kB 信号通路激活需要与巨噬细胞接触,且此过程受 p62 抑制,即当成骨细胞内 p62 缺陷将导致骨丢失,并影响成骨细胞中 CCL4 表达及造血祖细胞趋化性,最终引发造血干细胞流失。而骨重建是一个连续的生理过程,需 BMSC 持续向成骨细胞分化。而此过程需增强线粒体呼吸以保持能量源源不断供应,这必然导致内源性活性氧堆积。FOXO3 为 BMSC 向成骨细胞分化的氧化还原平衡器,一旦下降,将导致活化氧水平升高,进而使 BMSC 向成骨细胞分化减慢甚至停滞。与之相同的是,敲除自噬相关基因 7 抑制自噬后,BMSC 调控活化氧能力下降,成骨细胞分化也随之降低。这提示 FOXO3 能通过诱导自噬抑制活化氧,进而加速 BMSC 向成骨细胞分化。后续研究发现,人 BMSC 通过 AMPK

途径前期抑制 mTOR,后期激活 Akt/mTOR 轴介导自噬,促 BMSC 向成骨细胞分化。

三、自噬与破骨细胞

破骨细胞是巨大多核细胞,由 RANKL 与成骨细胞产生的巨噬细胞集落刺激因子激活融合而成,主导骨吸收。研究表明,自噬能影响破骨细胞活性及功能发挥。p62 这一自噬特异性调控蛋白,是联结 RANKL 诱导的自噬和破骨细胞生成的桥梁,敲除 p62 不仅抑制破骨细胞中 RANKL 诱导的自噬活化,还抑制破骨细胞生成。p62 在佩吉特骨病中突变,引发破骨细胞体积增大,细胞活性升高。而 p62 是自噬调节关键 mTOR 通路的重要参与因子,这提示破骨细胞上的 p62 突变可影响破骨细胞自噬,以调节破骨细胞分化。在人类类风湿关节炎中,肿瘤坏死因子 α(TNF‐α)可激活自噬使破骨细胞生成增加,而以药物抑制自噬可抑制破骨细胞分化,敲除 TNF‐α 转基因小鼠骨髓细胞中自噬相关基因 7 后发现,破骨细胞数目减少。表明 TNF‐α 在诱导自噬过程中,与破骨细胞呈正相关。肿瘤坏死因子受体相关因子 3(TRAP3)限制 RANKL 诱导破骨细胞生成,而 TRAP3 自噬性降解能加速破骨细胞生成。由多杀巴氏杆菌毒素启动的 mTOR 信号活化在破骨细胞形成过程中起重要作用,可能通过下调程序性细胞死亡蛋白 4 表达,程序性细胞死亡蛋白 4 是破骨细胞特异性基因转录因子 c‐Jun 的抑制物,从而激活 c‐Jun,启动破骨细胞特异性基因的转录。而缺氧应激通过 HIF‐1/BNIP3 激活自噬,进而促进破骨细胞分化。

第二节　自噬在 T2DM 骨代谢中的作用机制

体内 IR 和 β 细胞分泌失调会引起血糖的升高,最终导致 T2DM 发生。在 T2DM 前期,胰脏内胰岛 β 细胞过度分泌胰岛素以应对 IR;后期,胰岛 β 细胞受损,胰岛素分泌缺陷,机体出现高血糖。T2DM 高血糖症状激增破骨细胞活性,骨量丢失增多,致使骨密度和骨强度降低。现在已发现,骨代谢信号通路的参与及影响类型主要有如下几个:ERK/p38MAPK 通路、Wnt/β‐catenin 通路、BMP/Smad 通路、RANK/RANKL 信号通路、Hedgehog 信号通路、小眼畸形相关转录因子(microphthalmia associated transcription factor,MITF)信号通路和过氧化物酶体增殖激活受体信号通路等,以上通路均与自噬密切相关。而自噬在维持细胞活性、促进能量代谢和内环境稳态中发挥重要的作用。有研究发现,在肥胖小鼠模型体内观察到肝脏自噬水平下调,进而导致 IR 出现,而恢复肥胖模型小鼠的自噬功能可以加强胰岛素作用,结果发现自噬在胰岛信号通路中发挥重要的作用,而自噬也是影响 IR 产生的重要原因。此外,自噬促进物质循环不仅体现在促进能量代谢,在维持肥胖和 IR 患者机体的代谢平衡也扮演重要角色。对此,Mahmoud 等通过研究发现,高血糖和高胰岛素血症可以促使自噬小体和自噬溶酶体积累,进而诱导自噬发生;范梦琳等也就此得出结果:自噬功能的缺失与 IR 的发生有密切的关系,自噬也可调控 IR。那么,自噬如何通过相关信号通路实现对 T2DM 骨代谢的调控呢? 以下将综述成骨细胞和破骨细胞对自噬在 T2DM 骨代谢的作用机制进行。

一、自噬在 T2DM 抑制骨形成代谢中的作用机制

成骨细胞源于 MSC,与骨细胞代谢密切相关。在成骨细胞向骨细胞分化的过程中会不断分泌骨胶原、骨基质,当成骨细胞进入骨基质时,自噬发挥重要的作用,在此过程中骨细胞的形态会发生明显的变化,细胞器增多和增大。在对成骨细胞自噬的研究中发现,在观察 BMSC 向成骨细胞分化和矿化过程中发现,细胞自噬功能明显加强,而运动促进成骨细胞的分化可能与自噬水平加强有关。如对颅骨的成骨细胞分化研究中发现自噬流显著增加,这也表明了自噬参与了颅骨早期的成骨细胞分化。另外又有研究提出,高糖高胰岛素会促进 BMSC 衰老,提高 BMSC 自噬程度,进而抑制成骨细胞分化及其骨形成能力。NBR1 (neighbor of BRCA1 gene 1) 基因作为选择性自噬的重要底物识别蛋白,Whitehouse 等在研究中去除大鼠体内表达自噬的运送受体 NBR1 后,观察到大鼠的骨基质、骨密度和骨含量等均显著下降,且随年龄的增长有升高的趋势。更有研究发现,敲除 NBR1 基因的大鼠体内 p62 活性有所提高,而 p62 参与调节骨组织细胞自噬的重要通路,由此可以说明 NBR1 基因对成骨细胞的自噬过程有着重要的影响;进一步研究发现,NBR1 基因对骨细胞自噬有影响的同时,NBR1 基因的缺失还会对 p38MAPK 的调节作用有一定的影响,即经 ERK/p38MAPK 通路对成骨细胞自噬施加影响。

在对 T2DM 的研究中发现,胰岛素可以直接刺激成骨细胞,促进其细胞内的氨基酸积累、骨胶原及骨基质的合成与分泌。此外,高糖环境能过度产生活性氧,加速成骨 MC3T3 - E1 细胞中的自噬作用,高糖环境抑制了成骨细胞自噬,而自噬关键蛋白分子表达下调则会抑制成骨细胞分化,由此可以表明自噬在高血糖环境中可以维持成骨细胞的活性和功能,促进成骨细胞分化。此外,BMSC 在高糖环境下也会启动自噬来加强对衰老细胞的吞噬,同时提高成骨细胞分化

及骨形成能力,保证骨量和骨质两者之间的平衡,以预防骨质疏松发生。即表现为 T2DM 可以通过介导 Wnt/β-catenin 通路中的相关因子表达来实现 T2DM 抑制 BMSC 向成骨细胞分化以及促进成脂细胞分化的调节。因此,Dai 等实验得出结论,成骨细胞是促进骨形成的关键细胞,成骨细胞的自噬活性水平的降低会导致骨形成减少,骨骼质量下降和骨基质数量降低,进而影响骨组织细胞的代谢能力。

二、自噬在 T2DM 促进骨吸收代谢中的作用机制

破骨细胞为参与骨代谢中的重要细胞类型之一,是骨组织细胞中唯一的具有骨吸收功能的多核细胞。T2DM 会导致骨吸收水平提高,促使骨吸收能力增强。而运动抑制 T2DM 的破骨细胞分化、融核及骨吸收能力,进而改善其骨组织形态结构和骨质疏松。破骨细胞具有特殊的吸收功能,在骨组织细胞代谢过程及某些局部炎症病灶的吸收中,扮演自噬的重要角色。细胞内环化酶活性改变,会促使 cAMP 指数随之升高,此时蛋白质激酶被唤醒会导致细胞内环境呈现一种磷酸化状态,致使溶酶体向细胞膜移动,随后溶酶体内的蛋白质水解酶会分泌进入细胞内环境,分解和消除陈旧的骨基质。而溶酶体是自噬体形成的必要阶段和必不可缺的重要前体,对自噬这一过程具有重要的意义。这提示,自噬可参与调节破骨细胞的活性和骨的吸收功能。p62 为自噬关键调控蛋白,可通过运送受体来调节自噬,连结由 RANKL 诱导的自噬和破骨细胞分化及骨吸收能力。研究发现,敲除 p62 蛋白不仅会抑制破骨细胞中 RANKL 诱导自噬的产生,还会抑制破骨细胞分化,即自噬通过 p62 经 RANKL 通路影响破骨细胞的自噬水平。此外,为证实 p62 蛋白是否参与了自噬调节营养感知信号通路,是否会影响 ATG5 基因对破骨细胞吸收和分解陈旧骨基质的作用过程,Deselm 等在敲除可表达 ATG5、ATG7、ATG4b 和 LC3 大鼠基因的实验中发现,破骨细胞缺失 ATG5 基因表达时并不会受到影响,但却发现破骨细胞表面的皱褶缘形成发生了变化,破骨细胞吸收能力下降,骨量丢失减少,骨体积增大。此外,当敲除 ATG7、ATG4b 和 LC3 的大鼠实验中也发现了类似结果。以上数据表明,破骨细胞在进行分化、吸收分解以及细胞表面的皱褶缘发生形变时均需要 ATG5、ATG7、ATG4b 和 LC3 等相关基因蛋白参与,即自噬在破骨细胞分化中扮演重要的角色。

破骨细胞主导骨组织细胞吸收,过量的骨降解和吸收会导致骨量丢失及骨细胞减少,促使 T2DM 骨代谢紊乱,最终导致骨质疏松的发生。成骨细胞在不断地分化为骨细胞的同时,细胞自身会通过吸收、降解细胞内受损的蛋白质和细

胞器来改变细胞的形态结构、数量、大小及功能。这一现象与自噬发生的机制十分相似,因此 Hocking 等研究发现,自噬一直存在于骨细胞内部,同时也存在于成骨细胞向骨细胞转化以及在破骨细胞对陈旧骨细胞的吸收降解过程中,而骨细胞一直处于一种缺氧的矿物质环境之中,其自噬水平显著高于成骨细胞。

　　T2DM 因 IR 和胰岛 β 细胞功能缺陷致使机体内分泌和代谢功能紊乱,进而引起成骨细胞分化及骨形成能力降低和破骨细胞吸收功能的增强,导致骨量减少。胰岛素因分泌不足导致机体代谢紊乱,不能充分利用葡萄糖产生能量,进而促使蛋白质和脂肪的消耗,形成负氮平衡,骨胶原分解增多、合成变少,骨基质数量减少,最终造成骨量丢失。BMSC 为机体骨代谢中的重要多潜能干细胞,在 T2DM 骨重建、造血、免疫等方面有重要的调控作用。有研究发现,BMSC 在高糖培养环境下,为了维持自身稳态会导致自噬水平显著升高,加快对细胞衰老激动剂的清除;研究最后得出结论:BMSC 在高糖培养环境下 LC3 - Ⅱ 呈高表达,LC3 - Ⅰ/LC3 - Ⅱ 的比值明显低于低糖培养环境,说明 BMSC 在高糖环境下自噬水平显著升高。另有实验发现,T2DM 小鼠骨组织内当 p38MAPK 信号通路受到抑制时,p38MAPK 蛋白活性下降,其对破骨细胞异常分化、融合等抑制减弱,骨吸收能力增强,骨密度下降,骨细胞数量减少。由此可以发现,骨组织细胞在高糖环境下,p38MAPK 信号通路中的 NBR1 基因会诱导自噬水平升高,进而提高成骨细胞分化及骨形成能力,保持成骨细胞和破骨细胞两者之间的代谢平衡,预防骨质疏松产生。此外,有实验通过特异性敲除大鼠骨细胞中的 ATG7 基因来实现对自噬水平的抑制,结果发现大鼠骨组织皮质骨骨密度显著下降,进一步证实了自噬可以调控骨细胞分化及代谢。据以上所述,自噬对 T2DM 骨细胞的分化及功能发挥具有积极的调控作用。

第三节　自噬在运动调控 T2DM 骨代谢中的作用机制

　　自噬对 T2DM 骨代谢有着重要作用,并且运动可显著改善 T2DM 骨代谢,但自噬是否可以介导运动改善 T2DM 骨代谢? 这也将成为接下来所要探讨的重点。T2DM 为一种全身性代谢疾病,致使 IR 和胰岛 β 细胞分泌功能缺陷,进而骨吸收大于骨形成,骨代谢紊乱,骨含量降低,导致造成骨质疏松。运动是一种成本低、绿色的良好干预手段,随着深入的科学研究,发现运动可作为缓解和改善 T2DM 骨质疏松的一种有效干预方式。而自噬如何介导运动实现对

T2DM 骨代谢紊乱的改善作用？研究发现，合理适量的运动可以促进自噬水平的增强，进而调节骨代谢，保证骨吸收和骨形成之间的代谢平衡，提高骨密度和骨含量。T2DM 会造成胰岛细胞分泌系统功能紊乱，抑制成骨细胞分化，使破骨细胞降解能力高于成骨细胞的分化能力，骨组织细胞降解过多，最终导致骨量丢失严重。运动作为一种非药物性干预，可直接促进机体新陈代谢，有效改善 T2DM 骨代谢能力。在此过程中，自噬关键蛋白或分子发挥了重要的调控作用，其可通过吞噬骨组织细胞内受损以及陈旧的细胞器、蛋白质和一些大分子物质来完成代谢。

一、自噬在运动促进 T2DM 骨形成代谢中的作用机制

T2DM 使血糖浓度升高，随之产生的高糖环境促使活性氧过度产生，此时的成骨细胞活性受到抑制，破骨细胞吸收能力强于成骨细胞骨形成能力，骨基质、骨密度下降。为了证实自噬在 T2DM 中可以提高成骨细胞的分化能力，提高骨细胞的密度和硬度。研究发现，将 mTORC1 中的 mTOR 作为自噬的诱导剂作用于成骨细胞，成骨细胞分化显著增强。在研究 MAPK 通路的前期抑制 mTOR 的生物学作用机制时，在后期重新激活 mTOR 的活性时发现，成骨细胞在此状态下的分化及骨形成能力显著升高。此外，Wnt/β-catenin 信号通路为调控骨代谢的重要信号通路，可有效促进骨形成，从而调控 T2DM 骨生长发育和代谢。研究发现，在运动过程中，压力过大会导致刺激异常，进而影响软骨细胞中 Wnt/β-catenin 途径的相关因子表达。又有研究提出，运动在激活 Wnt 信号通路作用于成骨时，其形成程度与运动强度和运动时间相关。而对经典的 Wnt/β-catenin 信号通路的研究中发现，此通路与软骨细胞肥大密切相关，揭示了 Wnt/β-catenin 信号通路在维持软骨细胞成骨稳态中的重要作用。此外，在研究 GPR48 介导运动调控骨吸收代谢的过程中发现，运动可以促进成骨细胞分化和改善骨形成代谢，同时 GPR48 表达上调可以激活 BMP/Smad 途径，这些都在运动改善骨代谢中扮演了重要的角色。

通过以上的论述可以得到这一结论：自噬在调控骨组织细胞代谢时通过不同的信号通路对维持成骨细胞和破骨细胞的平衡发挥了重要的作用，而运动可以通过改善骨形成代谢实现提高成骨细胞的活性，以预防骨类疾病的发生，促进骨骼健康生长的作用机制还需要更多的研究和数据证明。

二、自噬在运动抑制 T2DM 骨吸收代谢中的作用机制

mTOR 是一种高度保守的丝氨酸/苏氨酸激酶，为 mTORC1 复合物的一

部分,是营养和能量传感器,包括 Raptor 和 mLST8 蛋白,参与调节营养感知信号的重要传导通路,而该通路被认为是调控自噬的关键途径。通过研究自噬的发生机制可以发现,运动可通过抑制 mTORC1 复合物生成以达到诱导自噬发生的目的。研究发现,运动过程中细胞能量代谢降低时,细胞会通过收缩在丝氨酸 317(Ser-317)位点激活 AMPK 并使其磷酸化,进而激活自噬的启动激酶 ULK1。AMP 依赖的蛋白激酶 AMPK 通过调节能量代谢促使 TSC2、Raptor 磷酸化达到抑制 mTORC1 复合物的活性,从而影响自噬机制的发生。此外,在正常状态下,胰岛素及相关因子也可通过激活 PI3K 蛋白活化 Akt 通路,进而激活 mTOR,抑制 ULK1 的表达。这些都表明了自噬能够影响破骨细胞的吸收功能,具体在 T2DM 中对破骨细胞的作用机制,仍需通过吸收分化受损的细胞器和蛋白质完成此过程,而运动是如何影响自噬对破骨细胞的调控还需进一步的验证。对此,有实验通过高脂饲养 8 周小鼠的方法进行 T2DM 造模,结果发现小鼠体质量和肥胖指数都明显高于普通小鼠。并且,在此过程中,T2DM 小鼠骨细胞内的 p38MAPK 信号通路受到抑制,p38MAPK 对破骨细胞的影响减弱,骨吸收能力明显下降,骨密度也得到了提高。

越来越多数据表明,T2DM 的危害不仅在于血糖升高,更为严重的是其所引发的各种并发症。骨质疏松症为 T2DM 常见并发症,导致骨折发生概率显著升高。T2DM 在形成高糖环境后,成骨细胞的过度氧化促使细胞活性下降,成骨细胞分化能力减弱,同时破骨细胞的吸收能力会提高,使得骨细胞的基质和密度都呈下降趋势。而过度氧化也会使骨细胞承受较成骨细胞、破骨细胞更多的损害,此时,胞内应激机制会启动自噬,吞噬内部受损蛋白质和细胞器,降低骨细胞的矿化能力,以保证胞内环境的稳定。在此过程中,成骨细胞中缺失 p62 会导致骨髓内环境失衡,进而抑制破骨细胞的骨吸收能力。运动作为改善骨质疏松的重要方案,运动能够提高骨密度,不同运动项目对骨密度的影响也不同,主要体现在诱导自噬的发生来维持破骨细胞与成骨细胞两者的动态平衡,而具体如何实现采用运动的方式来保证骨细胞自噬功能,使骨骼的重建率有所提高,需要更多的试验来进行深入的研究。为证实这一理论,朱子东等在试验中发现,运动干预促进 T2DM 患者的骨密度提高。此外还有一些研究提出自噬也可能是与衰老相关的骨量减少的重要因素之一,骨细胞中的 p62 表达会呈现上升的趋势,与此同时,LC3-Ⅱ、BECN1、ULK-1 的表达下调,而运动可以参与自噬的调控,以阻止衰老所引起的骨量丢失。以上论述可以表明自噬可以介导运动改善 T2DM 骨代谢紊乱,如图 6-1 所示。

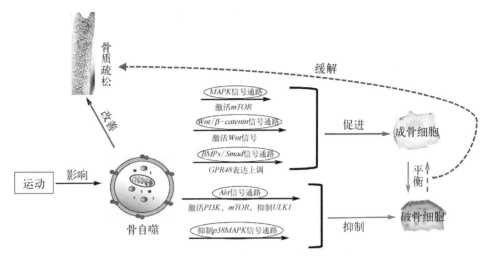

图 6‑1　运动影响自噬改善 T2DM 骨代谢的可能机制

注：MAPK 为丝裂原活化蛋白激酶；Wnt/β‑catenin 为细胞外因子/β‑联蛋白；BMP/Smad 为骨成形蛋白/Smad 蛋白；Akt 为蛋白激酶 B；p38MAPK 为 p38 丝裂素活化蛋白激酶。

参考文献

［1］ 陈祥和,李世昌,孙朋,等.游泳和下坡跑通过 CN/NFAT 信号通路对 2 型糖尿病小鼠骨吸收代谢的影响[J].中国体育科技,2018,54(4)：113‑119＋145.

［2］ 陈祥和,彭海霞,李世昌,等.不同运动方式对Ⅱ型糖尿病小鼠骨形成及 BMPs/Smad 途径相关分子表达的影响[J].北京体育大学学报,2017,40(5)：51‑58.

［3］ 范梦琳,吴剑男,姜宏卫.自噬与 IR 关系的研究进展[J].解放军预防医学杂志,2017,35(5)：519‑522.

［4］ 刘刚.自噬对镉致大鼠肾小管上皮细胞凋亡的影响及其调控机制[D].扬州：扬州大学,2017.

［5］ 王雨晴,李艳波.自噬与 2 型糖尿病关系研究进展[J].中华实用诊断与治疗杂志,2016,30(11)：1041‑1043.

［6］ 徐会金.运动通过 p38MAPK 信号通路对 2 型糖尿病小鼠骨代谢的影响[D].上海：华东师范大学,2016.

［7］ 杨康,陈祥和,赵仁清,等.运动调控骨自噬中长链非编码 RNA 的作用机制[J].中国组织工程研究,2019,23(31)：5065‑5071.

［8］ 张平.Insulin‑TGF‑β₁‑SATB2 通路调控 BMSCs 自噬影响 2 型糖尿病颌骨再生修复的研究[D].南京：南京医科大学,2018.

［9］ 朱子东,张海英,高静,等.肥胖儿童短期强化治疗前后生化及骨代谢相关指标的变化[J].中国医药指南,2013,11(36)：143‑144.

［10］ AKAHANE M, SHIMIZU T, INAGAKI Y, et al. Implantation of bone marrow stromal cell sheets derived from old donors supports bone tissue formation[J]. Tissue Eng Regen Med, 2017，15(1)：89‑100.

[11] BARTOLOMÉ A, LÓPEZ-HERRADÓN A, PORTAL-N Ú, et al. Autophagy impairment aggravates the inhibitory effects of high glucose on osteoblast viability and function[J]. Biochem J, 2013, 455(3): 329 - 337.

[12] CHANG K H, SENGUPTA A, NAYAK R C, et al. p62 is required for stem cell/progenitor retention through inhibition of IKK/NF-B/Ccl4 signaling at the bone marrow macrophage-osteoblast niche[J]. Cell Rep, 2014, 9(6): 2084 - 2097.

[13] CHEN K H, SENGUPTA A, NAYAK R C, et al. p62 isrequired for stem cell/progenitor retention through inhibtion of IKK/NF-kappaB/Ccl4 signaling at the bone marrow macrophage-osteoblast-niche[J]. Cell Rep, 2014, 9(6): 2084.

[14] CHEN K, YANG Y H, JIANG SD, et al. Decreased activity of osteocyte autophagy with aging may contribute to the bone loss in senile population[J]. Histochem Cell Biol, 2014, 14(3): 285.

[15] DAI W, JIANG L, YUAN E L, et al. Prevention of glucocorticoid induced bone changes with beta-ecdysone[J]. Bone, 2015, 74(5): 48 - 57.

[16] DESELM C J, MILLER B C, ZOU W, et al. Autophagy proteins regulate the secretory component of osteoclastic bone resorption[J]. Dev Cell, 2011, 21(5): 966 - 974.

[17] DONG Y, WU Y, ZHAO G L, et al. Inhibition of autophagy by 3-MA promotes hypoxia-induced apoptosis in human colorectal cancer cells [J]. Eur Rev Med Pharmacol Sci, 2019, 23(3): 1047 - 1054.

[18] ENGIN F, NGUYEN T, YERMALOVICH A, et al. Aberrant islet unfolded protein response in type 2 diabetes[J]. Sci Reports, 2014, 11(4): 4054.

[19] GÓMEZ-PUERTO M C, VERHAGEN L P, BRAAT A K, et al. Activation of autophagy by FOXO3 regulates redox homeostasis during osteogenic differentiation [J]. Autophagy, 2016, 12(10): 1804 - 1816.

[20] GWINN D M, SHACKELFORD D B, EGAN D F, et al. AMPK phosphorylation of raptor mediates a metabolic checkpoint[J]. Mol Cell, 2008, 30(2): 214 - 226.

[21] HELFRICH M H, HOCKING L J. Genetics and aetiology of Pagetic disorders of bone [J]. Arch Biochem Biophys, 2008, 473(2): 172 - 182.

[22] HOCKING L J, WHITEHOUSE C, HELFRICH M H. Autophagy: a new player in skeletal maintenance[J]. J Bone Miner Res, 2012, 27(7): 1439 - 1447.

[23] KLOOS B, CHAKRABORTY S LINDNER S G, et al. Pasteurellamultocida toxin-induced osteoclast genesis requires mTOR activation [J]. Cell Commun Signal, 2015, 13(1): 40.

[24] LIN N Y, BEYER C, GIESSL A, et al. Autophagy regulates TNF-mediated joint destruction in experimental arthritis [J]. Ann Rheum Dis, 2013, 72 (5): 761 - 768.

[25] LIU S, ZHOU P U, ZHANG Y. Abnormal expression of key genes and proteins in the canonical Wnt/β - catenin pathway of articular cartilage in a rat model of exercise-induced osteoarthritis[J]. Mol Med Rep, 2016, 13(3): 1999 - 2006.

[26] LIU Z, LI T, ZHU F, et al. Regulatory roles of miR-22/Redd1-mediated

mitochondrial ROS and cellular autophagy in ionizing radiation-induced BMSC injury [J]. Cell Death Dis, 2019, 10(3): 227.

[27] MAHMOUD A B, ELGHERIANY A A, ABDEL SHAKOR A B M. Hyperglycemia and hyperinsulinemia induced hepatocellular autophagy in male mice [J]. Egypt Acad J Biol Sci Hisol, 2015, 6(1): 1.

[28] PASOLD J, OSTERBERG A, PETERS K, et al. Reduced expression of Sfrp1 during chondrogenesis and in articular chondrocytes correlates with osteoarthritis in STR/ort mice[J]. Exp Cell Res, 2013, 319(5): 649 - 659.

[29] SHOLOGU N, SCULLY M, LAFFEY J G, et al. Human mesenchymal stem cell secretome from bone marrow or adipose-derived tissue sources for treatment of hypoxia-induced pulmonary epithelial injury[J]. Int J Mol Sci, 2018, 19(10): E2996.

[30] WANG H, WANG Z, TANG Q. Reduced expression of microRNA-199a-3p is associated with vascular endothelial cell injury induced by type 2 diabetes mellitus[J]. Exp Ther Med, 2018, 16(4): 3639 - 3645.

[31] WHITEHOUSE C A, WATERS S, MARCHBANK K, et al. Neighbor of Brca1 gene (Nbr1) functions as a negative regulator of postnatal osteoblastic bone formation and p38 MAPK activity[J]. Proc Natl Acad Sci U S A, 2010, 107(29): 12913.

[32] XI C, LIHUI L, JIANMIN G, et al. Treadmill running exercise prevents senile osteoporosis and upregulates the Wnt signaling pathway in SAMP6 mice [J]. Oncotarget, 2016, 7(44): 71072 - 71086.

[33] XU F, LI X, YAN L, et al. Autophagy Promotes the Repair of Radiation-Induced DNA Damage in Bone Marrow Hematopoietic Cells via Enhanced STAT3 Signaling [J]. Radiat Res, 2017, 187(3): 382 - 396.

[34] YANG L, LI P, FU S, et al. Defective hepatic autophagy inobesity promotes ER stress and causes insulin resistance[J]. Cell Metab, 2010, 11(6): 467 - 478.

[35] YAN H M, GUO J, AN Y, et al. Research progress in molecular signaling pathways on the pathogenesis of osteoporosis [J]. Chin J Osteoporos, 2016, 22(10): 1336 - 1340.

[36] ZHAO H, XIONG J, ONAL M, et al. Osteocyte autophagy declines with age in mice and suppression of autophagy decreases bone mass[J]. J Bone Min Res, 2012, 26(5): 1039.

[37] ZHAO Y, CHEN G, ZHANG W, et al. Autophagy regulates hypoxiainduced Osteoclast genesis through the HIF-1/BNIP3 signaling pathway [J]. J Cell Physiol, 2012, 227(2): 639 - 648.

[38] ZHE Y B, JIA G L, LU J H, et al. The relationship between autophagy activation in spinal cord and type 2 diabetic neuropathic pain in rats [J]. Acta Physiologica Sinica, 2018, 34(4): 318 - 323.

[39] ZHU Y B, JIA G L, LU J H, et al. The relationship between autophagy activation in spinal cord and type 2 diabetic neuropathic pain in rats[J]. Acta Physiologica Sinica, 2018, 34(4): 318 - 323.

第七章
能量代谢在运动改善 T2DM 骨代谢中的作用机制

　　能量代谢是机体生命活动的一大基本特征,T2DM 通过抑制骨形成、促进骨吸收,引发骨代谢失衡,并伴随着 BMPs、OCN、Col1 及 Runx2 表达下调。近年来,关于能量代谢介导 T2DM 骨代谢的研究众多。例如,T2DM 使 AMPK 表达下调,经 eNOS/NO 抑制 BMP-2 及下游 Runx2,抑制 T2DM 的成骨细胞分化;而 SIRT1 和 Wnt/β-catenin 途径的调控因子,通过磷酸化下游 Runx2、Osx、OCN 等关键因子,促进骨形成。因此,在 T2DM 骨代谢中,作为能量代谢转换器的 AMPK 和 SIRT1 发挥重要作用。科学合理的运动能够改善 T2DM 骨代谢的紊乱,其通过上调 AMPK、OCN 和脂联素,分别通过 AMPK/SIRT1/NF-κB、OPG/RANKL/RANK 和 AdipoR1/AMPK/SIRT1 途径减少炎症因子 TNF-α、IL-6 和 IL-1β 等产生,抑制炎症反应,从而改善 T2DM 骨代谢紊乱。

第一节　能量代谢分子 SIRT1 在运动改善 T2DM 骨代谢中的作用机制

一、SIRT1 概述

　　SIRT1 为 Sirt 家族成员之一,含有 500 个氨基酸残基,于 1999 年在人体中被首次发现,基因定位于染色体 10q21.3,全长 33 kb,含 9 个外显子和 8 个内含子。其 DNA 双链上含有一长 275 氨基酸的烟酰胺腺嘌呤二核苷酸 (nicotinamide adenine dinucleotide, NAD+)结合区域和催化结构域,其裂隙是底物与 SIRT1 发生反应的场所。当细胞内 NAD+ 上调时,其介导脱乙酰化(或 O-ADP-核糖基化),引起细胞结构和功能的相应改变。

　　SIRT1 是一种 NAD+ 依赖的Ⅲ型组蛋白去乙酰化酶,能够催化组蛋白底物和非组蛋白底物的乙酰赖氨酸残基的去乙酰化,其通过氧化还原状态的改变及内环境稳态来调控细胞能量代谢等生理过程。蛋白质组学检测小鼠的 133 个线粒体蛋白发现了 277 个乙酰化位点,对 1 750 个蛋白检测发现了 3 600 个乙酰化位点,表明蛋白的乙酰化/去乙酰化是细胞内分子信号调控途径的重要影响因素。SIRT1 将蛋白底物中赖氨酸的乙酰基转移到 NAD+的二磷酸腺苷核糖上,产生去乙酰化蛋白,烟酰胺(NAM)和 2′-O-乙酰基-二磷酸腺苷核糖,进而调控 PGC-1α、FOXO1、PI3K、肝 X 受体等去乙酰化,参与炎症、T2DM 发生、骨代谢等过程。SIRT1 还可通过与各底物结合参与基因修复、细胞代谢、细胞能量平衡和细胞寿命调节等。研究证实,SIRT1 不仅是调控糖脂等能量代谢的关键因子,其功能缺失亦是 T2DM 等能量代谢紊乱型疾病发生及病理改变的始动环节。SIRT1 基因表达变化通过调控成骨细胞、破骨细胞分化和功能发挥来影响 T2DM 骨代谢。

二、SIRT1 在 T2DM 骨代谢作用中的影响

SIRT1 是调控能量代谢的关键分子,NAD+/NADH 比值增加上调其蛋白表达,当比值降低时又会显著抑制 SIRT1 表达及活性,使胰岛素抵抗和血糖水平升高,导致 T2DM 发生,因此 SIRT1 被认为是 T2DM 发生的启动因子。而有关 T2DM 中 SIRT1 生物学作用的相关研究集中在睾丸内质网应激、肝脏脂质沉积、糖尿病肾病、心肌组织损伤等领域。骨代谢中的相关研究较少,当敲除 SIRT1 后,SIRT1 小鼠骨组织病理特征与 T2DM 小鼠一致,且其骨中 Wnt/β-catenin 途径被抑制后 BMSCs 分化产生的成骨细胞数量和骨形成能力降低,股骨和椎骨皮质骨厚度显著下降;同时,SIRT1 表达下调抑制 T2DM 小鼠 BMSCs 向成骨细胞分化。当利用高糖和脂肪酸模拟体外 T2DM 对 MC3T3-E1 细胞的影响时,发现 SIRT1 表达下调抑制 MC3T3-E1 向成骨细胞分化,且 ALP 和茜素红染色显示成骨细胞骨形成能力显著下降。综上表明,T2DM 的成骨细胞分化及骨形成能力下降导致的骨质疏松与 SIRT1 表达下调密切相关。

SIRT1 在成骨细胞中表达上调对改善 T2DM 小鼠骨密度有重要意义,NAM(SIRT1 抑制剂)抑制成骨细胞分化,增加骨髓脂肪细胞形成和破骨细胞数量。而其激活剂白藜芦醇在 BMSC 向成骨细胞分化中促进 SIRT1 与 PPAR-γ(主要成脂转录因子)结合,抑制 PPAR-γ 活性,阻碍脂肪细胞分化产生,促进成骨细胞分化。FoxO3a 的 C 末端结构域存在一个与 SIRT1 的结合位点,一旦结合形成 SIRT1-FOXO3a 复合物将增强 FoxO3a 转录活性。而 FoxO3a 激活后抑制成骨细胞凋亡,改善 T2DM 骨质疏松。β-catenin 是启动成骨转录程序的早期主要转录因子,可诱导成骨细胞特异性基因表达(如 OPN、骨钙蛋白和 ALP 等)。SIRT1-FOXO3a 的过表达或沉默都影响 β-catenin 启动子活性,沉默 FOXO1 也可降低 β-catenin 表达,并损害骨形成。研究表明,MC3T3-E1

细胞转染 SIRT1 过表达后,会抑制肿瘤坏死因子 α(TNF－α)诱导的细胞凋亡,提高 ALP 活性,增加 β－catenin 及下游 Runx2 和骨钙蛋白表达,此外还可明显抑制 TNF－α 诱导 NF－κB 激活,减少一氧化氮合酶、一氧化氮表达可被 SIRT1 的抑制剂烟酰胺所逆转。由此可见,SIRT1 蛋白通过与 PPAR－γ、FoxO3a、FOXO1 等蛋白作用来参与 T2DM 的成骨细胞分化及骨形成过程,而 β－catenin 蛋白是最终调节目标。β－catenin 为 Wnt/β－catenin 等途径的下游靶基因,在成骨细胞分化及骨形成上具有重要的调控作用。SIRT1 表达下调后作用于下游 Wnt/β－catenin、TGF－β/BMPs 等途径及 Runx2、Osx 等靶基因表达,抑制成骨细胞分化及骨形成,导致骨质疏松发生。由此可见,SIRT1 是研究 T2DM 影响成骨细胞分化及其骨形成能力的重要靶点。

破骨细胞主导骨吸收,当分化产生的破骨细胞及融核后的多核破骨细胞数量显著增多、骨吸收功能紊乱时,T2DM 骨质疏松发生。能量代谢紊乱是 T2DM 发病的基础,其亦是调控破骨细胞分化及融核的关键因素。SIRT1 为能量传感器,将其敲除后小鼠糖脂代谢酶活性及蛋白表达紊乱,出现高血糖和高血脂症状,其骨组织病理特征与 T2DM 小鼠表型相一致。SIRT1 调控 T2DM 的破骨细胞分化,基因缺失造成破骨细胞分化、融核及骨吸收功能紊乱。并且,其为 RANKL 负调节因子,通过磷酸化 RANK 及下游 c－fos－NFATc1 途径,上调关键因子 Oscar、CTSK、Atp6vOd2、DC－STAMP 等表达,使得破骨细胞分化、融核及骨吸收能力异常升高。因此,T2DM 骨中 SIRT1 表达下调是破骨细胞分化、骨吸收异常升高及骨质疏松发生的原因所在。在体外研究中模拟 T2DM 体内环境对 RAW264.7 细胞进行高糖干预时发现,抑制 SIRT1 后活化 NFATc1、CTSK 等靶基因表达上调,破骨细胞分化及蚀骨能力显著增强。

三、SIRT1 在运动改善 T2DM 骨代谢作用中的影响

T2DM 骨质疏松发生与成骨细胞分化被显著抑制密切相关。而 SIRT1 在 T2DM 抑制成骨细胞分化上具有重要的调控作用。Jia 等研究发现,SIRT1 小鼠糖脂代谢酶活性及蛋白表达紊乱,出现高血糖和高血脂症状,骨组织病理特征与 T2DM 小鼠表型相一致。SIRT1 为能量传感器和 Wnt/β－catenin 途径的调控因子,通过磷酸化下游 Runx2、Osx、骨钙蛋白等关键因子表达,促进成骨细胞化及骨形成能力。因此,T2DM 骨中 SIRT1 表达下调是成骨细胞分化、骨形成下降及骨质疏松发生的原因所在。那么,运动是否通过激活 SIRT1 促进 T2DM 的成骨细胞分化产生? NAD＋/NADH 比值增加能激活 SIRT1,在运动过程中细胞呼吸供给能量阶段,NAD＋含量增加且 NADH 量减少,NAD＋/NADH 比值增加激活 SIRT1。国内外研究及作者前期成果发现,运动改善 T2DM 的成骨细胞分化及骨

质疏松,但相关研究较少,仅局限于 BMP/Smad、TGF-β/Smad 途径和 cAMP/CREB/ATF4 途径,其分子调控网络尚待完善。基于以上研究,运动可通过激活 SIRT1 来促进 T2DM 的成骨细胞分化及骨形成进而改善其骨组织形态微细结构。

骨是机体的运动器官,其腔隙-小管系统可将力学刺激转换为胞内水平的腔液流动,骨细胞、成骨细胞等上的初级纤毛在流动腔液产生的剪切力下发生弯曲,胞内耦联蛋白可将力学刺激信号转到胞内,调控细胞代谢及活性。骨质疏松是 T2DM 的重要并发症,它的发生与成骨细胞分化、成熟及骨形成能力下降密切相关。而运动可通过促进成骨细胞分化及骨形成来改善骨质疏松,在运动过程中细胞呼吸供给能量阶段,NAD+含量增加且 NADH 减少,NAD+/NADH 比值增加可激活 SIRT1。那么,SIRT1 是 T2DM 的始动因子,且运动可将其激活,运动促 T2DM 的成骨细胞分化是否通过 SIRT1 进行调控呢? 其分子机制是否通过 Wnt/β-catenin 途径来实现呢? 目前,有关运动通过 SIRT1 调控 T2DM 破骨细胞分化的体内研究较少,Boyle 等研究发现,8 周跑台运动可显著上调 T2DM 大鼠骨中 SIRT 表达,抑制 RANK 及下游 c-fos-NFATc1 途径,上调关键因子 CTSK. Atp6v0d2 等表达,抑制破骨细胞分化、融核。RANK、RANKL 在激活 NF-κB 的同时可上调 P300 表达,促进 NF-κB 乙酰化以调控破骨细胞分化。通过运动干预后,SIRT1 表达上调,并与 P300 在破骨细胞前体细胞中结合,导致 NF-κB 去乙酰化,抑制 IkBα 酶激活及其磷酸化、降解,致破骨细胞分化减少且骨吸收功能下降。而模拟 T2DM 体外高糖环境下 RAW264.7 细胞施加力学刺激时,发现 SIRT1 蛋白表达上调,且分化产生的破骨细胞数量及骨吸收能力显著下降。利用 SIRT1siRNA 对 RAW264.7 进行转染低表达后,破骨细胞分化下降,而力学刺激可显著改善细胞转染对其造成的影响。T2DM 抑制破骨细胞分化的研究较多,对其机制研究较深入,除 OPG/RANKL/RANK 分子轴外,发现 CN/NFAT、PI3K/Akt、转化生长因子 α 等途径或关键分子都具有重要的调控作用,但有关 SIRT1 介导运动抑制 T2DM 破骨细胞分化的相关研究尚待补充。

第二节 AMPK 在运动改善 T2DM 骨代谢中的作用机制

一、AMPK 简介

AMPK 由催化亚基 α 及调节亚基 β 和 γ 构成,可调控糖/脂代谢、线粒体功能、IR、细胞自噬、神经功能等生理过程。在骨代谢中,各 AMPK 亚型扮演的角色各不同。研究发现,AMPKαl$^{-/-}$ 小鼠松质骨和皮质骨骨体积分数(BV/TV)、骨小梁数量(Tb. N)、骨面积和横截面积等骨组织形态计量学指标都显著下降;AMPKα$_2^{-/-}$ 敲除后,小鼠胫骨骨量变化却不显著。AMPKβ$_1^{-/-}$ 小鼠松质骨 BV/TV 和 Tb. Th 显著下降,而皮质骨骨组织形态计量学参数变化不显著,AMPKβ$_2^{-/-}$ 小鼠骨组织形态相关指标变化无差异。有关 AMPKγ 介导骨代谢的相关研究尚待揭示。上述研究发现,AMPKα$_1$ 亚基介导 T2DM 骨代谢紊乱发生,其他亚基作用不显著。

二、AMPK 在 T2DM 骨代谢作用中的影响

1. AMPK 在 T2DM 成骨细胞分化作用中的影响

成骨细胞是主导骨形成的细胞,由 BMSC 分化产生。研究发现,TGF - β/BMP、Wnt/β - catenin、Notch、Hedgehog 等关键途径可直接或间接地作用于 Runx2、Osterix 等靶基因,调控成骨细胞分化。而生长分化因子 - 11 (differentiation factor 11,GDF11)、Orail、micro RNAs(如 miR - 764 - 5p、miR - 338 - 3p 等)等关键分子也起重要作用。成骨细胞分化及骨形成紊乱造成骨代谢失调。T2DM 大鼠 BMSC 分化产生成骨细胞数量和骨形成能力被抑制,使得骨形成下降。在研究 PPARγ 抑制剂对 T2DM 小鼠脂肪细胞分化影响时发现,在脂肪细胞分化增多的同时,成骨细胞数量减少且成骨能力下降。对 T2DM 小鼠分化产生的成骨细胞进行 ALP 染色,发现成骨细胞数量和骨形成能力显著下降。综上表明,T2DM 骨质疏松发生与成骨细胞数量和骨形成能力下降密切相关。自发性 T2DM 小鼠(KK - Ay 小鼠)成骨细胞合成 Col1 等有机质减少,造成钙、磷等沉积障碍,使得 BMD 下降及骨组织形态结构退化,并且 T2DM 成骨细胞自噬和凋亡增加,也会负向调控成骨细胞分化及骨形成。

T2DM 抑制成骨细胞分化过程受众多信号通路或分子调控。AMPK 磷酸化后将开启一系列复杂信号通路,加快 ATP 合成并减少 ADP 消耗。AMPK 为应答代谢压力的传感器,当乙酰辅酶 A 羧化酶(acetyl - CoA carboxylase,ACC)等底物被抑制后,可抑制脂肪酸和胆固醇合成途径(即分解 ATP 能量消耗途径)。研究发现,AMPK 通过胰岛素途径调控 T2DM 的发生,当胰岛素信号通路被抑制(如 IR)时,其可作为备用途径参与糖脂代谢,改善 IR。另外,敲除小鼠 AMPKα1 亚基后,小鼠出现高血糖、高血脂且骨组织病理表征与 T2DM 小鼠表型相似。后续研究发现,AMPKα1$^{-/-}$ 小鼠高糖高脂饲料喂养 8 周后,骨组织表征与 T2DM 小鼠的病理特征更一致。提示,AMPKα1 基因缺失是 T2DM 发病及骨质疏松症发生的主要原因。

　　T2DM 骨质疏松症与成骨细胞分化减少及骨形成能力下降息息相关,但其分子调控机制尚不清晰。AMPK 是一种多底物 Ser/Thr 蛋白激酶,近来证实,其在 T2DM 发病过程中起关键性调控作用。将其敲除后,eNOS - NO 途径下调 BMP - 2 及下游 Runx2 表达,抑制 T2DM 大鼠成骨细胞分化及骨形成能力。Meier 等在综述 T2DM 对骨影响时,发现 T2DM 骨质疏松甚至骨折发生与 AMPK/USF - 1/SHP 途径被抑制后下调 Runx2、Dlx5 和 Osterix 等表达,进而抑制成骨细胞分化及骨形成密切相关。当用 DN - AMPK(AMPK 抑制剂)抑制 MC3T3 - E1 中 AMPK 磷酸化后,通过孤儿核受体 SHP 调控 Runx2 反式激活,降低成骨细胞骨形成及标志基因 ALP、OCN 等表达。T2DM 大鼠骨中 AMPK 失活后,骨形成特异性基因 ALP、OCN、Runx2/Cbfal 等表达均下调,抑制成骨细胞分化。体外研究发现,激活 AMPK 可上调骨形成基因 ALP、OCN、Runx2/Cbfal 等表达,促进成骨细胞分化及活性。

　　2. AMPK 在 T2DM 破骨细胞分化作用中的影响

　　破骨细胞主导骨吸收,其分化及骨吸收能力增强是 T2DM 骨质疏松发生的另一个主要原因,但有关 T2DM 促进破骨细胞分化的相关研究尚存在争议。Kitamura 等研究发现,T2DM 金鱼的骨量下降与骨基质中胶原纤维的非酶糖基化下降相关,而其 TRAP 活性变化不显著。但有研究却发现,T2DM 小鼠矿化染色呈骨质疏松表征,且骨破骨细胞活性(即 TRAP 活性)增强。胫骨硬组织切片 TRAP 染色后多核破骨细胞数量增多,其松质骨、皮质骨中 BV/TV、Tb. N、Tb. Th 等指标均显著下降。这与 T2DM 小鼠异位骨化障碍导致破骨细胞数量增多及骨吸收功能增强密切相关。上述研究结果的差异,可能与研究所用动物模型及所检测组织的形成机制及组分存在较大差异有关。但后续研究证实,T2DM 破骨细胞分化增加导致骨质疏松发生。

　　AMPK 是介导 T2DM 骨质疏松发生的能量代谢调节器,但有关其调控破骨细胞分化及骨吸收的研究较少。破骨细胞分化及其骨吸收是高耗能过程,AMPK ser172 位点磷酸化后抑制去卵巢小鼠破骨细胞分化、融核。AMPK 为 RANKL 负调节剂,激活后抑制其表达,进而激活 RANK 及下游 c - fos/NFATc1 途径,上调关键靶基因 Oscar、CTSK、Atp6vOd2 等表达,促进破骨细胞分化及骨吸收能力,导致骨质疏松发生。T2DM 抑制骨中 AMPK 表达,而 AMPKα1 -小鼠表型与 T2DM 小鼠表型高度一致,说明其 α1 亚基敲除是 T2DM 发病的关键因素。KK/UpjAy/J(KKΛy)小鼠分化产生破骨细胞及多核破骨细胞数量增多,TRAP 活性增强。表明,T2DM 骨代谢紊乱发生与破骨细胞分化增多且骨吸收增强有关。因此,AMPK 调控 T2DM 促破骨细胞分化及骨吸收能力,其分子机制与 RANKL 诱导 c‐fos‐NFATcl 途径有关。

三、AMPK 在运动改善 T2DM 骨代谢中的作用机制

运动是改善骨代谢的重要手段,不同运动对骨产生的力学刺激在促成骨细胞分化和骨形成及抑制破骨细胞分化和骨吸收的作用效果不同(直接作用力优于间接作用力)。T2DM 抑制成骨细胞分化及骨形成,但有关运动影响此过程的相关研究较少。在人体研究中,T2DM 患者肥胖导致体重增加,虽对骨产生力学刺激,但成骨细胞凋亡增加、骨形成能力下降,松质骨和皮质骨组织形态结构退化。而在动物研究发现,下坡跑产生的直接力学刺激可通过激活 T2DM 小鼠骨中 TGF‐β/BMP 途径,使得 BMSC 分化产生成骨细胞、骨形成能力增强。在体外研究中,流体剪切力促进 T2DM 小鼠体外培养的成骨细胞骨形成能力。分析以上结果,体重对机体产生的直接力学刺激强度较小,而下坡跑和流体剪切力对 T2DM 骨或成骨细胞产生的直接力学刺激较大(包含体重对骨的力学刺激),促成骨细胞分化及骨形成能力作用更大。运动调控 T2DM 成骨细胞分化及骨形成的分子机制尚不完善,仅证实了 TGF‐β/BMP 途径。AMPKαl 调控 T2DM 发病,敲除该基因后小鼠表型与 T2DM 小鼠表型高度一致;并且,下调 AMPK 表达抑制 T2DM 的成骨细胞分化及骨形成。AMPK 表达下调,通过 eNOS‐NO 途径抑制 BMP‐2 及下游 Runx2,抑制 T2DM 大鼠成骨细胞分化及骨形成能力。体外研究也证实,激活 AMPK 后上调骨形成标志基因 ALP、破骨细胞、Runx2/Cbfa1 等,促进成骨细胞分化及其活性。既然运动可显著改善骨中 AMPK 表达及 T2DM 的成骨细胞分化和骨形成,并且 AMPK 介导 T2DM 抑制成骨细胞分化及骨形成过程。那么,AMPK 是否介导运动改善 T2DM 成骨细胞分化及骨形成? Kanazawa 研究发现,运动激活 T2DM 小鼠骨中 AMPK,并促进成骨细胞分化及骨形成,改善骨量和骨组织形态结构。因目前相关研究较少,其分子机制尚不清晰。敲除 AMPK 后,T2DM 小鼠骨中 eNOS 和 BMP‐2 表达及成骨细胞分化被抑制。然而,运动可通过激活 eNOS 和 BMP‐2 改善 T2DM 小鼠骨质疏松。eNOS 和 BMP‐2 作为调控骨形成两关键分子,eNOS 可通过 PI3K/Akt/eNOS 途径调控 BMSC 向成骨细胞分化;而 BMP‐2 作为 BMP 重要亚型,可通过 Smad 途径调控成骨细胞分化。综上,运动可通过激活 AMPKαl 表达,促进 T2DM 成骨细胞分化骨形成能力,改善骨形成代谢。其机制与 AMPK 介导 Wnt/β‐catenin、Runx2 等密切相关;并且,骨形成代谢受 TGF‐β/Smad、Hedgehog、Notch 等众多途径调控。那么,运动是否可通过以上信号通路来影响 T2DM 成骨细胞分化及骨形成?

　　T2DM 骨质疏松症发生与分化产生的破骨细胞和多核破骨细胞数量增多，骨吸收能力增强，导致骨组织微细结构退化密切相关。运动作为改善 T2DM 骨质疏松的重要手段，其不仅可上调 T2DM 小鼠骨中 AMPK 表达，并可通过调控 c‐fos/NFATc1、RANKL/RANK/OPG、PI3K/Akt、ERK 等途径抑制 T2DM 破骨细胞分化及骨吸收。敲除 AMPK 后，c‐fos/NFATc1 途径被抑制，T2DM 的破骨细胞分化及骨吸收增强。AMPK 亦可通过 RANKL/RANK/OPG 分子轴、PGC‐1β、PI3K/Akt 和 ERK 等进行调控。那么，既然 AMPK 介导 T2DM 发生，又介导其破骨细胞分化、融核及骨吸收。不禁要问，AMPK 是否介导运动抑制 T2DM 破骨细胞分化及骨吸收？研究发现，游泳可显著提高 T2DM 大鼠骨骼肌 AMPK 表达。但是，运动介导 T2DM 骨中 AMPK 表达，调控破骨细胞分化及骨吸收能力的研究较少。综合国内外相关研究发现，① T2DM 促进破骨细胞分化及骨吸收；② AMPK 敲除促进 T2DM 破骨细胞分化及骨吸收；③ 运动（尤其是直接作用力）抑制 T2DM 破骨细胞分化及骨吸收。因此，运动抑制 T2DM 破骨细胞分化及骨吸收的分子机制，与 AMPK 活化后，抑制 c‐fos/NFATc1、RANKL/RANK/OPG、PI3K/Akt 等信号通路有关。

参考文献

［1］　陈祥和,彭海霞,孙朋,等.不同力学刺激对 T2DM 小鼠骨中 TGF‐β/Smad 途径及骨形成的影响[J].上海体育学院学报,2018,42(3)：95‐102

［2］　李俊.有氧运动对 2 型糖尿病大鼠血管炎症及 SIRT1/NF‐κB 信号通路的影响[J].北京体育大学学报,2018,41(5)：57‐63.

［3］　刘波,谢珍,徐彭.Sirt1 与骨质疏松症的研究进展[J].中国药理学学报,2013,29(8)：1054‐1056.

［4］　ABDESSELEM H, MADANIA, HANI A, et al. SIRT1 limitsadipocyte hyperplasia through c-myc inhibition[J]. J Biol Chem, 2016, 291(5)：2119‐2135.

［5］　AGAS D, GUSMÄO SILVA G, LAUS F, et al. INF-γencodingplasmid administration triggers bone loss and disrupts bone marrowmicroenvironment[J]. J Endocrinol, 2017, 232 (2)：309‐321.

［6］　BAE S J, SHIN M W, SON T, et al. Ninjurin1 positivelyregulatesosteoclast development by enhancing the survival of prefusion osteoclasts[J]. Exp Mol Med, 2019, 51(1)：7.

［7］　BAI X L, YANG X Y, LI J Y, et al. Cavin-1 rgulates caveolae-mediated LDL transcytosis：crosstalk in an AMPK/eNOS/NF-κB/Sp1loop[J]. Oncotarget, 2017, 8 (61)：103985‐03995.

［8］　BONEWALD L F. The amazing osteocyte[J]. JBone Miner Res, 2011, 26(2)：229‐238.

［9］ BOYLE W J, SIMONET W S, LACEY D L. Osteoclast differentiationand activation ［J］. Nature, 2003, 423(6937): 337 - 342.

［10］ CAO X, LI H, TAO H, et al. Metformin inhibits vascular calcificationin female rat aortic smooth muscle cells via the AMPK-eNOS-NO pathwayp［J］. Endocrinology, 2013, 154(10): 3680 - 3689.

［11］ CARNOVALI M, LUZI L, BANFI G, et al. Chronic hyperglycemiaaffects bone metabolism in adult zebrafish scale model［J］. Endocrine, 2017, 21(8): 134 - 146.

［12］ DAO D Y, JONASON J H, ZHANG Y C, et al. Cartilage-specificβ-CATENIN signaling regulates chondrocyte maturation, generation of ossification centers, and perichondrial bone formation during skeletal development［J］. J Bone Miner Res, 2012, 27(8): 1680 - 1694.

［13］ DUCY P. Cbfa1: a molecular switch in osteoblast biology［J］. Dev Dyn, 2000, 219 (4): 461 - 471.

［14］ ELIAZ N, METOKI N. Calcium phosphate bioceramics: A review oftheir history, structure, properties, coating technologies and biomedical applications［J］. Materials (Basel), 2017, 10(4): 334 - 342.

［15］ FRANCESCA B L, WILKINSON F L, ALEX W W, et al. The interplay of SIRT1 and Wnt signaling in vascular calcification［J］. Front Cardiovasc Med, 2018, 5: 183.

［16］ FU C, ZHANG X, YE F, et al. High insulin levels in KK-Aydiabetic mice cause increased cortical bone mass and impaired trabecular micro-structure［J］. Int JMol Sci, 2015, 16(4): 8213 - 8226.

［17］ GONG K, QU B, LIAO D, et al. MiR-132 regulates osteogenic differentiation via downregulating Sirtuin1 in a peroxisome proliferator-activated receptorβ/-dependent manner［J］. Biochem Biophys Res Commun, 2016, 478(1): 260 - 267.

［18］ HØJLUND K. Metabolism and insulin signaling in commonmetabolic disorders and inherited insulin resistance［J］. Dan Med J, 2014, 61(7): B4890.

［19］ HOWIE R N, HERBERG S, DURHAM E, et al. Selective serotonin re-uptake inhibitor sertraline inhibits bone healing in a calvarial defect model［J］. Int J Oral Sci, 2018, 10(3): 2534.

［20］ HSIEH Y M, LEE W J, SHEU W H, et al. Inpatient screening foralbuminuria and retinopathy to predictlong-term mortality in type 2 diabetic patients: a retrospective cohort study［J］. Diabetol Metab Syndr, 2017, 9(3): 29 - 36.

［21］ HUH J E, SHIN J H, JANG E S, et al. Sirtuin3(SIRT3)maintainsbone homeostasis by regulating AMPKPGC-1βaxis in mice［J］. Sci Rep, 2016, 13(8): 225 - 231.

［22］ HU K, OLSEN B R. Osteoblast-derived VEGF regulates osteoblastdifferentiation and bone formation during bone repair［J］. J Clin Invest, 2016, 126(2): 509 - 526.

［23］ IYER S, HAN L, BARTELL S M, et al. Sirtuin1 (Sirt1) promotescortical bone formation by preventing β-catenin sequestration by FoxO transcription factors in osteoblast progenitors［J］. J Biol Chem, 2014, 289(35): 24069 - 24078.

［24］ JESKO H, WENCEL P, STROSZNAJDER R P, et al. Sirtuins andtheir roles in brain aging and neurodegenerative disorders[J]. Neurochem Res, 2017, 42(3): 876 - 890.

[25] JIA S, HU Y, ZHANG W, et al. Hypoglycemic and hypolipidemiceffects of neohesperidin derived from citrus aurantium Lin diabetic KK-A(y) mice[J]. Food Funct, 2015, 6(3): 878 - 886.

[26] JIA Y H, ZHENG Z, WANG Y C, et al. SIRT1 is a regulator in highglucose-induced inflammatory response in raw264. 7 cells[J]. PLoS One, 2015, 10(3): e0120849.

[27] KAINUMA S, TOKUDA H, KUROYANAGI G, et al. PGD2 stimulatesosteoprotegerin synthesis via AMP-activated protein kinase in osteoblasts: Regulation of ERK and SAPK/NK[J]. Prostaglandins Leukot Essent Fatty Acids, 2015, 101(10): 23 - 29.

[28] KANAZAWA I. Metformin enhances the differentiation andmineralization of osteoblastic MC3T3-E1 cells via AMP kinase activation as well as eNOS and BMP-2 expression[J]. Biochem Biophys Res Commun, 2008, 375(3): 414 - 419.

[29] KITAMURA K I, ANDOH T, OKESAKU W, et al. Effects ofhyperglycemia on bone metabolism and bone matrix in goldfish scales[J]. Comp Biochem Physiol A Mol Integr Physiol, 2016, 20(3): 152 - 158.

[30] LIANG J, XU Z X, DING Z, et al. Myristoylation confersnoncanonical AMPK functions in autophagy selectivity and mitochondrial surveillance[J]. Nat Commun, 2015, 14(6): 7926 - 7932.

[31] LIMZ, ZHENG L J, SHEN J, et al. SIRT1 facilitates amyloid betapeptide degra dation by upregulating lysosome number in primaryastrocytes[J]. Neural Regen Res, 2018, 13(11): 2005 - 2013.

[32] LIU X F, CAI S Y, ZHANG C F, et al. Deacetylation of NAT10 bySirt1 promotes the transition from rRNA biogenesis to autophagyupon energy stress[J]. Nucleic Acids Res, 2018, 46(18): 9601 - 9616.

[33] MEIER C, SCHWARTZ A V, EGGER A, et al. Effects of diabetes drugson the skeleton [J]. Bone, 2016, 82(2): 93 - 100.

[34] MING W, LU G, XIN S, et al. Mitochondria related peptide MOTS-c suppresses ovariectomy-induced bone loss via AMPK activation [J]. Biochem Biophys Res Commun, 2016, 476(4): 412 - 419.

[35] MOLINUEVO M S, SCHURMAN L, MCCARTHY A D, et al. Effect ofmetformin on bone marrow progenitor cell differentiation: in vivo and in vitro studies[J]. J Bone Miner Res, 2010, 25(2): 211 - 221.

[36] MOLINUEVO M S, SCHURMAN L, MCCARTHY A D, et al. Effect ofmetformin on bone marrow progenitor cell differentiation: in vivo and in vitro studies[J]. J Bone Miner Res, 2017, 25(2): 211 - 221.

[37] ONOFRIO N D, SERVILLO L, BALESTRIERI M L. SIRT1 and SIRT6 signaling pathways in cardiovascular disease protection[J]. Antioxid Redox Signal, 2018, 28 (8): 711 - 732.

[38] PATEL J J, BUTTERS O R, ARNETT T R. PPAR agonists stimulateadipogenesis at

the expense of osteoblast differentiation while inhibiting osteoclast formation and activity[J]. Cell Biochem Funct, 2014, 32(4): 368 – 377.

[39] QUINN J M, TAM S, SIMS N A, et al. Germline deletion of AMP-activated protein kinase beta subunits reduces bone mass without altering osteoclast differentiation or function[J]. FASEB J, 2017, 24(1): 275 – 285.

[40] SHAKIBAEI M, SHAYAN P, BUSCH F, et al. Resveratrol mediatedmodulation of Sirt-1/Runx2 promotes osteogenic differentiation of mesenchymal stem cells: potentialrole of Runx2 deacetylation[J]. PLoS One, 2012, 7(4): e35712.

[41] TANG Y P, LIU J Y, YAN Y M, et al. 1, 25-dihydroxyvitamin-D3 promotes neutrophil apoptosis in periodontitis with type 2 diabetes mellitus patients via the p38/MAPK pathway[J]. Medicine (Baltimore), 2018, 97(52): e13903.

[42] TEIXEIRA C C, LIU Y, THANT L M, et al. Foxo1, a nover regulator of osteoblast differentiation and skeletogenesis[J]. J Biol Chem, 2010, 285(40): 31055 – 31065.

[43] TSENG P C, HOU S M, CHEN R J, et al. Resvertrolpromotes osteogenesis of human mesenchymal stem cells byupregulating RUNX2 gene expression via the SIRT1/FOXO3Aaxis[J]. J Bone Miner Res, 2011, 26(10): 2552 – 2563.

[44] WANG S S, LUO Q, FAN P H. Cannabisin F from hemp (Cannabissativa) seed suppresses lipopolysaccharide-induced inflammatoryresponses in BV2 microglia as SIRT1 modulator[J]. Int J Mol Sci, 2019, 20(3): 507.

[45] WHERTER C M, CHOI Y J, SERRANO R L, et al. Arhalofenate acidinhibits monosodium urate crystal-induced inflammatory responses through activation of AMP-activated protein kinase (AMPK) signaling [J]. Arthritis Res Ther, 2018, 20 (10): 204.

[46] WONGDEE K, CHAROENPHANDHU N. Update on type 2 diabetes-related osteoporosis [J]. World J Diabetes, 2015, 6(5): 673 – 678.

[47] XU F, DONG Y, HUANG X, et al. Decreased osteoclastogenesis, osteoblastogenesis and low bone mass in a mouse model of type 2 diabetes[J]. Mol Med Rep, 2014, 10 (4): 1935 – 1941.

[48] ZHANG R K, LI G W, ZENG C, et al. Mechanical stress contributesto osteoarthritis development through the activation of transforming growth factor beta1(TGF $-\beta_1$)[J]. Bone Joint Res, 2018, 7(11): 587 – 594.

[49] ZHANG X, LV Q, JIA S, et al. Effects of flavonoid-rich Chinesebayberry fruit extract on regulating glucoseand lipid metabolism in diabetic KK-A(y)mice[J]. Food Funct, 2016, 7(7): 3130 – 3140.

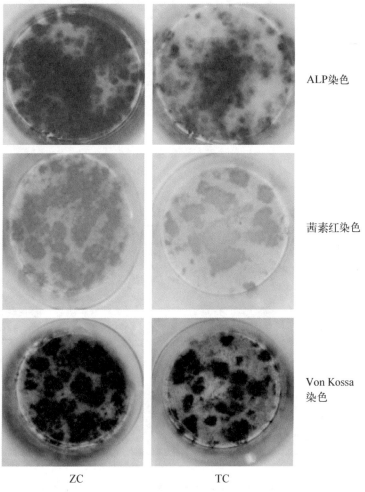

ALP染色

茜素红染色

Von Kossa
染色

ZC   TC

图 3-10 ZC 组与 TC 组小鼠成骨细胞分化及成骨能力的比较

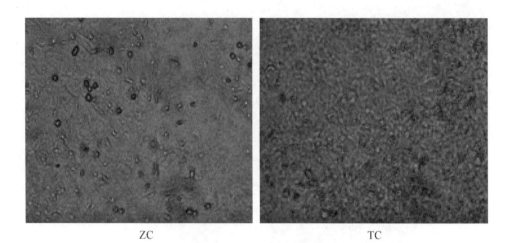

ZC   TC

图 3 - 11   ZC 组与 TC 组小鼠脂肪细胞分化的比较(×10)

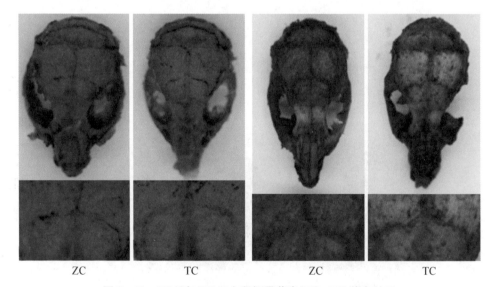

ZC   TC   ZC   TC

图 3 - 12   ZC 组与 TC 组小鼠颅骨茜素红和 ALP 染色结果

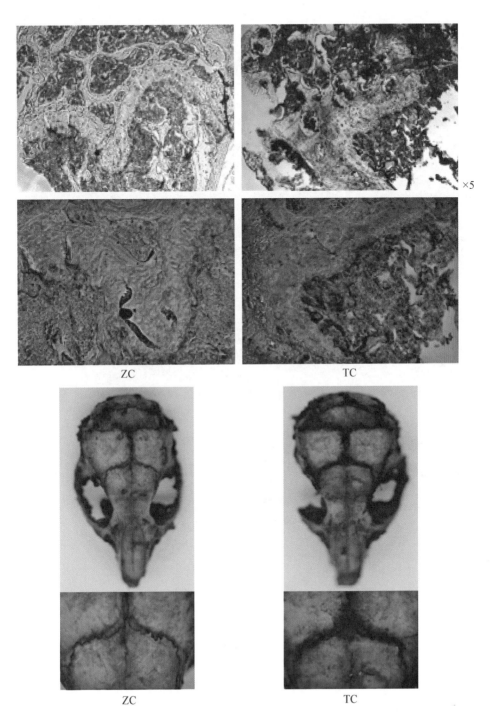

×5

ZC   TC

ZC   TC

图 3-16　ZC 组与 TC 组小鼠股骨和颅骨 TRAP 染色结果

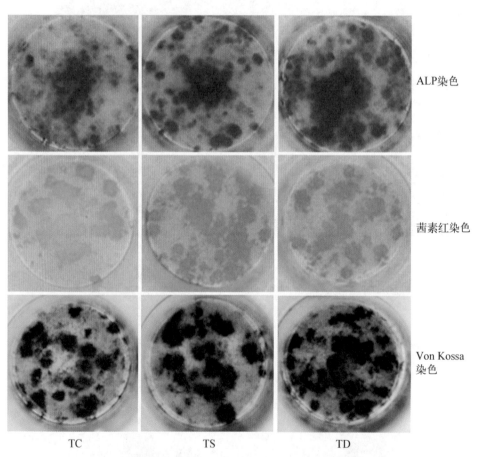

ALP染色

茜素红染色

Von Kossa
染色

TC　　　　　　　　TS　　　　　　　　TD

图 4‑11　不同运动组 **T2DM** 小鼠分化产生的成骨细胞活性和成骨能力

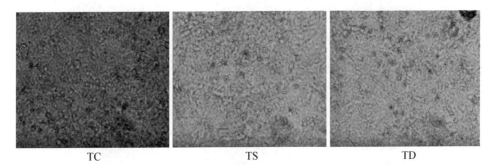

TC　　　　　　　　TS　　　　　　　　TD

图 4‑12　不同运动组 T2DM 小鼠分化产生的脂肪细胞(×10)

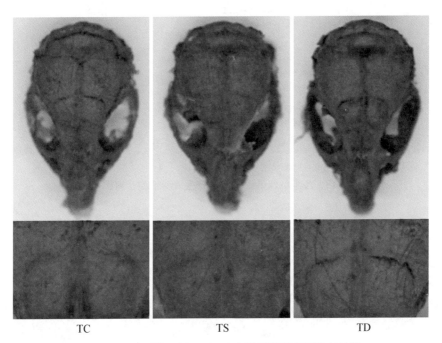

TC　　　　　　　　TS　　　　　　　　TD

图 4‑13　不同运动组 T2DM 小鼠颅骨茜素红染色结果

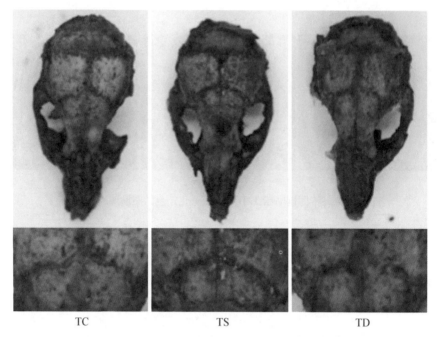

TC　　　　　　　TS　　　　　　　TD

图 4‑14　不同运动组 T2DM 小鼠颅骨 ALP 染色结果

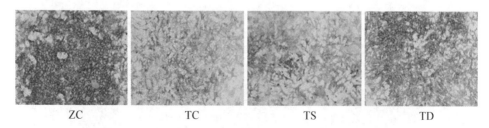

ZC　　　　　TC　　　　　TS　　　　　TD

图 4‑18　各组小鼠 BMSC 分化产生成骨细胞示意图(×4)

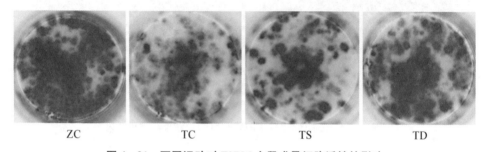

ZC　　　　　TC　　　　　TS　　　　　TD

图 4‑21　不同运动对 T2DM 小鼠成骨细胞活性的影响

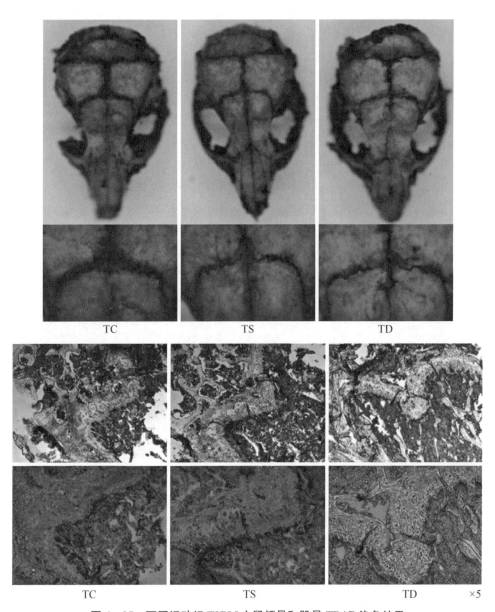

TC   TS   TD   ×5

图 4-25　不同运动组 T2DM 小鼠颅骨和股骨 TRAP 染色结果

索 引